全国老年服务与管理类专业
规划教材

NATIONAL PLANNED TEXTBOOK
FOR ELDERLY SERVICE AND
MANAGEMENT

Psychological Care for the Elderly

老年心理照护

主编 沈菊 杨瑞
Chief Editor Shen Ju Yang Rui

副主编 张敏 何静
Deputy Editor Zhang Min He Jing

参编 马琳 罗雁 干伟溢
Co-editor Ma Lin Luo Yan Gan Weiyi

天津大学出版社
TIANJIN UNIVERSITY PRESS

内容提要

随着社会的发展，人口出生率下降，预期寿命延长，老龄化问题日益突出。在这种背景下，本书注重培养学生的职业能力，以满足岗位对人才的需求。本书的编写采用项目导向、任务驱动的模式，基于工作过程进行任务设计，从职业岗位工作实际出发，选择常见的老年心理问题和典型的老年心理问题情境来设计教材内容，使学生在学中做、做中学，提高学生解决老年人实际心理问题的能力。

本书共包含九个项目，分别为老年人心理照护概述、老年人心理评估工具、老年人心理照护技术、老年人常见心理问题与照护、老年人常见心身疾病与照护、老年人社会适应问题的心理照护、老年人家庭问题的心理照护、与死亡相关问题的心理照护和老年人心理保健活动。

本书既可以作为高等职业院校、中等职业学校老年服务与管理类专业以及老年社会工作、民政服务与管理等专业人才培养使用的教材；也可以作为各类养老服务机构、社区养老服务中心、企事业单位离退休工作办公室、干部休养所、老年大学等老年教育培训机构的培训或教学用书，为一线老年服务人员提供技术流程参考；还可以作为从事养老敬老相关工作的老年服务从业人员的职业技能培训用书。

图书在版编目（CIP）数据

老年心理照护：汉文、英文／沈菊，杨瑞主编；张敏，何静副主编；马琳，罗雁，干伟溢参编. — 天津：天津大学出版社，2023.7

全国老年服务与管理类专业规划教材

ISBN 978-7-5618-7524-7

Ⅰ. ①老… Ⅱ. ①沈… ②杨… ③张… ④何… ⑤马…⑥罗… ⑦干… Ⅲ. ①老年人-护理学-医学心理学-高等职业教育-教材-汉、英 Ⅳ. ①R471

中国国家版本馆 CIP 数据核字（2023）第 121244 号

LAONIAN XINLI ZHAOHU

出版发行 天津大学出版社
地　　址 天津市卫津路 92 号天津大学内（邮编：300072）
电　　话 发行部：022-27403647
网　　址 www.tjupress.com.cn
印　　刷 北京盛通数码印刷有限公司
经　　销 全国各地新华书店
开　　本 787mm × 1092mm　1/16
印　　张 28.75
字　　数 653 千
版　　次 2023 年 7 月第 1 版
印　　次 2023 年 7 月第 1 次
定　　价 116.00 元

前　言

Preface

党的二十大报告提出，实施积极应对人口老龄化国家战略，发展养老事业和养老产业，优化孤寡老人服务，推动实现全体老年人享有基本养老服务。只有健康状况良好，老年人才能实现个人和家庭幸福。健康老龄化，是积极应对人口老龄化成本最低、效益最好的手段和途径。

随着老龄化社会的到来，我国已经成为世界上老年人口最多的国家之一，巨大的养老服务需求与专业化服务提供不足的矛盾日益突出。随着老年人身心的变化、社会角色的调整、所处社会环境的改变，老年人的生活面临着较大的挑战。重视老年人的身心健康，开展心理照护服务，将有助于提高老年人的心理健康水平。

本书的编写主要基于职业教育目标，面向高职老年照护、老年社会工作、老年服务管理等专业，并根据岗位特点，采用项目导向、任务驱动的模式，基于工作过程进行项目设计和任务分解，从职业岗位和心理照护工作实际出发，选择常见的老年心理问题和典型的老年心理问题情境来设计教材内容，实现“做中教、做中学”，力求提高老年心理照护技术与技巧，突出以职业能力为核心的理念。在编写过程中，我们注重与行业企业合作，共同开发教学资源，感谢重庆市北碚区启辰社会工作服务中心提供案例支持。

本书共九个项目，具体编写分工如下：重庆城市管理职业学院沈菊负责项目一；重庆城市管理职业学院杨瑞负责项目二；重庆对外经贸学院张敏负责项目三和项目六；阜阳幼儿师范高等专科学校马琳负责项目四和项目五；重庆城市管理职业学院罗雁和沈菊负责项目七和项目八；重庆城市管理职业学院何静和沈菊负责项目九。全书的统稿工作由沈菊和杨瑞负责，重庆市北碚区启辰社会工作服务中心理事长干伟溢负责全书案例的审核。

由于水平有限，且编写时间紧促，书中难免有疏漏之处，恳请广大读者提出宝贵意见，以便我们今后对本书进行修订，使之不断提高和完善。

编者

2023 年 1 月

Preface

Report to the 20th National Congress of the Communist Party of China proposed, "We will pursue a proactive national strategy in response to population aging, develop elderly care programs and services, and provide better services for elderly people who live alone. By doing so, we can ensure that basic elderly care is accessible to the entire elderly population." Only in good health can the elderly achieve personal and family happiness. Healthy aging is the way to achieve the lowest cost and the best benefit of population aging.

With the advent of the aging society, China has become one of the countries with the largest elderly population in the world, and the contradiction between the demand for elderly care services and the lack of professional services has to be solved. With the change of physical and mental development, the adjustment of social role, and the change of social environment, the elderly are facing great challenges. Paying attention to the physical and mental health of the elderly and carrying out psychological care services will help to improve the health level of the elderly.

This book is compiled mainly based on vocational education goals. It aims to be used by such relevant specialties as vocational elderly care, elderly social work, and elderly service management. The project-oriented and task-driven book is written according to the characteristics of various posts based on the work process of project design and task decomposition. Common and typical problems arising in the work of elderly psychological care are chosen as cases in the book to achieve "teaching and learning through doing". We strive to improve the technologies and skills of people who work in elderly psychological care. In the process of compiling the book, we pay attention to cooperating with enterprises so as to enrich teaching resources. We would like to extend our gratitude to Qichen Social Work Service Center in Beipei District, Chongqing for case support.

There are nine projects in this book, and the specific division of preparation is as follows:

Shen Ju from Chongqing City Management College is in charge of Project 1; Yang Rui from Chongqing City Management College is in charge of Project 2; Zhang Min from Chongqing School of International Business and Economic is in charge of Project 3 and Project 6; Ma Lin from Fuyang Preschool Teachers College is in charge of Project 4 and Project 5; Luo Yan and Shen Ju from Chongqing City Management College are in charge of Project 7 and Project 8; He Jing and Shen Ju from Chongqing City Management College are in charge of Project 9. Shen Ju and Yang Rui are in charge of the final edition of the whole manuscript, and Gan Weiyi, chairman of Qichen Social Work Service Center in Beibei District, Chongqing, is responsible for the review of the manuscript.

Due to the limited level and the tight writing time, it is inevitable that there are some mistakes and omissions in the book. We sincerely request the readers to put forward valuable opinions, so that we can revise and improve this book constantly in the future.

The authors

January, 2023

目　录

Contents

Contents

项目一 老年人心理照护概述

项目介绍

随着社会的发展，人口出生率下降，预期寿命延长，老龄化问题日益突出。国家统计局数据显示，截至2021年年底，我国60岁及以上人口为2.67亿人，占总人口的18.9%；65岁及以上人口为2.01亿人，占总人口的14.2%。据中国人口与发展研究中心最新的预测，60岁及以上老年人，2025年将达到3.21亿人，2032年或突破4亿人；65岁及以上老年人，2025年将达到2.21亿人，2033年或突破3亿人。这意味着中国将从轻度老龄化进入中度老龄化阶段，关心老年人的身心健康，提高老年人的生活品质逐渐成为全社会的问题。

随着身心的变化、社会角色的调整、所处社会环境的改变，老年人的生活面临较大的挑战。重视老年人的身心健康，加强老年人的心理健康教育，开展科学的测量及评估，积极开展心理照护服务，将有助于提高老年人的心理健康水平。

本项目旨在全面介绍老年人的身心发展特点和老年人心理照护基本知识，让学生对老年群体有更客观、全面的了解，对老年人心理照护工作形成初步认知。

项目目标

知识目标

(1) 了解老年人的身心发展特点。

(2) 掌握老年人心理健康的标准。

(3) 掌握老年人心理照护的概念、原则及方法。

能力目标

(1) 能够运用老年人心理健康的标准，分析老年人的心理健康状况。

(2) 能够运用老年人心理照护的方法，与老年人进行有效的心理沟通。

素质目标

（1）树立正确的老年人身心健康理念。

（2）养成积极关注老年人心理状况的习惯，自觉尊重、关爱老年人，为老年人提供心理支持。

任务一　老年人身心发展特点

任务情境

丽丽在一家养老服务机构实习。机构前几天迎来了一位新的成员——张爷爷。张爷爷今年68岁，为某公司退休职工，生活基本能够自理，平时喜欢独来独往，与其他老年人交流不多，没什么兴趣爱好。为了更好地为张爷爷服务，丽丽准备对张爷爷开展初步访谈，为张爷爷建立健康档案。

任务目标

知识目标

了解老年人生理、心理发展特点。

技能目标

能够判断老年人生理、心理发展状况。

素质目标

树立正确的老年观，培养关心、关爱老年人的品质。

知识准备

一、如何看待当代老年人

客观地认识和看待老年人，是开展老年人心理照护工作的基础和前提。提到老年人，许多人头脑中首先跳出来的是疾病、衰老等负面词汇。

总体来说，我们既要承认老年人存在的问题，也要看到老年人拥有的资源和优势，正确认识和对待老年人的需求。

（一）老年人拥有的资源和优势

老年期是大自然对人类的馈赠，和动物相比，只有人类有较长的老年期，可用于休闲、积极参与社会活动、自我完善等。

老年人具有丰富的人生阅历，并积累了大量的生活经验，老年人对于社会发展及年轻一代的发展具有重要的推进作用。

老年人是家庭的精神支柱，老年人的存在提升了整个家庭的凝聚力和向心力，有助于家庭稳定。

（二）老年人受到的限制和面对的挑战

老年人要面临生理功能的衰退、慢性疾病的困扰以及由生理变化带来的心理变化。

老年人要适应退休后的角色转换。退休作为人生的一个重要转折点，使老年人的生活方式、社会交往等都面临较大调整。

老年人要面对各种可能的丧失。一方面需要面对自己未来的死亡，另一方面需要面对配偶、兄弟姐妹和其他同伴的离开。

老年人要克服环境变化带来的挑战。随着知识技术更新换代的频率越来越快，老年人面临更大的再社会化挑战，比如学习如何使用电子产品，如何适应快速变化的社会，等等。

二、老年人身心发展特点

（一）老年人生理发展特点

随着社会科技的发展和医疗的进步，人们的健康意识增强，均衡营养、加强锻炼，可以在一定程度上延缓衰老。但随着年龄的增长，老年人的生理功能会经历逐步老化的过程。

1. 感官系统

听觉方面，中高音部听力阈值上升，易出现老年性耳聋；嗅觉方面，嗅神经纤维数随年龄的增长而减少，导致功能降低；味觉方面，舌头上的味蕾只剩约 20%，出现食之无味现象；视觉方面，晶状体会变黄且不透明，对黑暗的适应能力降低，眼部晶状体的调节能力减弱，出现远视的倾向，容易患老年性白内障、玻璃体浑浊、视网膜萎缩、青光眼等眼部疾病。

2. 心血管系统

冠状动脉粥样硬化程度逐渐加重，血管壁及瓣膜增厚变硬、失去弹性，血管腔狭窄，易发生心肌梗死。心脏呈褐色萎缩，心包脂肪沉积，血管弹性减弱，心排血量减少，窦房结内和周围有网状纤维增生，一些传导束支因长期劳损、缺血、受压等因素引起纤维化、硬化和钙化，致使心脏传导系统异常，造成心律失常、心动过速、心动过缓、期前收缩、心房颤动等问题。

3. 呼吸系统

老年人肺部通气和换气功能降低，通气量只有年轻人的50%~60%，对组织的供氧量只有年轻人的50%，对缺氧和酸碱失衡的调节活动都降低。呼吸道防御功能及免疫功能明显下降，易引发呼吸系统感染。

4. 消化系统

由于牙齿缺损，口腔黏膜萎缩，唾液分泌量减少，咀嚼力降低，括约肌松弛，胃肠运动减弱，排空迟缓，食欲减退。约35%的老年人会出现胃酸降低或无酸，导致消化障碍、铁吸收障碍，出现贫血；肝体积缩小，血流量减少，肝细胞合成蛋白质的功能减退，可出现低蛋白血症及免疫功能下降，各种酶活性减弱，解毒功能下降。

5. 泌尿生殖系统

老年女性的卵巢功能逐渐衰退直至完全丧失，上皮萎缩变薄，上皮细胞内糖原含量减少，子宫颈萎缩变短，质地坚硬，间质中弹性纤维及平滑肌成分降低，易发生炎症与癌变。老年男性前列腺随着年龄增长也逐渐发生组织增生，导致排尿阻力增大，下尿道梗阻，易发生肾功能损害。

6. 神经系统

老年人脑细胞开始减少，脑组织开始萎缩，神经传导的速度也较年轻时大幅降低，从而造成老年人出现动作缓慢、走路不稳、运动障碍、反应能力差等行动特征。

7. 内分泌系统

老年人内分泌腺分泌细胞功能减退，导致激素和激素前体功能结构异常或合成异常，表现出生殖功能终止和对外界适应能力下降。

8. 肌肉骨骼系统

随着内脏功能的衰退和肌肉的萎缩，一般70岁老年人的肌肉强度仅相当于其30岁时的一半，这导致老年人无法承受大幅度的剧烈运动。由于钙流失，骨密度降低，老年人容易发生骨折，且骨折后愈合缓慢。

（二）老年人心理发展特点

1. 认知方面

老年人神经系统退化，感觉器官灵敏性下降，认知能力较年轻时有较大变化，出现思维活动减慢、反应迟钝、记忆力和认知功能减退，主要表现为注意转移的灵活性变差，对新近接触的事物或学习的知识忘得较快，其中机械记忆减退较多，意义识记减退较少。随着年龄的增长，老年人流体智力会逐渐减退，如知觉、记忆、运算速度等；而晶体智力则并不会随年龄的增长而减退，甚至还会有所提高，如与后天学到的知识、文化、经验积累有关的能力。

2. 情绪方面

由于生理老化、社会角色改变、社会交往减少以及心理变化等主客观原因，部分老年人会产生消极情绪，如紧张害怕、孤独寂寞、无用失落以及抑郁焦虑等。

（1）失落感。社会角色和家庭角色的改变、经济负担加重、疾病困扰等因素，都会使老年人因心理不适应而产生失落感，因而可能出现沉默寡言或者急躁易怒的情况。

（2）孤独感。与家人缺乏沟通、城市邻里关系的改变、独立居住、丧偶、因疾病不能进行户外活动等都会使老年人产生孤独感，并且容易感到被忽视。

（3）抑郁感。老年人退休之后，接触社会的机会减少，与人交流的时间减少，信息的来源减少，加之衰老造成的沟通障碍，会产生抑郁感，表现为对周围事物漠不关心、对人冷漠、不爱讲话等。

（4）焦虑感。很多老年人担心患病，担心自理能力下降，担心给儿女增加负担，这种担心会随着衰老和疾病而加重，使老年人产生焦虑感和恐惧感，表现为冷漠或急躁。

3. 性格方面

随着年龄的增长，人的性格特点既有持续稳定的一面，也有变化波动的一面，稳定多于变化，容易表现为以自我为中心、固执、保守、猜疑、心胸狭窄等。老年人的性格有以下四种常见类型：①整合良好型，表现为生活满意度高、成熟、能正视新的生活；②防御型，表现为刻意追求目标，否认衰老，不愿意正视和接受衰老；③被动依赖型，表现为强烈依赖和盼望他人对自己提供帮助和体恤，或对外界缺乏兴趣；④整合不良型，有明显的心理问题，需要在家庭照料和组织帮助下才能正常生活。

三、老年人心理健康标准

心理健康是指心理的各个方面及活动过程处于一种良好或正常的状态。心理健康的理想状态是保持性格完好、智力正常、认知正确、情感适当、意志合理、态度积极、行为恰当、适应良好。对于老年人心理健康问题，国内外学者提出了不同的标准。

我国老年心理学家吴振云等将老年人心理健康的标准概括为五个主要方面：①性

格健全，开朗乐观；②情绪稳定，善于调适；③社会适应良好，能应对各种应激事件；④人际关系和谐，有一定的交往能力；⑤认知功能基本正常。

万素梅认为老年人心理健康的标准基本可以从以下五个方面进行界定：①有正常的感觉和知觉，有正常的思维，有良好的记忆；②有健全的人格，情绪稳定，意志坚强；③有良好的人际关系，乐于帮助他人，也乐于接受他人的帮助；④能正确地认识社会，与大多数人的心理活动相一致；⑤能保持正常的行为，能坚持正常的生活、工作、学习、娱乐等活动。

中国科学院心理研究所老年心理研究中心以人的心理包含心理过程（知、情、意）和个性心理特征为理论基础，结合20多年来对老年心理学的深入研究，认为老年人的心理健康标准包括五个方面：①认知功能正常；②情绪积极稳定；③自我评价恰当；④人际交往和谐；⑤适应能力良好。

尽管专家们提出的标准存在一定差异，但也存在一些共同点，都强调能够正常生活，适应社会。

四、影响老年人心理健康的主要因素

1. 衰老和疾病

随着身体机能的下降和疾病带来的身体不适和疼痛，老年人对生活的控制感减弱，其必须依赖家人的帮助，从而产生依附感。另外，自身对患病的担忧、死亡的恐惧，以及亲友去世对其的影响，容易让老年人产生忧愁、烦恼、恐惧心理。

2. 角色转换

老年人退休后，失去了原来承担的社会角色，转而在家庭中承担一定角色，如照顾孙辈等。一方面老年人要调适社会角色丧失而可能出现的无价值感，另一方面要面临代际家庭角色的矛盾和冲突。

3. 环境适应

随着社会变迁速度的加快和日常生活方式变化的加剧，老年人面临较多环境挑战，如无纸化支付、网络化社交、就医和出行电子化等，这些挑战要求老年人必须不断再社会化，适应现代社会生活，这给老年人带来了一定压力。

任务实施

工作步骤	具体内容
准备	与张爷爷的亲属沟通，了解张爷爷的基本情况，制定面谈提纲
面谈	采用访谈、观察等方法，对照老年人心理健康标准，初步评估张爷爷的心理健康状况
建立档案	根据与张爷爷亲属沟通及与张爷爷面谈收集到的资料，建立服务对象档案表
制订计划	根据访谈信息，与张爷爷及其家人共同制订照护计划，有效满足张爷爷的需求

任务评价

工作步骤	评价标准	分值	自评分
准备	（1）前期资料收集是否全面 （2）是否根据服务对象情况，制定合理的面谈提纲	20 分	
面谈	（1）是否与服务对象建立良好的专业关系 （2）是否使用合理的面谈技巧	30 分	
建立档案	（1）对服务对象的信息记录是否全面、准确 （2）是否初步了解服务对象的主要需求	20 分	
制订计划	（1）能否根据服务对象的初评情况，制订合理的计划 （2）计划是否包含多种解决方案	30 分	

通关测评

回忆本任务涉及的核心知识点，并在方框中写下来。

知识点 1	如何看待当代老年人
具体内容	
知识点 2	老年人的身心发展特点
具体内容	
知识点 3	老年人心理健康标准
具体内容	
知识点 4	影响老年人心理健康的主要因素
具体内容	

任务拓展

案例情境

李爷爷是一家千人企业的领导，今年到退休年龄。考虑到李爷爷身体健康，工作能力强，经验丰富，企业领导班子决定返聘李爷爷为企业的技术顾问。不当领导之后，李爷爷发现员工对自己没有以前热情了，有些人看见自己甚至连招呼都不打，因此李爷爷心里觉得很失落。由于以前当了多年领导，李爷爷当了技术顾问之后，老爱“管闲事”，员工表现不好时总是忍不住批评几句。员工碍于面子，虽然没有当面顶撞李爷爷，但照样该怎么做还怎么做。这让李爷爷非常生气，回到家总是闷闷不乐。

实训任务

（1）分析上述案例中李爷爷遇到了哪些挑战。

（2）分析判断李爷爷产生这些问题的原因。

任务二 老年人心理照护基本认知

任务情境

实习生丽丽前几天对新入住养老服务中心的张爷爷开展了初步访谈，为张爷爷建立了健康档案。丽丽详细观察和学习了心理照护员王阿姨对张爷爷开展心理照护的程序和注意事项。

任务目标

知识目标

(1) 了解心理照护的概念和意义。

(2) 学习老年人心理照护的程序。

技能目标

根据老年人的具体问题为老年人设计心理照护程序。

素质目标

对老年人心理照护工作有准确的专业认知。

知识准备

随着社会的发展，人们越来越意识到心理健康状况的重要性，作为老年照护人员，应该如何对老年人开展心理照护呢?

一、心理照护的概念

心理照护是指在对照护对象的照护过程中，运用心理学方法，通过改变照护对象的心理状态和行为，促使照护对象达到身心康复的一项工作。近年来，心理照护逐步发展为一门完善的科学，主要研究临床照护中的心理学问题，包括帮助照护对象解除对疾病的紧张、焦虑等负面情绪，帮助照护对象适应医院环境，帮助照护对象建立新的人际关系等，特别是医患关系。

二、心理照护的意义

当代医学心理学的研究证明，患者的心理活动以及照护人员对患者施加的心理影响，直接影响治疗效果，心理照护对患者的康复具有积极作用。

现代医学的高度发展，揭示了人类诸多器质性病变均与心理因素直接有关。人们逐渐认识到心身疾病产生的复杂因素，身体与精神会相互影响，心理问题可能导致躯体症状，同时，患生理疾病也可能导致人的心理发生系列变化，影响疾病的治疗和身体的康复。传统的照护模式已不能适应对患者的照护需要，心理照护学便应运而生。

除临床应用，心理照护在家庭、学校及各种社会机构中也得到了广泛的应用。其服务对象不再局限于心理疾病患者。普通人出现心理困扰，也可以运用心理照护的方法进行心理保健，保持心理健康。

三、心理照护的一般程序

心理照护程序是在对老年人存在的问题进行科学评估的基础上，开展心理照护服务，帮助老年人解决问题的过程。

（一）资料收集

收集资料并不是简单地询问老年人的个人信息，而是与老年人建立良好的专业关系，对老年人及与老年人关系密切的家人、朋友等进行详细的访谈，了解老年人的基本情况和行为表现，曾经采取过的应对措施及其效果，老年人对解决问题的期待及投入，等等。

1. 资料收集的内容

（1）个人资料。主要包括籍贯、年龄、性别、受教育水平、婚姻状况、职业、收入状况等基本资料。

（2）生理状况。主要包括对老年人病史的了解，有无残疾、遗传病以及长期慢性疾病。

（3）心理状况。主要包括智力水平、认知能力、个性特点、自我概念、情感及行为方式。

（4）社会环境。主要包括家庭环境、朋辈环境、社区环境和工作环境等与老年人相关的环境。比如他们与家庭成员之间的关系、家庭内部规则、家庭历史等资料；老年人的人际关系状况，与朋友和邻里的关系；老年人处理这些关系的能力如何，老年人能够获得的社会支持情况如何。

（5）为解决问题而做过的努力。了解到出现的问题之后，老年人及其家人是否采取过相应的应对措施，效果如何；是否寻求过专业帮助，有哪些改变，效果如何。

（6）老年人的需求。比如，他们对疾病、治疗的看法，他们最想调整和改变的方面是什么，他们对心理照护服务有哪些期待。

2. 资料收集的方法

（1）直接收集法，是指通过直接与老年人交谈，了解他们的心理状况、影响心理状况的因素、心理状况的发生发展过程等。一般情况下，老年人如果有求助意愿，会主动提供与问题有关的信息与资料。

（2）间接收集法，是指通过与老年人的配偶、子女、朋友等相关人员进行交谈，收集老年人心理变化的各种信息。如果心理照护员还没有与老年人建立起坚实的信任关系，或者老年人本身有一些顾虑，不愿直接提供一些与问题有关的信息，而心理照护员又认为这些信息对了解老年人的问题很重要，那么心理照护员可以向老年人的亲友或邻居等了解情况。

（二）问题评估

对老年人的问题评估是一个动态的过程，贯穿于服务全过程。

1. 问题评估的概念

问题评估主要是根据收集到的信息，了解老年人问题形成的过程，对老年人的问题进行分析，初步判断老年人存在的问题，也叫作个案概念化。

2. 问题评估的主要目的

通过问题评估有助于识别老年人问题的主客观状况，识别老年人问题的成因以及使问题延续的因素，发现老年人及其所处环境中的积极因素，以便决定提供服务的内容和方式。

3. 问题评估的主要任务

（1）了解老年人存在的问题，如问题的性质、成因、程度及对老年人的影响。

（2）了解老年人的个人生活经历及行为特征，包括老年人的人格特征、能力、优势和弱点等。

（3）了解老年人与环境的互动状况及其对自身问题的认识和改变的动力与能力。

（4）了解老年人所处的环境系统状况，从中找出有利于和不利于老年人改变的因素。

有学者提出了一种包含七个领域的将问题概念化的模式，见表1-1。

表 1-1　评估老年人问题的概念化模式

领域	说明
行为	评估老年人所表现的行为是过度还是不足，如是哭泣、失眠、唠叨还是沉默寡言、退缩等
情感	评估老年人的情绪，如悲伤、愤怒还是其他
感觉	评估 5 种主要感觉状况，即视觉、触觉、听觉、嗅觉、味觉
意象	评估影响老年人的各种心理意象，如老年人在得知自己的朋友患癌症后，会不会在头脑中不断出现朋友躺在病床上的场景
认知	评估老年人的想法和观点，如老年人对问题的看法，对问题如何归因
人际关系	评估老年人的人际关系状况，如通过老年人的自我陈述观察老年人与其他人的互动情况等
物质	评估老年人是否有药物使用与成瘾的现象，以此分析药物对老年人神经生化过程、认知、行为等的影响

4. 问题评估的主要原则

（1）个别化、合作原则。每个人都有自己的独特性，所以心理照护员要在与老年人合作的前提下找出老年人的特点及老年人问题的特殊性，这样才能提高服务效率，提供的服务才能满足老年人的需求。

（2）避免片面、简单归因原则。为了避免片面归因，心理照护员在对老年人进行预估前，要采用多种方式收集资料；为了避免简单归因，心理照护员要能够识别老年人问题产生、演变和发展的过程，能够识别老年人问题的本质及成因等多种因素之间的复杂关系。

（3）兼顾老年人的弱点与优势。了解老年人的优势能够为心理照护员提供解决问题的资源和介入的切入点，了解老年人的弱点能够让心理照护员知道老年人问题的症结所在。

5. 确定问题的技巧

当老年人的问题比较单一时，比较容易确定。当多个复杂问题交织在一起时，受限于心理照护员的能力和精力，难以同时解决多个问题，需要确定老年人的关键问题，这直接关系到心理照护的效果。

1）共同探讨需要解决哪些问题

要坚持以老年人为本的原则，与老年人一起讨论并策略性地处理问题，既要照顾老年人解决问题和看待问题的能力，又要兼顾有利于解决问题的原则。比如当一位老年人向心理照护员求助亲子关系问题时，心理照护员发现，其亲子关系问题主要由夫妻关系问题引发，解决夫妻关系问题才是关键。但是，如果老年人自认为亲子关系问题是最急需解决的，心理护理员应该循序渐进，不能强迫他先解决夫妻关系问题，而应该在解决亲子关系问题的过程中寻找解决夫妻关系问题的突破口。

2）从多个问题中找到核心问题

有些时候，老年人认为同时遇到很多难题，但他并不清楚哪个是核心问题，此时可能需要心理照护员与老年人共同分析，找出核心问题。比如一位老先生自己生病了，自己的老伴儿也住在医院里，两个孩子都在外地工作不能来照顾他及其老伴儿，而他还有一份工作要做。这时，心理照护员要和老先生一起找出核心问题。如果老先生的病情非常严重，那么首先应该让他尽快接受治疗。

3）先从最容易解决的问题入手

有些情况下，老年人和心理照护员都意识到了问题的根源所在，但由于老年人的能力或者其他条件限制，只能解决对他们来说最容易解决的问题。比如李婆婆经常与老伴儿发生口角，李婆婆抱怨老伴儿生活习惯不好，比较偏爱小儿子，经常因为生活中的这些事情与老伴儿发生争执，导致心情非常不愉快。她一方面觉得不能控制自己的脾气，另一方面又担心因此影响夫妻感情。心理照护员通过与李婆婆的访谈发现她已经意识到自己的问题，并特别希望能够做些什么来改变现状。此时，心理照护员可教给她一些避免发生争执的技巧以尽快降低夫妻争执发生的频率。

（三）确定工作目标

1. 向老年人解释设定目标的意义

心理照护员需要向老年人解释为什么要设定目标，设定目标的主要意义是什么。如告诉老年人："只有确定了目标，我才知道您想达到什么样的效果，才能决定下一步具体要做什么。"

2. 进一步确定老年人的需要和问题

心理照护员要与老年人再次确认双方对问题和需要的理解与认识，以便所制定的目标是老年人所认可的并且老年人已准备好与心理照护员一起积极努力解决问题。

3. 与老年人共同确定适当的目标

首先是筛选目标，心理照护员与老年人一同找出期望达到的初步目标并对各个目标进行讨论，以选择和确定具体的目标。心理照护员可以与老年人一起将所有可能的目标写出来，然后逐个对目标进行筛选，当不能确定目标时可以使用量表给每个特定的目标打分，经过比较挑选出老年人最希望和最迫切实现的目标。

其次是定义目标，在目标筛选出来后将目标界定清楚，以具体、可操作的指标定义目标，以利于目标的实现。

可以使用一些引导语帮助老年人确定自己的目标。如“假设我们成功了，您将会做些什么?”或“您希望我们的工作能给您带来什么?”。格拉德·艾根提出了有效目标的标准应该包括七个方面：①应以结果的形式加以描述；②应以明确、翔实的字词做陈述；③应以可测量或可证实的字词做陈述；④应有成功实现的机会；⑤若实现目标，应可改善现状；⑥与老年人的价值和文化应具有一致性；⑦应有实现目标的时间表。

4. 与老年人讨论目标的可行性及利弊

例如：如果按照现在您选择的目标去做，您觉得对您会什么影响?有哪些因素能够帮助您实现这个目标?有没有什么障碍?

5. 确定目标并决定实施的具体步骤

在此过程中，应避免由心理照护员包办老年人自身应做的事情。心理照护员可以问“您第一步要做什么事情”或者“在现在的情况下，您觉得从哪里开始比较容易?”，通过提出这些问题，鼓励老年人把对未来的期待变成思考现在的基础。

（四）制订工作计划

制订工作计划是心理照护的重要步骤和内容，服务方案不是随意制定的，要考虑能为老年人提供的最合适的服务、心理照护员所能提供的资源和帮助、心理照护员的能力以及心理照护员对资源的了解和掌握程度。在此基础上，根据所确定的工作目标把工作划分为不同的阶段，确定每个阶段需要采用的方法和需要动用的资源。心理照护员要尽可能地考虑多种解决方案，并兼顾老年人的学习能力、思维习惯、沟通能力，以便所用的方法可以被老年人接受并见效。

（五）执行计划

在心理照护过程中，解决问题的方法千差万别，各种工作方法的流派和依托的理论都有自己的一套介入方法。心理照护员应该为老年人提供以下基本帮助：在介入的过程中，可以通过语言与非语言的方式对老年人表达尊重、信任和接纳，对老年人的每一个进步都及时给予鼓励；对老年人进行情绪疏导；利用多种方法，如对质、总结、自我暴露、辨别非理性观念等方法，协助老年人反省自己对事务的看法和态度，建立更合理的思维方式；通过角色扮演、奖赏与惩罚等帮助老年人减少或避免不当的行为，建立新的行为方式；改善老年人所处的微观、中观和宏观环境；为老年人提供一些与问题相关的信息与资源。

（六）评估

评估是对向老年人提供的服务的有效性所做的评定，通过总结性评估度量老年人目标实现的程度，通过过程评估对心理照护员在工作过程中运用的技术、方法和策略，心理照护员的态度、角色，老年人与心理照护员的关系等进行评估。评估是为了提高心理照护服务的质量以满足老年人对服务的需求。

任务实施

工作步骤	具体内容
资料收集	了解张爷爷的基本信息、生理状况、心理特点，为解决问题做过的尝试，等等
问题评估	（1）了解张爷爷存在的问题，问题的性质、成因、程度及影响 （2）了解张爷爷与环境互动的状况及其对自身问题的认识和改变的动力与能力 （3）了解张爷爷所处的环境系统状况，从中找出有利于和不利于张爷爷改变的因素
确定工作目标	与张爷爷沟通，共同确定优先解决的问题及目标
制订工作计划	与张爷爷及其家人共同制订照护计划
执行计划	根据计划开展服务
评估	评估服务效果

任务评价

工作步骤	评价标准	分值	自评分
资料收集	资料收集是否全面	10 分	
问题评估	问题评估是否科学、合理	20 分	

续表

工作步骤	评价标准	分值	自评分
确定工作目标	工作目标是否合理、可行，是否与服务对象共同确立	20 分	
制订工作计划	计划是否合理，能否回应服务对象的问题	20 分	
执行计划	开展的服务是否与服务计划相符，服务开展是否有效	20 分	
评估	服务效果如何，服务对象满意度如何	10 分	

通关测评

回忆本任务涉及的核心知识点，并在方框中写下来。

知识点 1	心理照护的概念
具体内容	
知识点 2	心理照护的意义
具体内容	
知识点 3	心理照护的一般程序
具体内容	

任务拓展

案例情境

李爷爷今年70岁，是一名退休工人，身体健康状况较好。去年李爷爷的同事和好友中，有三个人因病去世。参加完他们的葬礼后，李爷爷的情绪一直很低落。其好友去世前无法说话、不能自理的痛苦情形，深深地印在他的脑海中。今年过完年之后，李爷爷经常感到胸闷、喘不上气，他怀疑自己的心、肺等内脏出了问题，总认为自己随时都会有生命危险，整天忧心忡忡。子女陪着他到处求医，在此期间他先后到内科、神经科、脑科看过病，做过B超、脑电图、核磁共振以及其他多项化验，结果均正常。医生认为李爷爷身体健康，但他始终不肯相信，强烈要求住院，3个月花了1万多元，胸闷等情况还是没消除。后来，李爷爷还要求到北京、上海、广州等地求医。他甚至认为自己活不了多久，还向家人交代后事。

实训任务

（1）分析判断李爷爷出现的心理问题。

（2）掌握对李爷爷进行心理照护时需要遵循的原则。

（3）作为照护人员，请你对李爷爷进行合理的心理照护。

参考文献

[1] 吴振云，许淑莲，李娟. 老年心理健康问卷的编制［J］. 中国临床心理学杂志，2002，10（1）：1-3.

[2] 万素梅. 老年心理与生活质量［J］. 湖北师范学院学报（自然科学版），2006，26（4）：54-56.

[3] 余运英. 老年心理护理［M］. 北京：机械工业出版社，2022.

[4] 付敬萍，张鲫. 老年心理护理［M］. 武汉：华中科技大学出版社，2020.

[5] 人力资源社会保障部教材办公室，华东政法大学社会发展学院. 老年人心理护理实用技能［M］. 北京：中国劳动社会保障出版社，2018.

Psychological Care for the Elderly

项目二
老年人心理评估工具

项目介绍

心理评估，也称心理测评，它可以为心理照护员对照护对象的问题诊断提供重要依据。心理评估是指通过科学、客观、标准的测量手段对人的特定素质进行测量、分析、评价。广义的心理评估不仅包括以心理测验为工具的测评，也包括用观察法、访谈法、问卷法、实验法、心理物理法等方法进行的测评。

心理评估是为了帮助心理照护员诊断和分析照护对象的问题，如果通过咨询或访谈，心理照护员对照护对象的问题已经形成明确的看法，就不必滥用心理评估了。同时，心理照护员要正确选择心理评估的测评工具，任何测评都有一定的适应范围，超出一定的范围，测评的效度和信度就降低了。此外，测评的过程也必须严谨，比如要有标准的指导语和统一的计分方法，不可因人而异，要打消照护对象的顾虑，如实地完成测评项目。

本项目主要介绍三大类测评的常用工具，帮助学习者了解各种测评工具的适用范围、评估注意事项等，以便在实践工作中运用相应工具，促进工作的顺利开展。

项目目标

知识目标

（1）了解老年人心理评估的常用技术。

（2）掌握老年人心理评估方法的实施步骤。

能力目标

能够熟练运用老年人心理评估工具对老年人开展相应测评。

素质目标

树立科学的老年人身心健康理念。

任务一 老年人人格评估工具

任务情境

宋奶奶，56岁，离异。据了解，宋奶奶的父母在她小学的时候就因感情原因离异，宋奶奶随后跟母亲一起生活，从小就承担起家庭的责任，因此性格独立，看到富家子弟不自律、铺张浪费就感到气愤。宋奶奶自述对人友善、热情，乐于跟朋友交往。然而性格上的一些特征让她苦恼不已：喜欢张扬，个性很强，不接受朋友的建议，对觉得正确的事会固执己见；遇到一些事情很容易焦虑，如看到有人掉了东西，马上检查自己的钱包是否还在。有时喜欢做一些恶作剧，自己乐在其中，而周围人却苦恼不已，自己也意识到了这样做不对，就是无法改变。

任务目标

知识目标

了解常见的老年人人格评估工具。

技能目标

能够熟练运用人格评估工具开展测评。

素质目标

细心观察，及时发现问题，实事求是。

知识准备

人格评估主要有两种常用方法：一种是自陈量表法，一种是投射测验法。

自陈量表又称自陈问卷，是人格评估最常用的工具。自陈量表法是根据拟评估的人格特征编制一套科学的测验试题，让受测者作答，从其答案来评估受测者的人格特征。自陈量表法存在一个难题，即受测者是否坦率而真实地回答测试问题。有些受测者往往出于一些考量，在答题时会选择社会所期望的答案，以此让自己显得更好，导致评估结果出现偏差。此外，个人的行为随时间变化有可能发生改变，导致评估结果受到影响。因此，人格评估比能力评估的稳定性差。尽管人格评估有以上的缺点或限制，但它的计分比较客观，解释比较容易，可操作性强，因而应用非常广泛。

投射测验法主要是给受测者呈现一组标准化的、模糊的、抽象的刺激，让受测者在不受限制的情况下自然地做出反应，由专家分析其反应的结果，便可推断受测者的人格特征。投射测验法的测量目标具有隐蔽性，受测者不知道他的反应如何解释，因此减少了伪装的可能性。但投射测验法对主试者的专业性要求较高。

一、明尼苏达多相人格测验（MMPI）

（一）MMPI 简介

明尼苏达多相人格测验（Minnesota Multiphasic Personality Inventory，MMPI）问世于 1943 年，由明尼苏达大学教授哈兹威（Hathaway）和麦金利（Mckinley）合作编制而成。该测验的问世是自陈量表法人格评估发展史上的一个重要里程碑，对人格评估的研究产生了巨大影响。到目前为止，它已被翻译成 100 余种文字版本。

该测验问卷的制定方法是分别对正常人和精神病人进行测评，以确定正常人和精神病人在哪些条目上存在显著的不同，因此该测验最常用于鉴别精神疾病。中国科学院心理研究所宋维真教授在 20 世纪 80 年代将 MMPI 引入我国，并根据我国的相关情况进行了修订。MMPI 中包含临床量表和效度量表，共 566 题，实际为 550 题，因为其中 16 题为重复题。若只为了诊断精神疾病可只做前 399 题。测验时间一般为 45～60 分钟，长的可超过 2 小时。特殊受测者可分几次完成，可给受测者读题目。年满 16 岁、具有小学以上文化水平、自身没有影响测量结果的生理缺陷的人均可参加 MMPI。在开展测验前，主试者必须熟悉测验的全部材料（简介、指导语、具体内容等），了解受测者的情况（如受测者的识字能力、理解力及身体状况）。在开始测验时，主试者需要将问卷封面的指导语读给受测者听，并说明做完全部测验大约需要多长时间。

（二）MMPI 量表及其意义

MMPI 共有 14 个量表(研究量表未算在内)，其中临床量表 10 个，效度量表 4 个，均集中在 1～399 题。

1. 临床量表

（1）疑病（Hs）量表：共 33 个题目。它反映受测者对身体功能的不正常关心。得分高者即使身体无病，也总觉得身体欠佳，表现出疑病倾向。Hs 量表得分高者，往往有躯体化障碍、疑病症、神经衰弱等临床表现。

（2）抑郁（D）量表：共 60 个题目。它与忧郁、淡漠、悲观、思想与行动缓慢有关，得分太高者，可能有轻生风险，需特别注意。

（3）癔症（Hy）量表：共 60 个题目。评估通过转换反应来对待压力或解决矛盾的倾向。得分高者多表现为依赖、天真、外露、幼稚及自我陶醉，并缺乏自知力。

（4）社会病态（Pd）量表：共50个题目。反映受测者的性格偏离。得分高者往往容易偏离社会道德规范，蔑视社会习俗，或有复仇攻击观念，且不能从惩罚中吸取教训。在精神障碍患者中，多诊断为人格异常，包括反社会人格和被动攻击性人格。

（5）男子气-女子气（Mf）量表：共60个题目。主要反映性别色彩。得分高的男性常表现为敏感、爱美、被动、女性化，较少主动追求异性。得分高的女性往往男性化特征明显，如好攻击、自信、缺乏情感、不敏感。

（6）偏执（Pa）量表：共40个题目。得分高者具有多疑、孤独、烦恼及过分敏感等性格特征。如得分超过70分则可能存在偏执妄想，尤其是合并F量表、Sc量表分数升高者，极端高分者存在偏执性精神病可能。

（7）精神衰弱（Pt）量表：共48个题目。得分高者表现出紧张、焦虑、反复思考、强迫思维、恐怖以及内疚等特征，他们经常自责、自罪，感到不如人和不安。

（8）精神分裂症（Sc）量表：共78个题目。得分高者常表现出异乎寻常的或分裂的生活方式，如不恰当的情感反应、少语、特殊姿势、怪异行为、行为退缩与情感脆弱。分数极高（大于80分）者可表现出妄想、幻觉、人格解体等精神症状及行为异常。

（9）轻躁狂（Ma）量表：共46个题目。得分高者常联想过多过快、活动过多、观念飘忽、夸大且情绪高昂、情感多变。分数极高者，可能表现出情绪紊乱、反复无常、行为冲动，也可能有妄想症。Ma量表得分极高（大于90分）者可以考虑有躁狂症或双相障碍的躁狂症。

（10）社会内向（Si）量表：共70个题目。得分高者表现为内向、胆小、退缩、不善交际、屈服、过分自我控制、紧张、固执及自罪。得分低者表现为外向、爱交际、富于表情、好攻击、健谈、冲动、不受拘束、任性、做作、在社会关系中不真诚。

2. 效度量表

（1）疑问（Q）量表：反映受测者回避问题的倾向，得分统计自对问题毫无反应及对“是”和“否”都进行反应的项目。疑问量表的得分即“无效回答”的得分。得分高者表现出逃避现实，若在前399题中原始分超过22分，则提示临床量表不可信。

（2）说谎（L）量表：共15个题目。受测者有时候存在掩饰行为，希望别人把他/她看得比实际情况更好，所以在选择答案时故意选择符合大众期望的选项。得分高者往往存在撒谎的可能，说谎量表原始分超过10分时，其测评结果可能不能反映真实情况。

（3）诈病（F）量表：共64个题目，多为一些比较古怪或荒唐的内容。分数高表示受测者不认真、理解错误，表现出一组互相无关的症状，或在伪装疾病。如果测验有效，F量表是反映精神病程度的良好指标，得分越高暗示着精神病程度越重。

（4）校正（K）量表：共30个题目，是对测验态度的一种衡量。其目的有两个：一是判别受测者接受测验的态度是否存在隐瞒或者防卫；二是可以根据校正量表修正临床量表的得分，即在临床量表上分别加上一定比例的K分，进行修正。

（三）对MMPI的评价

MMPI是目前国际上应用最广泛的人格测验之一，应用范围较为广泛。对临床工作和理论研究来说，MMPI是非常实用的工具。MMPI的各个分量表都是根据经验法编制的，在编制过程中采用正常与异常两组受测者为样本，对于分数的解释也以经验为基础，较为客观，故用此量表鉴别各种精神障碍者，与临床诊断的符合率较高。此外，MMPI不但可以辅助医疗诊断，也可以用于正常人的个性评定。

MMPI首次将效度量表纳入人格测验，并将其纳为解释过程中的一个组成部分，大大提高了测验的诊断价值。但MMPI题目较多，测试需要的时间很长，故临床上许多病人在接受测验时不能坚持做完，或勉强完成，从而影响结果。因此，心理学家在考虑并尝试对其进行简化，但又担心简化后的量表测出的结果不够准确。MMPI量表编制者本人就反对使用简式量表。但仍然有一些心理学家进行了简化尝试并取得了较好的效果。如范森及其同事经过几十年的努力，编制成MMPI-168。他们发现MMPI-168与原量表相比，具备较好的诊断价值，甚至有人分析之后认为MMPI-168优于标准版本。1980年，我国心理家宋维真教授将MMPI引入国内，对其进行了修订，并在全国范围内试用。经过多年研究，学者一致认为该量表在我国的使用具有较高的信度与效度。但因我国与西方国家存在较大的文化差异，对某些题目的理解也有所不同，我国正常人的D量表、Sc量表原始得分均明显高于西方国家，这一结果与东方国家，尤其是日本的结果极为一致，即都表现为D量表、Sc量表得分明显高。因此，在使用MMPI时，必须考虑受测者所处的文化背景，并根据其民族的常模得出相应的结论。

二、艾森克人格问卷（EPQ）

艾森克人格问卷（Eysenck Personality Questionnaire，EPQ）是由英国心理学家H. J. 艾森克编制的一种自陈量表，在“艾森克人格调查表”（EH）的基础上发展而成的。该问卷于20世纪40年代末开始制订，1952年首次发表，1975年正式命名。该问卷分为成人问卷和儿童问卷两种。艾森克人格问卷包括四个分量表：内外倾向量表

（E）、情绪性量表（N）、心理变态量表（P，又称精神质）和效度量表（L）。有男女常模。一般来说，P量表、E量表、N量表得分随着年龄的增加而下降，L量表得分则随着年龄的增加而上升。精神病人往往P量表、N量表分数都较高，L量表分数极高。中国的修订版本仍分儿童问卷和成人问卷两种，但项目数量分别由原版的97项、107项变为88项、88项。

艾森克教授搜集了大量有关的非认知方面的特征，通过因素分析归纳出三个互相成正交的维度，从而提出决定人格的三个基本因素：内外向性（E）、神经质（N）、精神质（P）。人们在这三个方面的不同倾向和不同表现程度便构成了不同的人格特征。

内外向性：分数高者表现为人格外向，可能好交际、渴望刺激和冒险，情感易于冲动；分数低者表现为人格内向，可能好静，富于内省，除了亲密的朋友之外，对一般人缄默冷淡，不喜欢刺激，喜欢有秩序的生活方式，情绪比较稳定。

神经质：分数高者常常焦虑、担心，郁郁不乐、忧心忡忡，有强烈的情绪反应，以至于出现不够理智的行为；分数低者表现为情绪反应缓慢且轻微，很容易恢复平静，他们通常稳重，性情温和，善于自我控制。

精神质：并非暗指精神障碍，它在所有人身上都存在，只是程度不同。但如果程度非常明显，则容易发展成行为异常。分数高者表现为孤独，不关心他人，难以适应外部环境，不近人情，感觉迟钝，对别人不友好，喜欢寻衅搅扰，喜欢做奇特的事情，并且不顾危险；分数低者能与人正常相处，能较好地适应环境，态度温和，不粗暴，善解人意。

完整的艾森克人格问卷除了上述三个因素外，还包括掩饰性因素。掩饰性量表如果得分高于18分，则提示受测者有掩饰倾向，测验结果可能失真。

三、卡特尔16种人格因素问卷（16PF）

卡特尔16种人格因素问卷（Cattell 16 Personality Factor Questionnaire）是美国心理学家R. B. 卡特尔（R. B. Cattell）根据人格特质学说，采用因素分析方法编制而成的。卡特尔人格因素问卷有187个条目，包含15个人格因素和1个一般智力因素，适用于16岁以上并有小学以上文化程度的人。

卡特尔人格因素问卷的主要目的是确定和测量正常人的基本人格特征，所包含的16种人格因素各自独立，它们之间的相关度极小，每一种因素的测量都能对受测者某一方面的人格特征有清晰而独特的认识，还可以进一步评估某些次级人格因素，从而全面评价受测者的整个人格。16 种人格因素分别是乐群性（A）、聪慧性（B）、稳定性（C）、恃强性（E）、兴奋性（F）、有恒性（G）、敢为性（H）、敏感性（I）、怀疑性（L）、幻想性（M）、世故性（N）、忧虑性（O）、实验性（Q_1）、独立性（Q_2）、自律性（Q_3）、紧张性（Q_4）。有关这 16 种人格因素的说明可详见测验指导书。

任务实施

工作步骤	具体内容
测评工具的选择	测评工具必须符合评估目的，不能选错量表
测验前的准备	与宋奶奶及其家人沟通，获得他们的配合，事先准备好量表、答题纸、笔等，测试前熟悉测验的各项要求和步骤
测验正式实施	告知老年人指导语，安排安静的评估环境，并参与测验
测验结果分析	严格按照量表的计分方法计算得分，对测验结果进行初步分析

任务评价

工作步骤	评价标准	分值	自评分
测评工具的选择	测评工具选择是否恰当	10 分	
测验前的准备	准备工作是否充分	10 分	
测验正式实施	测评步骤是否科学	50 分	
测验结果分析	能否根据测评情况，做出初步的判断及制订后续计划	30 分	

通关测评

回忆本任务涉及的核心知识点，并在方框中写下来。

知识点 1	明尼苏达多相人格测验（MMPI）
具体内容	
知识点 2	艾森克人格问卷（EPQ）
具体内容	
知识点 3	卡特尔 16 种人格因素问卷（16PF）
具体内容	

任务拓展

案例情境

熊奶奶在生活上要求很低，不讲究吃穿住行；有传统的道德观念，正义感很强；对孩子有较高的期望，孩子遇到挫折等事情经常引起她的焦虑和担忧；凡事喜欢较真，得理不让人；内心担忧家人的安全和健康，爱人生病时能够不顾一切，跑医院找专家会诊，避免误诊；在生活上，和家人交流比较少，对待事物缺少开放的心态，用她自己的方式爱她的亲人。随着健康状况每况愈下，熊奶奶出现了情感焦虑，喜欢猜疑，对医院的治疗比较依赖，但治疗结果总是与其期望相差很大。近几年熊奶奶和家人谈论较多的内容是她的病情。因目前没有明确的治疗方案，家人束手无策，受她阴郁情绪的影响，感到身心疲惫。20 年来熊奶奶经常指责丈夫，对婆家人“不公平”的评价抱怨不断。目前，其丈夫表示已经不能忍受她。

实训任务

（1）分析上述案例中熊奶奶遇到了哪些挑战。

（2）熊奶奶的问题应该选用何种评估工具？该种评估工具的评估程序是怎样的？

任务二 老年人认知评估工具

任务情境

李奶奶，72岁，入住养老机构5年，近一年来行为异常，爱发脾气，白天常常嗜睡，晚上到处乱走，且常常忘记自己的东西放在哪里，忘记自己刚刚做过的事和说过的话，还经常和其他老年人发生矛盾。心理照护员需要对李奶奶出现的问题进行初步判断，并对其进行心理评估。

任务目标

知识目标

了解常见的老年人认知评估工具。

技能目标

能够熟练运用认知评估工具开展测评。

素质目标

培养学生科学严谨、实事求是的态度。

知识准备

在65岁以上的老年人群中，5%的老年人患有阿尔茨海默病。阿尔茨海默病的核心症状为智力减退，其检查虽然也可以应用标准化的智力检查，如韦氏成人智力测验，但对人力和时间的要求较高，不易取得老年人的合作。

简易智力状态检查量表（Mini-Mental State Examination，MMSE）是最具影响力的认知缺损筛选工具，具有快速、简便的优点，对主试者的要求不高，只需经过简单的训练便可以操作，适用于社区和基层，可为进一步检查提供依据。

一、项目及评定标准

MMSE共19大项30小项。第1～5项检测时间定向；第6～10项检测地点定向；第11项分为3小项，为语言即刻记忆；第12项分为5小项，检查注意力和计算力；第13项分为3小项，检查短时记忆；第14项分为2小项，为物体命名；第15项为语言复述；第16项为阅读理解；第17项为语言理解，分为3小项；第18项为说一个句子，检测语言表达能力；第19项为图形描画。

受测者回答或操作正确记1分，错误记5分，拒绝或说“不会”，记9分或7分。

二、结果分析

MMSE 的主要统计指标总分为所有记 1 分的项目（小项）的总和，即回答或操作正确的项目（小项）数，范围为 0～30 分。国内对 5 055 例社区老年人的检测结果研究证明，MMSE 总分和受教育程度密切相关，因此，提出受教育程度的分界值：文盲组（未受教育）总分为 17 分，小学组（教育年限≤6 年）总分为 20 分，中学及以上组（教育年限 >6 年）总分为 24 分。

三、评定注意事项

（1）第 11 项只允许主试者讲一遍，不要求受测者按物品次序回答。如第一遍有错误，先记分；然后告诉受测者错在哪里，并让他回忆，直到正确，但最多只能“学习”5 次。

（2）第 12 项为“连续减 7”测验，同时检查受测者的注意力，故不要重复受测者的答案，也不允许受测者用笔计算。

（3）第 17 项要求次序准确。

简易智力状态检查量表（MMSE）的内容见表 2-1。

表 2-1　简易智力状态检查量表（MMSE）

姓名：__________　性别：__________　年龄：__________　文化程度：__________

评定时间：____________年____月____日　既往病史：__________________________

序号	项目	操作方法	内容	评分
1	定向力	请您按实际情况回答相应的问题	今年是哪一年	
			现在是什么季节	
			现在是几月份	
			今天是几号	
			今天是星期几	
			我们现在在哪个城市	
			哪个区	
			什么街或乡	
			什么医院/社区/养老机构	
			这是第几层楼	
2	记忆力	请您重复我说的这三样东西	皮球	
			国旗	
			树	

续表

序号	项目	操作方法	内容	评分
3	注意力、计算力	请您算出这几道题的答案	100－7	
			93－7	
			86－7	
			79－7	
			72－7	
4	回忆能力	请您说出刚才我让你记住的三样东西	皮球	
			国旗	
			树	
5	命名能力	如出示手机	请问这是什么	
		如出示笔	请问这是什么	
	复述能力	请您跟我说	44 只狮子	
	阅读能力	看到卡片后按要求做	请您闭上眼睛	
	语言理解	我给您一张纸，请按我说的做	现在开始用右手拿着这张纸	
			用两只手把它对折	
			放在您的左腿上	
	书写能力	自发地写出一句完整的句子	如“我是中国人”	
	结构能力	按要求画出两个图形	如两个五边形的图案，交叉处又有一个小四边形	
评估结果		正常	26～30 分	
		轻度认知障碍	13～25 分	
		中度认知障碍	5～12 分	
		重度认知障碍	0～5 分	
评估记分方法：以上内容，每答对一题记 1 分，答错记 0 分。评估者签名：				

任务实施

工作步骤	具体内容
测评工具的选择	测评工具必须符合评估目的，不能选错量表
测验前的准备	与李奶奶及其家人沟通，获得他们的配合，事先准备量表、答题纸、笔等，测试前熟悉测验的各项要求和步骤
测验正式实施	告知老年人指导语，安排安静的评估环境，并参与测验
测验结果分析	严格按照量表的计分方法计算得分，对测评结果进行初步分析

任务评价

工作步骤	评价标准	分值	自评分
测评工具的选择	测评工具选择是否恰当	10 分	
测验前的准备	准备工作是否充分	10 分	
测验正式实施	测评步骤是否科学	50 分	
测验结果分析	能否根据测评情况，做出初步的判断及制订后续计划	30 分	

通关测评

回忆本任务涉及的核心知识点，并在方框中写下来。

知识点	简易智力状态检查量表（MMSE）
具体内容	

任务拓展

案例情境

刘爷爷，85 岁，2021 年出现记忆减退问题，同一事情会反反复复说很多遍，饮食不知饱足，刚吃完还会再问什么时候吃饭；出门后，经常找不到回家的路。一年后，老人脾气越来越暴躁，伴有行为改变，把自己最喜欢的书、衣服等从窗户扔出去或丢弃，症状呈进行性加重；每天晚上起床游走，有时候说去取工资，有时候说去钓鱼，偶尔出现幻听，有被害妄想症，看到镜子中的自己不能识别，不能自行刷牙，有时候抗拒沐浴及更换衣服。

实训任务

（1）分析上述案例中刘爷爷遇到了哪些挑战。

（2）刘爷爷的问题应该选用何种测评工具？该种测评工具的测评程序是怎样的？

任务三 老年人情感评估工具

任务情境

王爷爷，60岁，刚刚退休不久。最近半个月来，家人观察到王爷爷出现了原因不明且持续2周以上的情绪低落和沮丧，常表现为无精打采、郁郁寡欢、孤独、想哭等，同时伴有焦虑、烦躁、易激惹并表现出敌意。根据老年人心理评估的方法分析可以采用哪种类型的评估量表对王爷爷进行心理评估，并列出评估的过程、注意事项，对结果进行分析。

任务目标

知识目标

了解常见的老年人情感评估工具。

技能目标

能够熟练运用情感评估工具开展测评。

素质目标

培养学生的同理心，养成关心、理解老年人的品质。

知识准备

一、抑郁自评量表

抑郁自评量表（Self-Rating Depression Scale，SDS）由Zung于1965年编制。该量表是由美国教育卫生和福利部推荐的用于心理卫生评估的量表之一，其使用简便，能相当直观地反映患者抑郁的主观感受，目前已经广泛应用于门诊患者的粗筛、情绪状态评定以及调查、科研等。

1. 项目及评定标准

SDS共包含20个项目，按症状出现的频率分4级评分：偶有、少有、常有、持续。若为正向评分题，评分依次为1、2、3、4分；若为反向评分题，评分依次为4、3、2、1分。

2. 结果分析

SDS的主要统计指标是总分，但原始分数需要进行换算。待自评结束后，把20项中的各项分数相加，即得到总粗分，然后通过公式转换，即用粗分乘以1.25后，取其整数部分，得到标准总分。我国正常人评定结果的总粗分为33.46±8.55分，标准总分为41.88±10.57分，性别和年龄对SDS影响不大。按上述中国常模结果，SDS总粗分的分界值为41分，标准总分的分界值为53分。

3. 评定注意事项

SDS见表2-2，由评定对象自行填写。在自评者评定以前，一定要让他把整个量表的填写方法及每个项目的含义都弄明白，然后做出独立的、不受任何人影响的自我评定。评定的时间范围是过去一周。

表2-2 抑郁自评量表（SDS）

姓名：__________ 性别：__________ 年龄：__________ 评定时间：__________

实际感觉	偶有	少有	常有	持续
1. 我感到情绪沮丧	1	2	3	4
*2. 我感到早晨心情最好	4	3	2	1
3. 我要哭或想哭	1	2	3	4
4. 我夜间睡眠不好	1	2	3	4
*5. 我吃饭像平时一样	4	3	2	1
*6. 我的性功能正常	4	3	2	1
7. 我感到体重减轻	1	2	3	4
8. 我为便秘感到烦恼	1	2	3	4
9. 我的心跳比平时快	1	2	3	4
10. 我无故感到疲劳	1	2	3	4
*11. 我的头脑像往常一样清楚	4	3	2	1
*12. 我做事情像平时一样，没有感到有困难	4	3	2	1
13. 我坐卧不安，难以保持平衡	1	2	3	4
*14. 我对未来充满希望	4	3	2	1
15. 我比平时更容易被激怒	1	2	3	4
*16. 我觉得决定一件事很容易	4	3	2	1
*17. 我感到自己是有用的和不可缺少的人	4	3	2	1
*18. 我的生活很有意义	4	3	2	1
19. 假若我死了别人会过得更好	1	2	3	4
*20. 我仍旧喜爱自己平时喜爱的东西	4	3	2	1

注：*项为反序记分。

二、焦虑自评量表

焦虑自评量表（Self-rating Anxiety Scale，SAS）由 Zung 于 1971 年编制。从量表结构的形式到具体评定方法，SAS 都与 SDS 十分相似，用于评定焦虑患者的主观感受。按照中国常模结果，总粗分的正常上限为 40 分，标准总分的正常上限为 50 分。

1. 项目及评定标准

SAS 共 20 个项目，每个项目有 4 级评分，其标准为：1 分表示没有或很少时间有（偶有）；2 分表示少部分时间有（少有）；3 分表示相当多时间有（常有）；4 分表示绝大部分或全部时间有（持续）。评定的时间范围，应强调是“现在或过去一周”。

2. 结果分析

SAS 的主要统计指标为总分。在自评者评定结束后，将 20 个项目的得分相加，即得到总粗分，用粗总分乘以 1.25 以后取整数部分为标准总分。SAS 协作组对 1 158 例中国正常人研究的结果为：20 项总粗分均值为 29.78 ± 10.07 分，总粗分的正常上限为 40 分，标准总分的正常上限为 50 分，略高于国外的 30 分和 38 分。

3. 评定注意事项

SAS 的有关评定注意事项与 SDS 相同。SAS 可以反映焦虑的严重程度，但不能区分各类神经症，必须同时应用其他自评量表才有助于神经症临床分类。

SAS 见表 2-3。

表 2-3　焦虑自评表（SAS）

姓名：__________　性别：__________　年龄：__________　病历号：__________

评定项目	偶有	少有	常有	持续
1. 我感到比往常更加神经过敏和焦虑	1	2	3	4
2. 我无缘无故感到担心	1	2	3	4
3. 我容易心烦意乱或感到恐慌	1	2	3	4
4. 我感到我的身体好像被分成几块，支离破碎	1	2	3	4
*5. 我感到事事都很顺利，不会有倒霉的事情发生	4	3	2	1
6. 我的四肢抖动和震颤	1	2	3	4

续表

评定项目	偶有	少有	常有	持续
7. 我因头痛、颈痛、背痛而烦恼	1	2	3	4
8. 我感到无力且容易疲劳	1	2	3	4
*9. 我感到很平静，能安静坐下来	4	3	2	1
10. 我感到我的心跳较快	1	2	3	4
11. 我因阵阵眩晕而不舒服	1	2	3	4
12. 我有要昏倒的感觉	1	2	3	4
*13. 我呼吸时进气和出气都不费力	4	3	2	1
14. 我的手指和脚趾感到麻木和刺痛	1	2	3	4
15. 我因胃痛和消化不良而苦恼	1	2	3	4
16. 我必须时常排尿	1	2	3	4
*17. 我的手总是很温暖、干燥	4	3	2	1
18. 我觉得脸发烧发红	1	2	3	4
*19. 我容易入睡，晚上休息得很好	4	3	2	1
20. 我做噩梦	1	2	3	4

注：*项为反序记分。

计分与解释：将20个项目的得分相加得到总粗分，把总粗分乘以1.25，四舍五入取整数，得到标准总分。焦虑评定的分界值为50分，50~59分为轻度焦虑，60~69分为中度焦虑，70分以上为重度焦虑。分值越高，焦虑倾向越明显。

任务实施

工作步骤	具体内容
测评工具的选择	测评工具必须符合评估目的，不能选错量表
测验前的准备	与王爷爷及其家人沟通，获得他们的配合，事先准备量表、答题纸、笔等，测试前熟悉测验的各项要求和步骤
测验正式实施	告知老年人指导语，安排安静的评估环境，并参与测验
测验结果分析	严格按照量表的计分方法计算得分，对测评结果进行初步分析

任务评价

工作步骤	评价标准	分值	自评分
测评工具的选择	测评工具选择是否恰当	10 分	
测验前的准备	准备工作是否充分	10 分	
测验正式实施	测评步骤是否科学	50 分	
测验结果分析	能否根据测评情况，做出初步的判断及制订后续计划	30 分	

通关测评

回忆本任务涉及的核心知识点，并在方框中写下来。

知识点 1	抑郁自评量表（SDS）
具体内容	
知识点 2	焦虑自评量表（SAS）
具体内容	

任务拓展

案例情境

张先生今年 60 多岁，总是不由自主地感到焦虑，因为他的父亲就是 63 岁时去世的。虽然他生活美满，女儿事业有成，然而这美好的一切并未使他感到愉快。起初，他感到身体不适，认为自己患了绝症。在多家医院进行了详细检查，检查结果表明他的身体一切正常。但他不相信这些诊断结果，仍然到处求医。他对自己的身体过度注意，即使偶然感冒咳嗽，也反应过度。张先生情绪上易激动，经常为了一些小事与家人争吵不休，弄得家人谁也不敢招惹他。他越来越消沉，无精打采，感到孤独，不想说话，行动迟缓，表情呆滞，以往很感兴趣的活动，现在也感觉索然无味。他感觉自己老了，什么都干不了了。他越来越悲观，感觉自己没用。

实训任务

（1）分析上述案例中张先生遇到了哪些挑战。

（2）张先生的问题应该选用何种测评工具？该种测评工具的测评程序是怎样的？

参考文献

[1] 付敬萍，张卿. 老年心理护理［M］. 武汉：华中科技大学出版社，2020.

[2] 张占军. 老年脑健康体检 神经心理量表操作指南［M］. 北京：人民卫生出版社，2020.

项目三 老年人心理照护技术

项目介绍

个案辅导与团体辅导作为老年服务领域较为成熟的方法，融合了社会学、心理学等多个学科领域的知识，在实践中得到了广泛运用。个案辅导适用于问题较为明显的、多重的、个别化的个体，而团体辅导更适用于具有共性问题或相似需求的小组。两种服务方法各有优势，在实践过程中需要依据老年人的具体情况进行合理选择，也可以将两种方法相互融合以增强服务的有效性。

本项目旨在全面介绍个案辅导与团体辅导的概念、实施步骤、技巧等知识，让学生掌握相关的理论知识，并在实践中能够依据个案辅导与团体辅导的具体流程、介入技巧为老年人提供系统化、专业化的服务。

项目目标

知识目标

（1）了解个案辅导、团体辅导的基本概念。

（2）掌握老年人个案辅导技术和老年人团体辅导技术的服务步骤与技巧。

能力目标

（1）能够运用个案辅导技术，为老年人提供系统的个别化服务。

（2）能够运用团体辅导技术，为老年人提供不同主题的小组服务。

素质目标

（1）树立正确看待老年人个性需求与共性需求的意识，了解老年人个人需求与所处环境之间的关联。

（2）养成尊重、关爱老年人的良好习惯，为后期为老年人服务奠定基础。

任务一 老年人个案辅导技术

任务情境

小张是一位社会工作者，在日常探访中发现一位独居老人李奶奶情绪有些异常。李奶奶已是90岁的高龄，育有两子一女，均已成家。其大儿子居住在附近，负责她的饮食起居，每隔三天为老人采购一次生活用品，虽距离较近，但是老人与大儿子之间几乎没有交流；二儿子居住在同省的区县，距离老人200千米，逢年过节会前去看望老人；小女儿定居外地，与老人几乎没有联系。小张在进一步了解后得知，老人的听力不好、行动迟缓，加上最近身体不适，身边缺乏照料者，联系子女又怕成为他们的拖累，遂对生活十分失望，希望早点死去。

任务目标

知识目标

(1) 了解老年人个案辅导的概念。

(2) 熟悉老年人个案辅导的实践原则。

(3) 掌握老年人个案辅导的服务步骤、技巧。

技能目标

能够依据老年人个案辅导的实践原则与服务步骤为老年人提供有针对性的个案辅导服务。

素质目标

树立全面分析问题的意识，能够将老年人的问题置于其所处的环境中进行分析，进而寻找应对方案。

知识准备

一、老年人个案辅导的概念与实践原则

(一) 老年人个案辅导的概念

关于老年人个案辅导的定义，业内人士提出了许多不同的见解，整体而言，均包

含以下几方面的内容。

(1) 老年人个案辅导采用一对一的方式为老年人提供支持与服务。

(2) 老年人个案辅导不局限于面向老年人本身，也包括老年人所处的家庭、社区等微观、中观、宏观环境。

(3) 老年人个案辅导的目标是增进老年人的福祉。

综上所述，本书将老年人个案辅导界定为在专业价值观的引领下，采用个别化的方式，为老年人及其家庭提供专业化、包裹式服务，协助老年人及其家庭运用自身潜能与社会资源改善和恢复社会功能，从而提升老年人生活质量的专业过程。

(二) 老年人个案辅导的实践原则

1. 人在情境中

依据系统理论和社会心理模式、生态模式的核心思想，“人在情境中”主要包括三个要素：人、环境及人与环境互动。其中，“人”主要是指个人内在的心理体系；“环境”主要是指个人的社会网络及物质环境、制度环境及文化环境等；“人与环境互动”是指二者在互动中产生的影响。因此，老年人个案辅导的目的是促进老年人的人际关系和谐和与环境之间的良性互动，减少和解决老年人与环境之间的失衡问题。

“人在情境中”在实践中能够对老年人存在的问题进行解释并为解决问题提供指引，该原则将老年人及其行为置于所处的环境中进行思考，认为环境因素会对老年人的行为产生多样化的影响。因此，实践中需要分析老年人与其所处环境之间的互动关系，借助老年人所处环境中的可用资源，制订科学、合理的服务计划，从而有效解决老年人遇到的问题。

2. 接纳

“接纳”原则要求工作人员在为老年人提供服务的过程中不能因其性别、年龄、经济收入、健康状况等方面的区别而差异化对待，应充分尊重老年人的想法，满足老年人合理的需求。对工作人员而言，“接纳”并不意味着完全赞同老年人的价值判断和行为选择，并不是为了接纳老年人而否定自身原有的价值体系，而是以一种积极的态度理解老年人的处境并相信老年人有自我改变的潜能。

随着生理机能、经济收入等方面的变化，老年人容易产生失落感、孤独感、落差感等负面情绪，对于他人的评价较一般人更加敏感。因此，工作人员必须注意接纳老年人的语言表达方式与行为方式。即使在老年人的说法或做法欠佳时，也要避免谴责与批评，因为批判的态度只会使老年人采用防卫机制，从而不利于专业关系的建立，对服务过程产生阻碍作用。可行的方法是积极倾听、换位思考，理解老年人行为背后的原因，并对他们所做的一切予以积极的反应与支持。

3. 自我决定

“自我决定”原则是指将老年人视为独立的个体，在尊重老年人价值以及确信老年人具有改变能力的前提下，为老年人提供认识自身潜能的机会，帮助老年人对当下情境做出分析，鼓励老年人自我做主和自我决定的工作原则。在实践中，工作人员要承认老年人有自我选择和决定的权利与需求，并协助老年人应用资源做出自己的选择与决定。但是，当老年人的决策对自身、他人、社会利益造成潜在或明显伤害以及老年人自身缺乏自我决定的能力时，该原则就应当受到约束。

4. 保密

“保密”原则是指保守老年人在服务过程中透露出的信息。它既是尊重老年人权利的体现，也是工作人员需遵守的职业伦理。实践中，“保密”原则主要涉及以下四个方面。第一，确保老年人知情。在服务之初，工作人员就应该向老年人说明保密的相关规定。第二，资料的保存。在服务过程中会留下许多服务痕迹，例如老年人信息表、服务记录表等，工作人员都应当予以保密。第三，资料的使用。确因工作需要（如督导）不得不使用资料时，应根据实际需要有限地展示资料，除非得到老年人的同意，否则不得公开老年人的姓名、单位、住址、联系方式。第四，签署服务协议。在明确相关信息之后，工作人员需要与老年人正式签署服务协议，以应对在服务过程中的突发事件，保障老年人和工作人员的合法权益。

但是，“保密”原则并非绝对的，若老年人出现以下三种情况，便可以不受该原则限制。

第一，老年人或可确认的第三者遭遇严重的可预期的即将发生的伤害。当工作人员发现老年人有轻生或伤害他人的倾向时，就不得不披露老年人的信息，以避免伤害事件发生。

第二，法律规定需要披露。当老年人有杀人事实、谋杀计划、轻生计划、虐待他人以及其他重大犯罪行为时，工作人员必须向公安或检察机关如实报告，披露最必要、最少量且直接相关的信息。

第三，获得老年人的书面或口头授权。例如，由于督导培训需要、案例讨论需要，必须使用老年人的相关资料，此时工作人员要告知老年人其信息的取用内容、具体用途、可能的风险等，并严格按照约定的范围和期限使用。

二、老年人个案辅导过程

老年人个案辅导是对老年人遇到的问题所采取的应对过程，它由一系列服务过程组成，这一过程始于老年人面临的个人需求、问题、困扰，终于服务目标的达成或专业关系的终止。一般而言，老年人个案辅导的服务过程由接案、预估、计划、介入、评估、结案六个部分组成。

（一）接案

接案是个案辅导服务的开端。在此阶段，工作人员要通过初步的沟通接触，对老年人的需求、问题进行初步判断，以便决定是否可以为其提供适合的服务。

对于工作人员而言，接案前的准备工作十分重要。接案前的准备工作包括梳理与老年人、当事人接触或电联时获取的信息、向老年人身边的人了解情况、与老年人确定会谈的时间与地点等。

（1）澄清期望。在与老年人展开面谈时，工作人员要先进行铺垫，协助老年人缓解焦虑和不安情绪。工作人员可以先从自我介绍开始，随即邀请老年人进行自我介绍。在这个阶段，工作人员要向老年人澄清一些问题。一是工作人员的服务范围，即能做什么、不能做什么，以便为不适合的当事人提供转介服务；二是双方都要积极参与，问题的解决需要双方相互配合、共同努力。

（2）初步评估老年人的需求及问题。老年人寻求服务的动机可能存在差异，可能是试探性地进行咨询，可能是寻求正式帮助，也有可能是被家人强迫而来的。工作人员要了解他们的愿望，用心倾听他们的诉求，进行简要的评估并确定他们需要服务的迫切程度，对老年人有一个总体的了解。工作人员需要了解以下问题以便做出初步评估：第一，老年人的求助意愿如何？是主动的还是被动的？第二，老年人迫切需要解决的问题是什么？是如何产生的？老年人期望达成什么目标？第三，老年人曾经为此采取过哪些解决方案？效果如何？第四，工作人员及其所在单位的能力与资源能否满足其需求？工作人员在对上述问题进行初步确认后，要与老年人分享结论，以保障信息的准确性。

（3）建立专业关系。专业关系建立的成功与否直接影响老年人是否有进一步寻求帮助的动力和信心，它是接案阶段非常重要的工作。工作人员在与老年人初次沟通、协商的过程中要聆听老年人的想法，包括通过总结与回应表达对老年人的同理心和接纳，鼓励老年人有勇气、无拘无束地自我表达，避免老年人将自己界定为有问题的人等。

（二）预估

预估是指详细收集与老年人相关的资料，并从中了解问题的成因和发展变化过程，进而找到解决问题的切入点的过程。预估主要包括资料收集、问题评估和问题诊断三个方面。

1. 资料收集

资料收集是指工作人员通过自己的观察以及与老年人周围人的接触和会谈，调查、整理和分析老年人问题的基本特征以及问题产生的原因和发展变化的过程。可以选择以下方式。第一，面对面会谈，包括引导老年人自我陈述与问答的方式。第二，调查表，包括结构式调查表与非结构式调查表，此方法尤其适用于涉及隐私或不便在他人面前表达的资料收集，例如老年人失独、丧偶经历等。第三，观察，包括参与观察与非参与观察，尤其适用于与个人生活场景密切关联或涉及互动交流的资料收集，例如老年人与子女之间的沟通模式。第四，现有资料，包括留存在家庭、社区及其他单位（如医院、培训学校等）中的资料。

2. 问题评估

在对老年人的资料进行全面收集后，就需要了解他们对服务目标的期待，识别导致问题和使问题延续的主客观因素以及问题与环境之间的关联，并运用这些资料梳理老年人的问题，为拟定服务计划奠定基础。在资料收集完成后，工作人员就需要进一步针对老年人问题的成因、发展变化过程进行分析，得出老年人问题形成和变化的逻辑。问题评估主要集中在以下三个方面。第一，老年人个人系统的评估，包括老年人的特长优势、解决问题的动机、身边的资源等。第二，老年人家庭系统的评估。从老年人的主要生活环境——家庭入手，对家庭构成、家庭沟通模式、家庭规则、家庭成员分工、家庭权力结构和家庭资源情况进行深入了解。第三，老年人所处的社会支持系统的评估，分为正式社会支持系统与非正式社会支持系统。正式社会支持系统是指由正式社会机构和社会组织提供的社会资源，如公益组织、学校和医院等；非正式社会支持系统是老年人在社会交往中形成的，如家庭成员、亲属、朋友以及同伴等。

3. 问题诊断

在完成老年人的问题预估后，还要对老年人的问题进行诊断，从专业角度对问题的成因加以推断，并就需要改善的方面提出建议。诊断主要从问题的主要表现、问题的成因、老年人的能力与环境中拥有的资源、实施干预的建议这四方面展开，为下一阶段拟订计划奠定基础。

（三）计划

在对老年人的情况有充分认识与评估后，工作人员便可以基于预估资料制订服务计划。服务计划的制订主要包括确定服务目标、制订服务计划和签署服务协议三个环节。

1. 确定服务目标

服务目标的确定，应当在综合考虑老年人问题与需求、工作人员能力与资源等因素的前提下进行。工作人员可以通过以下三个步骤协助当事人确定目标。首先，与老年人共同确认问题以及确定问题解决的优先次序。其次，协助老年人明确预期达成的目标。最后，分别确定长期目标与短期目标。长期目标是指服务最终要实现的结果；短期目标则是具体的工作量化指标，是为了实现长期目标而设置的一系列任务。在此过程中，工作人员需要与老年人一起确定目标，坚持参与性原则，每项内容均需要得到老年人的许可与确认。

2. 制订服务计划

在确定服务目标后，工作人员需要制订服务计划以实现这些目标。在具体的服务计划制订过程中，需要考虑以下三个议题。第一，选择介入系统。对于服务对象的不同问题，工作人员可以从不同系统进行介入。若老年人的心理问题源于与子女的关系不合、家庭纠纷等问题，则需要考虑对其家庭系统开展间接介入服务；若只是老年人个人的心理困扰，则可以对老年人的个人系统开展直接介入。一般而言，可以从个人、家庭、社区三大系统介入，其中个人与家庭是主要的介入系统。第二，明确介入行动。针对不同的问题，工作人员可以选择不同的介入行动，常见的介入行动包括危机干预、资源整合、安置服务、家庭调解、临终关怀、哀伤辅导等。第三，拟定介入步骤。在明确介入行动后，工作人员需要拟定明确、详细的介入步骤，便于服务顺利推进。

3. 签署服务协议

在与老年人在服务内容、服务方式等方面达成一致后，为明确双方的责任和义务，以及增强老年人改变现状的动力，工作人员需要与老年人签署服务协议。服务协议通常包括老年人的基本信息、服务目标、服务内容与方法（含服务时间、地点、期限和次数）、服务双方权责与义务等，并由双方签字确认。

（四）介入

服务计划确认完成后，便正式进入了服务阶段。一般情况下，介入行动都是按照服务计划步步推进的，但在实际工作中，难免会因出现突发情况而打乱原本的计划，例如老年人拒绝配合、在服务中发现新的可用资源等，工作人员需要根据变化进行调整。

在选择介入行动时应遵循以下五个原则。第一，以人为本，尊重老年人的自我决定。介入行动要以老年人为中心，且应是老年人和工作人员共同协商的结果。尽管在现实中，很多时候老年人会请求工作人员代替他们做决定，但是工作人员需要让老年人通过自我决定获得自信与动力，从而促进老年人问题的解决。第二，个别化。针对老年人情况的特殊性采取介入行动才有助于解决问题，针对不同的服务对象，工作人员要有个别化的介入行动。第三，考虑老年人的生命阶段及其特点。对于老年人而言，他们正处于老年期，面临着自我调整与绝望的冲突，因此工作人员应当在充分考虑老年人身心特点的前提下，帮助其进行自我调整和自我整合。第四，目标导向。工作人员的能力、精力是有限的，同时一次个案辅导并不能解决所有的问题，因此介入行动只有始终围绕服务目标，才能增强介入行动的靶向性。第五，考虑经济效益。对于工作人员而言，服务都会受到来自自身、老年人时间冲突、社会资源有限等各方面的限制，因此介入行动的选择需要考虑服务的经济效益，尽量以最少的成本，实现服务成效的最大化。

（五）评估

评估是个案辅导的重要组成部分，是对工作人员提供给老年人的服务的有效性评定。一般而言，评估工作可以从以下三个角度展开。第一，老年人角度，如老年人的满意度如何，问题是否得到改善，改善的程度如何。第二，具体服务角度，如使用了哪些理论与技巧，这些理论和技巧发挥了怎样的作用，是否实现了预期目标，产生了什么样的社会影响。第三，工作人员角度，如此次服务是否有利于个人的成长，对未来工作有何启发。

（六）结案

结案是针对工作人员与老年人之间专业关系的结束所进行的处理工作。通常而言，在面临以下情况时，工作人员可以启动结案程序：第一，目标实现的结案；第二，因老年人不愿意继续接受服务而必须终止关系的结案，例如老年人对工作人员不满；第三，存在不能实现目标的客观和实际原因的结案，例如老年人的问题超出工作人员的能力范围；第四，工作人员或老年人身份发生变化时的结案，例如工作人员调离岗位、老年人去世。

结案并不是一次就可以完成的，而是一个过程。在这个过程中工作人员需要完成以下任务：①决定结案时间；②检查目标完成程度；③与老年人回顾进步；④与老年人一同解决结案中可能出现的情绪反应；⑤邀请老年人对工作人员的服务进行评价；⑥针对老年人的新问题或无法解决的问题重新立案或者进行适当的转介。

老年人在结案时可能会产生情绪反应，这些情绪反应既可能是正面反应，也可能是负面反应。正面反应通常表现为对问题解决和自我成长的成就感、对工作人员的感激和对未来生活的信心。负面反应则包括悲伤、失落、矛盾、痛苦、拒绝与愤怒等情况。产生负面反应时，老年人往往过度依赖工作人员且不愿意结案。针对老年人的负面反应，工作人员可以采取以下方式予以应对：第一，预先告知，让老年人对于服务结束做好心理准备；第二，巩固老年人在服务过程中获得的改变和进步；第三，与老年人共同进一步探讨影响问题解决的因素，为老年人结案之后独立解决问题做好准备；第四，鼓励老年人进行情绪表达，并与之共同探讨结案后的跟进服务。

结案并不意味着服务就此结束，工作人员还需要根据老年人的情况安排跟进服务，待老年人的情况稳定后再结束助人关系。跟进服务主要包括三个方面的任务：第一，根据老年人的情况安排结案之后的练习，巩固老年人已经取得的进步，提高其独立面对问题的能力；第二，调动老年人的资源，增强老年人的社会支持；第三，持续评估服务效果。

任务实施

工作步骤	具体内容
接案	（1）与李奶奶及其亲属沟通，进一步梳理其基本情况 （2）初步评估李奶奶的需求及问题 （3）与李奶奶建立良好的专业关系
预估	（1）采用面谈、调查表、观察等方式收集李奶奶的资料 （2）依据不同的系统，对李奶奶的问题进行评估
计划	（1）与李奶奶共同确定服务目标与服务计划 （2）达成一致后签署服务协议
介入	依据服务目标与服务计划进行推进
评估	从老年人角度、具体服务角度、工作人员角度开展评估工作
结案	（1）提前告知结案事宜 （2）处理老年人在此阶段可能出现的负面情绪与行为

任务评价

工作步骤	评价标准	分值	自评分
接案	（1）沟通是否顺畅 （2）能否依据收集到的信息初步判断服务对象的问题 （3）是否与服务对象建立良好的专业关系	10 分	
预估	（1）资料收集是否全面、具体 （2）问题评估是否准确、具体	20 分	
计划	（1）服务对象是否参与服务目标与计划的确定 （2）是否签署规范的服务协议	25 分	
介入	（1）是否按照服务计划逐步推进 （2）是否围绕服务目标逐步推进 （3）针对临时性状况是否进行了适当调整	25 分	
评估	（1）服务对象对服务是否满意 （2）服务目标是否达成 （3）工作人员是否得到成长	10 分	
结案	（1）是否提前告知结案的具体事项 （2）是否开展规范的跟进服务	10 分	

通关测评

回忆本任务涉及的核心知识点，并在方框中写下来。

知识点 1	老年人个案辅导的概念
具体内容	
知识点 2	老年人个案辅导的实践原则
具体内容	
知识点 3	老年人个案辅导的步骤
具体内容	

任务拓展

案例情境

冯奶奶今年76岁，早年丧偶，退休前是国企员工，每月享有1 500元左右的退休金。冯奶奶有四个兄弟姐妹，均定居在周边，他们经常来往、关系融洽。冯奶奶育有一女，女儿因患有严重的精神疾病而生活不能自理，长期以来，女儿的生活起居、家中琐事全部由冯奶奶独自承担，这让冯奶奶常常感觉心力交瘁。半个月前，女儿因脑出血突然离世，冯奶奶情绪崩溃、十分矛盾，一方面是身心的解脱，不用再夜以继日地照顾女儿，能够有自己的生活和圈子，另一方面是失去至亲的哀伤。邻居反馈，冯奶奶近期极少外出，碰见熟人也不如以前热情，邻居们十分担心冯奶奶的情况。

实训任务

（1）在上述案例中，冯奶奶出现了什么心理困扰？

（2）依据老年人个案辅导的步骤，为冯奶奶拟订一份辅导计划。

任务二　老年人团体辅导技术

任务情境

工作人员小吴在前期的探访过程中发现，社区内存在一定数量的独居老人，他们大多社交面狭窄，兴趣爱好较少。故小吴通过公开招募的方式，招集了13位老年人开展了团体辅导服务，活动内容为制作手工艺品。目前已经开展了7次活动，成员之间的互动情况良好，建立了信任的伙伴关系，在活动之外也能够相约游玩。通过小吴的评估，团体辅导服务已经处于可以结束的状态，小吴决定开始准备结束团体辅导服务的相关工作。

任务目标

知识目标

（1）了解老年人团体辅导的概念。

（2）熟悉老年人团体辅导的适用主题。

（3）掌握老年人团体辅导的服务步骤、技巧。

技能目标

能够依据老年人团体辅导的适用场景与服务步骤为老年人提供有针对性的服务。

素质目标

培养服务意识，积极关注老年群体的生活现状。

知识准备

一、老年人团体辅导的概念

老年人团体辅导是指在工作人员的带领下，围绕一个或多个主题，通过团体内的人际互动，促进团体成员观察、学习、体验、分享、交流，从而帮助团体成员进一步认识和接纳自己，改善人际关系，发展新的交往方式，最终能够更加灵活、更加弹性地面对生活中的各种事件。团体是一个动态的有机体，会呈现出一种有一定顺序且连续的变化模式。团体辅导创造了一个较为贴近日常生活的情境，可以实现团体内成员的多向沟通与交流，是一个“一对多”的辅导过程。团体成员可以通过共同商讨、训练、引导等方式达到解决心理问题和缓解心理压力的目的，成员在安全、轻松的团体中可以全面认识自我，也可以通过团体互动和分享学习具有建设性的行为模式，同时能借助自身的经验为其他成员提供情绪、行为方面的支持。成员在团体中的改变以及获得的经验能够迁移到现实生活中，团体辅导的效果较好且容易巩固。

二、老年人团体辅导的主题

根据老年人所处的不同状态和阶段，可以将老年人分为即将退休或刚退休老年人、空巢/独居老年人、患慢性病的老年人等类型，在开展团体辅导时针对不同类型的老年人可设置不同的主题。

第一，针对退休老年人开展以适应退休生活为主题的生活适应团体辅导，更多是以预防为主。团体辅导的重点是树立良好的心态，让老年人学会正确看待和接受退休后角色的转变，学习有效的预先应对方式，提前采取应对措施，缓解已有的压力，减少和避免退休对老年人的消极作用。

第二，针对空巢/独居老年人开展以人际交往为主题的团体辅导。空巢/独居老年人常见的心理状态是孤独、寂寞、无助，也容易出现抑郁、焦虑情绪，从而加速生理功能的衰退和心理功能的下降。通过开展人际交往主题的团体辅导，可以丰富老年人的社交活动，使老年人结识新朋友，获得更多倾诉、倾听机会，让他们从其他老年人处获得更多的物质或情感资源，并将在团体中习得的经验运用到日常生活中，从而获得强有力的心理支持，有效建立起家庭以外的全新的社会支持系统。

第三，针对患慢性病的老年人开展以慢性病管理为主题的团体辅导。患慢性病的老年人随着病期的延长可能出现自信心下降、固执、依赖和交往减少等心理与行为问题，心理问题会严重影响疾病的治疗。在医学治疗的基础上运用团体辅导的理论和技术，给病人提供有针对性的心理支持和应对技巧指导，对改善心境、增强康复信心和用药依从性、增强抗病毅力具有重要作用。

三、老年人团体辅导的阶段及任务

一般而言，团体依据其发展阶段可以分为筹备阶段、形成阶段、成熟阶段和结束阶段。在不同阶段，工作人员与团体成员可以通过完成相关的任务，以达到解决问题的目的。

（一）筹备阶段

1. 制订工作计划

老年人团体辅导是一项专业活动，是有计划、有目的的专业行为。因此，工作人员在活动开始前，需要厘清思路，做好规划，制订行动计划。工作人员可以通过制订相应的工作计划以明确工作思路，把控工作方向，控制工作节奏。在更细致的层面上，制订工作计划可以有针对性地满足组员的需求和期待，充分调动可运用的资源，确保团体辅导工作质量，提高工作效率。

2. 招募成员

在招募成员的过程中，通常有两种招募方法，即公开招募和定向邀约，两种方法的核心区别在于老年人是主动参与还是被动参与。公开招募可在传统媒体（电视、广播、报刊等）或新媒体（微信公众号、朋友圈、微博等）上发布招募信息，也可在相关社区内张贴海报或公告，由老年人或其家庭成员主动提交报名信息。定向邀约主要由工作人员根据日常服务，判断出某些老年人存在与团体辅导主题相同的需求且具备参与的能力与条件，通过电话联络或者面谈的方式了解老年人的参与意愿，主动邀请老年人参与。无论是公开招募还是定向邀约，都应提供团体辅导的主题、目标、开展时间和地点、主办方和工作人员的联系方式等基本信息。由于并非所有主动报名的老年人都适合参与团体辅导，因此工作人员应当根据团体辅导的主题或者目标遴选合适的成员。

3. 协调资源

协调资源是筹备阶段必不可少的任务，因为团体辅导的顺利开展并非只依赖一位带领者或者一个工作团队，包括工作人员自身、工作人员所在单位、与老年人及团体辅导服务机构相关的政府部门等在内的其他资源同样不可或缺，例如慢性病管理团体辅导中涉及的权威性慢性病宣传资料、退休生活适应团体辅导中涉及的退休政策等，充分调动场域内的一切资源能够增强团体辅导的专业性与效果。

4. 选择活动场地及设施

与其他年龄层次服务对象不同的是，在老年人团体辅导中，活动场地和设施的选择需要遵循适老化原则，即具备较强的安全性和便利性。在选择活动场地时，工作人员应尽量选择距离适中、路途中不会发生意外的活动场地。若是在社区内开展活动，以选择社区老年服务中心为最佳。在活动开始前，工作人员可以采取角色扮演或邀请老年人志愿者在活动场地进行预演的方式，确保场地中没有潜在危险因素，包括地面是否湿滑、走廊是否有扶手等，并且检查活动场地的大小和舒适程度。设施的选择也要充分考虑老年人的生理结构，例如空间内是否有尖锐物、音响设备音量是否可以满足老年人的听力需求等。

（二）形成阶段

老年人团体的形成阶段是指从第一次会面到团体形成这段时间，这也是成员对团体、对工作人员产生认同，工作人员与成员、成员与成员之间形成相互合作关系的最初阶段，是活动顺利开展的基础。工作人员在此阶段要为团体确定好基调，这将会对后期活动开展产生决定性影响；要向团体中的老年人表达出尊重、真诚和接纳，让老年人对团体产生认同感与归属感；还要在团体内营造轻松愉快的氛围，并能够有效推动团体向纵深阶段发展。

团体形成阶段一般由前几次团体活动（具体需要依据情况而定）构成，其中首次活动尤为重要，因为在首次团体活动中工作人员要完成以下任务。

1. 工作人员自我介绍

工作人员需要介绍自己，尤其是在团体活动开始之前与团体成员没有交流时。即使在此前访谈中与成员有过交流，工作人员在团体活动正式开始时也要再一次介绍自己，并清楚地说明团体辅导目标，尤其是某些容易产生歧义的情况。例如对于老年人慢性疾病支持小组，它的目标并不是预防或者治愈慢性病，部分老年人很容易将其理解为治疗性小组，它的核心目标是为患慢性病的老年人提供多方面的支持。

2. 成员彼此相识

成员彼此相识是建立安全感的基础。由于老年人记忆衰退、反应迟缓的特点，团体成员的相互认识阶段会遭遇一些问题且历时较长，需要不断重复和强化。可以请成员围绕姓名、住址、爱好、退休前职业等基本情况分别进行自我介绍。自我介绍的方法有很多种，比如可以两人一组自我介绍，回到团体中，每人再介绍自己刚才认识的朋友；工作人员也可以提前将自我介绍的信息进行分类整合，让老年人进行选择，此种方法更加简便易行。

3. 订立团体规范

订立团体规范非常重要。团体规范是工作人员和成员共同商议且愿意遵守的一种约定，可以通过口头或者书面两种形式订立，即在团体中可以做什么、不可以做什么，在团体中要怎样表达、怎样参与活动。最常见的五条团体规范是：守时；坦诚，要说真心话；要投入，全身心地投入，不做和团体无关的事情；不批评、不指责，要尊重每个成员的个人特征，不用自己的价值标准去衡量他人；保密，不在团体之外透露团体成员的个人信息，但可以分享自己在团体中的收获。团体规范的订立可以有效地促进成员安全感和信任感的建立，同时引导成员的行为，提升内部的规范化程度。

4. 促进成员互动

工作人员需要引导成员进行积极的互动，只有在互动过程中，成员之间的熟悉程度才能加深，才能建立联系，从而形成团体凝聚力。例如，为团体命名时要体现团体特色，“向日葵小组”是因为每一位成员都很阳光、勇敢，对生活充满希望。团体规范的订立需要每一位成员建言献策并签名，这样可以让成员感受共创的过程，增强自身的自信心。通过积极参与和互动，成员会发现这个团体是我的、是我们的，从而产生认同感。在互动的过程中，成员也能够学会倾听别人的意见，学会与别人合作，这是一个非常好的联结、投入的过程。

（三）成熟阶段

进入此阶段，成员的关系稳定，活动运作状态良好，成员之间更愿意了解和被了解，更愿意接纳他人、相互合作、相互支持，提出的建议或计划也更加贴近现实。在此阶段，工作人员需要完成以下任务。

（1）维持团体的良性、有效互动。工作人员的示范与引导，如自我表露、总结、质疑、反馈等，可以使成员的行为与互动更有效，关系更加亲密。

（2）协助成员从团体中获得新的认知。协助成员分析、检讨可能存在的不适用或不合理的认知，并在互动过程中，重建合理的认知体系。

（3）协助成员把认知转变为行动。成员通过自我反思、他人反馈等，对自己的认知、困惑、境遇、环境等方面有了新的认知，但仅仅停留在认知层面是不够的，工作人员还要协助成员把认知转变为实际行动，以帮助成员实现进步与成长。

（4）协助成员解决有关问题。工作人员要协助成员将有关问题进行澄清，通过分析和磋商，协助成员确定合理的目标，并整合团体内部的资源，共同寻求解决问题的方法并付诸实施。

（四）结束阶段

团体的结束阶段是团体最后的阶段，进入这个阶段标志着目标已经达成。不过，这个阶段既是团体最后结束的时期和过程，如最后一次聚会或活动，也是工作人员在结束后对一些成员进行跟进服务的过程。工作人员在这个阶段的主要任务是处理好成员的离别情绪、协助成员保持习得的经验和完成评估。

1. 处理好成员的离别情绪

在结束阶段最后一次聚会之前，工作人员有必要告知每一名成员结束的日期，让成员做好心理准备，逐渐接受事实。同时，工作人员还应该与成员共同讨论并处理他们此时内心的矛盾与伤感，以帮助他们认识到离开团体、进入现实生活的必要性和积极意义。

2. 协助成员保持习得的经验

工作人员应该协助成员保持已经改变的行为，并在日常生活中运用在团体中获得的成长经验。主要方法有以下几种。

（1）模拟练习。模拟现实中的生活情境，让成员练习他们学到的行为规范、认知体系等。

（2）树立信心。观察成员的变化，鼓励和肯定成员的变化，让他们对离开团体后的生活充满信心。

（3）寻求支持。帮助成员寻求其家人、社区或周围其他人的支持，以维持成员已经产生的变化。

（4）鼓励独立。鼓励成员独立地完成工作，逐步降低其依赖性，以避免团体活动结束后成员对团体及其他成员过度依赖。

（5）跟进服务，如转介、跟进聚会、安排探访等。其中，跟进聚会通常安排在团体结束后的两个月至半年之间。

3. 完成评估

评估贯穿于团体辅导的整个过程。结束阶段要对团体辅导进行一次整体的评估。评估的方式主要包括工作人员自评、成员自评和观察员/督导评估。工作人员自评包括工作内容（目标是否实现）、工作表现（工作人员在带领团体过程中的技巧运用情况以及与成员之间的互动过程）。成员自评有三个方面的内容：一是目标是否实现，在哪些方面得到了改善；二是参加团体辅导的感受如何；三是团体辅导的效能如何。观察员/督导评估一般分为两部分：对成员的观察和评估；对效能的评估。

任务实施

工作步骤	具体内容
处理好成员的离别情绪	（1）告知团体结束阶段的具体安排 （2）与成员讨论后期的生活规划
协助成员保持习得的经验	（1）模拟练习 （2）树立信心 （3）寻求支持 （4）鼓励独立 （5）跟进服务
完成评估	（1）工作人员自评 （2）成员自评 （3）观察员/督导评估

任务评价

工作步骤	评价标准	分值	自评分
处理好成员的离别情绪	（1）是否提前告知团体结束事宜 （2）是否详细告知团体结束事宜的细节，如时间、内容等 （3）是否关注到每一位成员的情绪反应 （4）针对成员的负面情绪，是否进行了干预	40分	
协助成员保持习得的经验	（1）是否运用了相应的方法 （2）方法使用是否适宜、规范	30分	
完成评估	（1）工作人员自评是否客观、公正 （2）成员自评是否包括参与感受与目标实现两方面的内容 （3）观察员/督导评估是否合理、专业	30分	

通关测评

回忆本任务涉及的核心知识点，并在方框中写下来。

知识点 1	老年人团体辅导的概念
具体内容	
知识点 2	老年人团体辅导的主题
具体内容	
知识点 3	老年人团体辅导筹备阶段的任务
具体内容	
知识点 4	老年人团体辅导形成阶段的任务
具体内容	
知识点 5	老年人团体辅导成熟阶段的任务
具体内容	
知识点 6	老年人团体辅导结束阶段的任务
具体内容	

任务拓展

案例情境

A社区是由高层、洋房组成的纯商品房社区，社区内人口的老龄化程度较高，老年人占比达22.5%，老年人慢性病患病率较高，其中以高血压、糖尿病、痛风最为常见。社区老年人对于慢性病的管理，大多数停留在前往医院拿药、服药的状态，甚至部分老年人不按正确的方法服药，对慢性病的相关知识和管理较为缺乏。社区工作人员意识到，社区老年人在慢性病管理上需要有科学知识的灌输，同时需要培养科学的、持续的、有监测的慢性病管理意识和能力，以提高他们的晚年生活质量。

实训任务

为案例中的高血压老年人拟定一份团体辅导计划。

参考文献

[1] 江涛. 社会工作基础与实务［M］. 北京：中国社会出版社，2016.
[2] 井世洁. 老年社会工作［M］. 北京：中国人民大学出版社，2020.
[3] 樊富珉. 团体辅导与危机心理干预［M］. 北京：机械工业出版社，2021.
[4] 范明林. 社会工作理论与实务［M］. 上海：上海大学出版社，2007.

项目四
老年人常见心理问题与照护

项目介绍

心理问题不同于生理疾病，它是由人的内在精神因素，准确地说是大脑中枢神经控制系统所引发的一系列问题，它会间接地改变人的性格、世界观和情绪等。随着年龄的增长，步入老年的人可能会出现心理问题，比如抑郁、焦虑、轻生等方面的心理问题，需要社会的及时关注。本项目对老年人可能会遇到的抑郁、焦虑、轻生和失智问题进行全面介绍，并对其性质、原因以及照护方法等进行探讨。

人在步入老年时出现的心理问题，在一定程度上与其身心老化有关，但也会受到环境、家庭、社会、人际关系等方面的影响。老年人常常会受抑郁、焦虑、恐惧、孤独、多疑等心理问题的困扰，运用科学有效的方法对他们进行照护可以提升老年人的心理健康水平和生活满意度。本项目将老年人出现的心理问题分为老年人抑郁心理与照护、老年人焦虑心理与照护、老年人轻生心理与照护、失智老人心理照护四个任务，并对每一个任务进行探讨，希望能有针对性地、有效地提升老年人的心理照护水平。

项目目标

知识目标

（1）能够判断什么是抑郁症、焦虑症、轻生和失智问题。

（2）了解和掌握老年抑郁症、焦虑症、轻生和失智问题产生的原因、早期症状表现、影响因素和如何进行合理的心理照护。

能力目标

（1）掌握合理有效地照护老年抑郁症患者、老年焦虑症患者的方法。

（2）善待有轻生倾向的老年人，给予失智老年人无微不至的关怀。

素质目标

（1）积极关注老年抑郁症、焦虑症、轻生和失智问题，树立正确的照护观念。

（2）自觉尊重和关爱老年人，让老年人获得更多的社会支持和心理支持，形成对这些老年人进行康复训练的观念并做出行动。

任务一　老年人抑郁心理照护

任务情境

王先生，72 岁，以前性格开朗、待人热情，半年前因为与一位棋友产生小矛盾，之后不再爱说笑。提起这事王先生常泪流不止，感到很委屈，经常出现失眠、多梦等症状，情绪低落；以往很感兴趣的事，比如下棋、打牌等，也推说自己没兴趣不想做了；食欲逐渐下降，日渐消瘦，经常抱怨活着没意义。王先生的老伴儿性格很内向，平时话不多，而且身体不好，长期患有糖尿病、高血压、高脂血症，没有太多精力照顾王先生。王先生有一个儿子，很孝顺，可是自从结婚成家有了孩子后，便较少回家看望父母。自王先生产生以上变化以来，其儿子感到无能为力，就请了一位保姆照顾父母。可是保姆不是亲人，替代不了子女，王先生抑郁心理的表现日益严重。

任务目标

知识目标

（1）能够判断什么是抑郁症以及其产生的原因、早期症状表现和进展。

（2）掌握与老年抑郁症患者沟通的技巧。

（3）掌握认知行为疗法、支持性心理疗法的相关知识。

能力目标

（1）知道怎样合理判断老年人是否患抑郁症。

（2）懂得如何合理有效地照护患抑郁症的老年人。

素质目标

（1）树立正确的老年人照护理念，自觉关心爱护患抑郁症的老年人，善待老年人。

（2）形成对患抑郁症的老年人进行康复训练的观念。

知识准备

一、老年抑郁症的含义

抑郁症是一种常见的心理、精神疾病，以情绪低落、思维迟缓、意志减退为主要表现。患者表现为心情不好，高兴不起来，好发脾气，记性不好，感觉大脑反应慢，注意力不集中，兴趣减退或丧失，生活懒散，伴有食欲减退或暴饮暴食，睡眠减少或增多，少语少动，感觉活着很痛苦，度日如年，生不如死，工作学习能力下降等。这些现象持续存在两周以上，就可以诊断为抑郁症。大部分病例有反复发作的倾向，每次发作多数可以缓解，部分可有残留性或转为慢性。

广义的老年抑郁症患者是指年龄在60岁以上的抑郁症患者，其中既包括在青年期或成年期发病、老年期复发的原发性抑郁症患者，也包括老年期的各种继发性抑郁症患者。狭义的老年抑郁症患者则是指年龄在60岁以上首次发病的原发性抑郁症患者，常常表现为情绪低落、兴趣缺乏、自我评价过低等。无论哪一种情况，都具有老年期的特征，比如经历过较多的创伤性事件、身体健康状况下降等。抑郁症在临床上常常分为轻度抑郁症、中度抑郁症和重度抑郁症，其危害不容小视，若没能及时就诊，很可能会造成患者生活质量下降、人际关系欠佳和个人自知力下降等问题，也可能会增加患者心身疾病的患病风险和死亡风险等。通过药物治疗和心理治疗，患者预后一般良好。

二、老年抑郁症的诱发因素

老年抑郁症的病因可能与遗传、生化和社会心理等因素有关。这些因素对老年人的生活、情绪、人际关系等方面的影响较大。

1. 遗传

据调研，大部分的老年抑郁症患者都有家族史。老年抑郁症患者的亲属，特别是直系亲属患有抑郁症的风险高于一般人群。国内外对老年人情感障碍遗传因素的调研发现，老年期第一次起病者的遗传情况明显优于早年起病者。老年抑郁症的遗传方式目前没有定论，不过大多数学者认为是基因遗传。

2. 生化

神经递质代谢研究和精神药理学研究资料初步证实了中枢神经递质代谢异常可能与老年抑郁症的发生有关。目前对5-羟色胺（5-HT）假说和去甲肾上腺素假说的认可度较高，但具体的作用机制还不明确。研究发现患重度抑郁症的老年人存在下丘脑—

垂体—肾上腺轴（HPA）和下丘脑—垂体—甲状腺素轴（HPT）的功能异常。神经内分泌改变的病理生理意义目前尚不明确，有待进一步研究。

3. 社会心理

老年人在生理老化的同时，心理功能也有很大的变化。老年人心理适应能力降低，一旦遇到重大生活事件的打击，比如身体疾病、活动受阻、退休、社交变化、丧偶和被孤立等，很容易产生应激反应。所以，社会心理因素在老年抑郁症发病过程中的作用尤为凸显。

4. 大脑解剖结构和病理变化

近些年来，CT（计算机层析成像）和MRI（磁共振成像）技术相继用在情感障碍的研究上。国外研究发现，老年抑郁症患者有脑室扩大的倾向，且有脑室扩大者的发病时间较晚，两年内的死亡率明显升高，表明器质性脑损害对老年抑郁症可能具有一定的病因学意义。还有其他学者认为，晚发病的老年抑郁症患者与早发病患者相比，脑室扩大和皮质萎缩得更明显，故脑组织退行性变化可能对晚发性老年抑郁症的病因性意义较大。目前，对于老年期患抑郁症的老年人的脑形态学研究尚未完全成熟，有待进行更加深入的研究。

三、老年抑郁症的类型及临床表现

在现实生活中，常见的老年抑郁症类型及临床表现有以下几种。

（一）心因性抑郁

这类患者会整天说自己心情糟糕，见不到他们的笑容，总是愁眉苦脸的；不能体验乐趣是这类老年患者常见的特点，他们不但对生活的热情下降，还越来越不愿意参加正常活动，如娱乐活动、社交活动，有时甚至闭门不出，喜欢独居，疏远亲友；他们对任何一点儿小刺激都会敏感，如退休后收入减少、健康每况愈下等。大多数情况下，这类患者以情绪焦虑、沮丧开始，可伴有抑郁症状，严重时可有轻生倾向，病情会反复发作，每次发作的表现情况类似或加重等。

（二）内因性抑郁

这类抑郁表现为抑郁与躁狂交替或单纯的抑郁症状，躁狂症状较轻，持续时间较短。这类老年患者整日有气无力，行动迟缓，情绪抑郁，白天卧床不起，夜里不眠，表现出较重的轻生倾向，家属应密切观察其异常情绪变化。患内因性抑郁的老年人对忧伤的情绪往往不能较好地表达或发泄，常感觉“没有意思，心里难受”或表现得对外界事物不感兴趣，有时会否认或掩饰自己的情绪状态。其亲属及熟人可能意识不到其患有严重的情感障碍，会误认为老年人患有严重的躯体疾病而将其送进医院检查，往往延误了治疗的最佳时机。

（三）疑病性抑郁

这类患者会整天说自己不舒服，一会儿这痛一会儿那痛，可是去医院检查并没有发现相应的身体部位有问题。患者会过度关注自己的健康状况，常常以躯体不适为主诉，主动要求对所表述的情况进行治疗，却忽视情绪状态，总认为是躯体不适导致了情绪不好。有时因为身体的轻微不适、治疗无效，患者还会出现疑病与抑郁的情绪，严重时会怀疑自己全身都有问题，抑郁情况会不断加重。

（四）焦虑性抑郁

这类患者在睡眠方面，睡眠质量很差，早醒或入睡困难；在饮食方面，胃口变差或饭量变小，从而变得消瘦；精神创伤有的患者有，有的没有，表现为焦虑烦躁，坐立不安，易激惹，半夜醒来不睡；就医时见到医生就说自己躯体不适。有时出现的躯体焦虑完全掩盖了抑郁；有时会无故抱怨身边的人对他不好，所以让人觉得无所适从；有时表现为很少出门，很少言语，对平时喜欢的东西也不感兴趣了。

（五）抑郁性假性痴呆

认知功能障碍也是老年抑郁症患者常见的情况。老年人情绪低落，反应迟钝，对周围事物不感兴趣，被问及时间、地点、家人姓名、日常生活事件时什么也不知道，给人的感觉是“痴呆”了。经过合理的抗抑郁治疗，“痴呆”症状随之消失。国外研究者称此为抑郁性假性痴呆。不过，有一部分老年人会出现不可逆性“痴呆”，家人和照护者需要有一定的心理准备去接受可能存在的情况。

四、老年抑郁症的预防

老年抑郁症的发生和老年人的现实处境、自身个性有一定的关系。掌握以下内容有利于预防老年抑郁症。

（一）进行情感沟通，寻求被关注

老年人要保持豁达、开朗、随和的心态，培养良好的兴趣爱好，建立良好的社交网络，多交朋友，这是对抗孤独、排解郁闷的一种有效的方法。学会倾诉，学会合理地释放心中的不良情绪，需要选择可以信任的倾诉对象，或者选择合适的发泄方式，比如做一些有氧运动。老年人在退休后对成就和权力的欲望减少，对情感的需求却增加，除了老年夫妇之间的相互依赖和相互支持，还要注意保持和改善与子女之间的亲情关系。良好的家庭关系有助于化解各种不良情绪，在一定程度上也可以增加社会支持。

（二）学会心理调适，寻求社会支持

可以多做一些喜欢的事情，比如慢跑、打太极拳、旅游等，尽可能转移自己对疾病或者负面因素的注意力，缓解抑郁情绪，尽可能保持生活起居有规律，不要独处或者冥思苦想，善于和别人交流特别是要多和支持理解自己的亲友交流，以排解心理压力。老年人受到的关注增多后，他们的社会支持度就会提升，幸福指数也随之提升。

（三）肯定自己，寻求幸福感

可以在白天有空时或在晚上睡觉前，肯定自己一天的成绩和进步，或者记录一下当天经历的至少三件美好的小事情，这样可以对生活保持热情和新鲜感，也可以及时感知自己的情绪变化，有利于养成良好的生活习惯，并在一定程度上培养良好的幸福感知力。

（四）识别发现，进行治疗

目前有专家认为，老年抑郁症患者有七大心理症状和两大躯体症状。心理症状方面表示为：①闷闷不乐，总是高兴不起来，一天中至少有 2/3 的时间心情低沉；②兴趣索然，对什么都提不起兴趣；③疲乏无力，无精打采；④思考问题困难，优柔寡断，行动迟缓；⑤自我评价降低，觉得自己一无是处；⑥莫名心烦，总是担心家人的安危，经常坐立不安；⑦悲观厌世，出现轻生念头。躯体症状方面表现为：①消化道出现不适症状，食欲减退，腹胀或便秘；②睡眠不好，经常失眠、早醒或入睡困难。老年人出现这些症状，要早发现早治疗，治疗是非常关键的，可以从临床医学的角度考虑服用一些药物，也可以多进行一些心理辅导，这对患者的康复具有非常重要的意义。此外，平时要多关爱老年人，不仅关注他们的衣食住行，更关注他们的情绪变化等。无论是老年人个人、家庭还是社会都需要做出努力，互相协助，彼此配合，只有这样老年人的心理问题才可能得到有效解决。

任务实施

工作步骤	具体内容
准备	与王先生的亲属沟通，了解王先生的基本情况，制定面谈提纲
面谈	采用访谈、观察等方法，对照老年抑郁症的识别标准，初步评估王先生的心理健康状况
建立档案	根据与王先生亲属的沟通及与王先生面谈收集到的资料，建立服务对象档案表
制订计划	根据访谈信息，与王先生及其家人共同制定照护方案，有效应对王先生的实际需求

任务评价

工作步骤	评价标准	分值	自评分
准备	(1) 前期资料收集是否全面 (2) 是否根据服务对象情况，制定合理的面谈提纲	20 分	
面谈	(1) 是否与服务对象建立良好的专业关系 (2) 是否使用合理的面谈技巧	30 分	
建立档案	(1) 对服务对象的信息记录是否全面、准确 (2) 是否初步了解服务对象的主要需求	20 分	
制订计划	(1) 是否能根据服务对象的初评情况，制订合理的计划 (2) 计划是否包含多种解决方案	30 分	

通关测评

回忆本任务涉及的核心知识点，并在方框中写下来。

知识点 1	老年抑郁症的含义
具体内容	
知识点 2	老年抑郁症的诱发因素
具体内容	
知识点 3	老年抑郁症的类型及临床表现
具体内容	
知识点 4	如何预防老年抑郁症
具体内容	

任务拓展

案例情境

李爷爷今年68岁，他退休后总是觉得没事干，于半年前出现失眠现象，有时整夜睡不着觉，食欲下降，情绪低落，自述脑子坏了，反应慢，什么也做不了，自己的病也好不了了。李爷爷很是自责，认为自己拖累了一家人，并整天担心孩子及家人的生活；有时坐立不安，心慌意乱，口干舌燥，易激惹，见什么都烦；有时在家自己打自己，打了自己后会伤心地哭；早晨症状较重，晚上症状较轻；经常觉得活着没意思，想跳河又怕名声不好，会影响下一代的发展。

实训任务

（1）分析李爷爷产生抑郁症的原因及表现。

（2）面对企图轻生的李爷爷，你认为家属应如何做好安全照护。

（3）作为照护人员，请运用认知行为疗法对李爷爷进行心理照护。

任务二 老年人焦虑心理照护

任务情境

刘阿姨今年63岁，她以前在单位属于领导层，受人尊敬，自退休后，总觉得别人看她的眼神大不如前，于是不想与外人交流。时间久了以后，刘阿姨见到陌生人就紧张，不知如何开口说话，心慌，浑身难受得要命，不敢出门坐车，不敢逛街，有时见到陌生人会不由自主地手脚抖动。被家人带到医院就诊后，刘阿姨被诊断为社交焦虑，即焦虑症。刘阿姨开始接受住院治疗并服用抗焦虑药物，经过一段时间的系统治疗，目前刘阿姨的病情得以控制。

任务目标

知识目标

(1) 了解焦虑症的含义、临床表现和诊断标准。

(2) 了解老年焦虑症的影响因素。

(3) 能够对患焦虑症的老年人进行心理预防与治疗。

技能目标

(1) 能够有效识别老年人的焦虑症状。

(2) 能够预防或延缓老年焦虑症的发生。

素质目标

(1) 无条件地积极关注老年人的心理状况，接纳患焦虑症的老年人。

(2) 自觉尊重、关爱老年人，让他们获得心理支持。

(3) 能够形成主动向老年人宣传心理学知识的意识，并让老年人学以致用。

知识准备

一、老年焦虑症的含义

焦虑是一种情绪，对于个体和种族的生存具有很重要的意义，但是如果焦虑程度过重，就可能成为个人生活中的困扰。在实际生活中，有人会出现焦虑障碍。焦虑障碍属于人类焦虑情绪的一种极端情况，是一种神经症或与压力有关的障碍。焦虑症又名焦虑性神经症，属于神经症的一种，主要以焦虑情绪为主要特征，可以划分为慢性焦虑（广泛性焦虑）和急性焦虑（惊恐障碍）两种形式。

老年人在退休后容易形成比较大的心理落差。经济状况与社会关系转变、亲人间沟通不顺等情况，很容易引起老年人焦虑，进而发展为老年焦虑症。老年焦虑症属于老年人常见的心理障碍，也是比较容易治疗的一种心理疾病。可是老年焦虑症的识别率较低，导致精神致残或轻生率高，成为老年健康的一大威胁。

二、老年焦虑症的临床表现及诊断标准

（一）老年焦虑症的临床表现

第一，自主神经系统，包括口干舌燥，出汗比较多；容易怕冷，很多患有焦虑症的老年人穿衣服要比别人厚几层，还有一些患者表现出忽冷忽热的症状；容易手抖，紧张的时候会尿频。

第二，心血管方面，包括心慌、胸闷，所以相当一部分老年焦虑症患者首诊不是心理科或精神科，而是心血管内科。

第三，胃肠道消化系统，包括厌食，吃不进东西，甚至恶心、呕吐。

第四，睡眠方面，包括入睡困难，睡眠浅，明明家人觉得老年人晚上睡着了还打鼾，第二天早上老年人却说自己睡不着。

（二）老年焦虑症的诊断标准

1. 神经症的诊断标准

神经症是一种主要表现为焦虑、抑郁、恐惧、强迫、疑病症状，或神经衰弱症状的精神障碍。这种精神障碍有一定的人格基础，常受心理、社会（环境）因素影响。症状没有可证实的器质性病变作为基础，与病人的现实处境不相称，但病人对存在的症状感到痛苦和无能为力，自知力完整或基本完整，病程多迁延。各种神经症性症状或其组合可见于感染、中毒以及内脏、内分泌或代谢和脑器质性疾病，统称神经症样综合征。症状标准至少有下列 1 项：恐惧；强迫症状；惊恐发作；焦虑；躯体形式症状；躯体化症状；疑病症状；神经衰弱症状。

判断标准如下。

1）严重标准

社会功能受损或具有无法摆脱的精神痛苦，促使患者主动求医。

2）病程标准

符合症状标准至少已 3 个月，惊恐障碍另有规定。

3）排除标准

排除器质性精神障碍、精神活性物质与非成瘾物质所致精神障碍、各种精神病性

障碍，如精神分裂症、偏执性精神障碍及心境障碍等。

2. 惊恐障碍症状及其诊断标准

1）症状

（1）惊恐发作。典型的表现是患者正在进行日常活动，如看书、进食、散步、开会或操持家务时，突然感到气短、头晕或轻度头痛、晕厥、震颤或颤动，有不真实感；口干，难以集中思想或讲话，视物模糊，胸闷、胸痛，胸部压紧或疼痛，呼吸困难，喉头堵塞，好像透不过气来；心悸，心脏剧跳；手麻足麻，潮热或寒战，迫切想逃脱；恶心，肌肉紧张，怕死去；失去控制或发疯。同时，会出现强烈的恐惧感，好像即将死去或即将失去理智。这种紧张心情使患者难以忍受，因而惊叫呼救。有的会出现过度换气、头晕、多汗、面部潮红或苍白、步态不稳、震颤、手脚麻木、胃肠道不适等自主神经过度兴奋症状以及运动性不安。在惊恐发作中，患者一般竭力想逃避某种特殊的情境以期望惊恐停止，或者寻求帮助以防止崩溃、心脏病发作或发疯。此种发作突然，发作时意识清晰，历时短暂，一般5～20分钟（10分钟内达到高峰），很少超过1个小时，可自行缓解，或以哈欠、排尿入睡而结束发作。发作间歇期，患者精神状态正常。发作之后患者自觉一切如常，能回忆发作的经过，但不久又可能突然再发。患者频繁发作，1个月可达3次以上。

（2）预期性焦虑。大多数患者在反复出现惊恐发作之后的间歇期常担心再次发病，因而紧张不安。也可能出现一些自主神经活动亢进的症状，称为预期性焦虑，可持续1个月以上。应注意与广泛性焦虑相区别。

（3）求助和回避行为。惊恐发作时，由于强烈的恐惧感，患者难以忍受，常立即要求别人给予帮助。在发作的间歇期，60%的患者由于担心发病时得不到帮助而主动回避一些活动，如不愿单独出门，不愿到人多的热闹场所，不愿乘车旅行等，或出门时要他人陪伴，继发广场恐惧症。惊恐发作有时（并不总是）会导致患者对某些情境或场地回避，因为在这些情境中患者感到躲避很困难或令人难堪，或者感到不能立刻得到别人的帮助。因此，惊恐障碍可分为惊恐障碍伴广场恐惧症和惊恐障碍不伴广场恐惧症两种类型。偶尔的惊恐发作（即惊恐发作的频度不足以做出惊恐障碍的诊断）也可以出现在其他精神障碍中，特别是在其他焦虑障碍中。

2）诊断标准

（1）发作无明显诱因、无相关的特定情境，发作不可预测。

（2）在发作间歇期，除害怕再次发作外，无明显症状。

（3）发作时表现出强烈的恐惧、焦虑，以及明显的自主神经症状，并常有人格解体、现实解体、濒死恐惧或失控感等痛苦体验。

（4）发作突然开始，迅速达到高峰，发作时意识清晰，事后能回忆。

3）病程标准

在一个月内至少有3次惊恐发作，或者在首次发作后继发害怕再发作的焦虑持续1个月。

4）排除标准

排除其他精神障碍，如恐惧症、抑郁症或躯体形式障碍等继发的惊恐发作。

3. 广泛性焦虑症状及其诊断标准

1）症状

（1）精神性焦虑。精神上的过度担心是焦虑症状的核心表现。具体表现为对未来可能发生的难以预料的某种危险或不幸事件经常担心。有的患者不能明确意识到担心的对象或内容，只是有一种提心吊胆、惶恐不安的强烈的内心体验，称为自由浮动性焦虑。有的患者担心的是现实生活中可能会发生的事情，但其担心、焦虑和烦恼的程度与现实很不相符，称为预期性焦虑。警觉性增强可表现为对外界刺激敏感，易出现惊跳反应；注意力难以集中，易受干扰；难以入眠，睡中易惊醒，易激怒等。

（2）躯体性焦虑。表现为运动性不安与肌肉紧张。运动性不安可表现为搓手顿足、不能静坐、不停地来回走动、无目的的小动作增多。肌肉紧张表现为主观上具有一组或多组肌肉不舒服的紧张感，严重时有肌肉酸痛感，多见于胸部、颈部以及肩背部肌肉，紧张性头痛也很常见，有的患者可能出现肢体震颤，甚至语音发颤。

（3）自主神经功能紊乱。表现为心动过速、胸闷气短、头晕头痛、皮肤潮红、出汗或脸色苍白、口干、吞咽梗阻感、胃部不适、恶心、腹痛、腹胀、便秘或腹泻、尿频等症状。有的患者可出现早泄、勃起功能障碍、月经紊乱、性欲缺乏等症状。

（4）其他症状。广泛性焦虑障碍患者常合并疲劳、抑郁、强迫、恐惧、惊恐发作以及人格解体等症状，但这些症状常常不是疾病的重要临床表现。此外，广泛性焦虑是一种共病率较高的疾病，大约2/3的患者合并抑郁，广泛性焦虑常被认为是抑郁的危险因素。合并抑郁的患者的轻生风险明显增大，这种现象在中老年人中相对多见。约1/4的患者伴有惊恐障碍，有些还伴有社交焦虑障碍、强迫障碍。患者也常合并酒和物质依赖，还有些患者合并躯体疾病，如功能性胃肠病、高血压、糖尿病等。

2）诊断标准

以持续的原发性焦虑症状为主，并符合下列两点：①经常或持续无明确对象和固定内容地恐惧或提心吊胆；②伴有自主神经症状或运动性不安。

3）严重标准

社会功能受损，老年人因难以忍受又无法解脱而感到痛苦。

4）病程标准

符合症状标准至少6个月。

5）排除标准

排除甲状腺功能亢进、高血压、冠心病等躯体疾病激发的焦虑，服用兴奋药物过量和药物依赖戒掉后的焦虑，其他类型精神疾病或神经症伴发的焦虑。

三、老年焦虑症的影响因素

1. 遗传因素

遗传是焦虑症的影响因素之一，影响程度为中度。焦虑症是环境因素同易感体质共同作用的结果。易感体质主要是由遗传因素决定的，血缘亲属中有焦虑症患者的人的易发病率是一般人群的数倍，如果双亲是焦虑症患者，子女患病的概率就比较大。

2. 缺乏陪伴

对于一些丧偶老年人，由于年老出现的身心变化，加上环境的变化，他们常常感到孤单和寂寞。尤其是在家人不常来看望，也不愿倾听老年人诉说，不体谅老年人的心境，有时还要训斥老年人的情况下，老年人会觉得很孤立无助，又找不到生活的方向，因此更容易出现烦恼、焦虑。

3. 焦虑情绪

一些老年人因为发生躯体和精神上的衰退或疾病造成残疾等情况，要面临的问题是由家人来照顾还是请外人来照顾，是在家生活还是进入养老院生活。在家里由家人照顾会给家人添麻烦，增加负担；请外人来照顾，又涉及有没有经济能力的问题。由此陷入了两难境地不能自拔。这些现实问题导致老年人内心的冲突，不断出现心理矛盾，焦虑应运而生。

4. 人格特征

人格上具有焦虑特质的人容易患焦虑症，这类人容易表现为焦虑不安、易激惹、自卑、依赖性较强、消极悲观，抗逆境指数较低。相关专家认为焦虑症是过度的内心冲突对自我威胁的结果。自身难以协调内心的冲突，有时甚至达到自己不能承受的地步，以及存在极度压抑，是出现焦虑症的主要原因，而且又不愿意把压抑的情绪发泄出去，或者找不到合理的发泄方式，因此焦虑不断地叠加。具有良好的人格在一定程度上可以减少焦虑症的发生。

5. 死亡恐惧

老年人除了担心自己的配偶或亲人去世，还担心自己死亡。有些老年人总是觉得自己的工作事业还没有完成，家里的大事还没有解决，会把问题遗留给下一代，或者有许多心愿未了，担心自己哪一天突然去世，再也没有机会实现这些心愿。有些老年人还担心因为患病而死，并感到不甘心，死不瞑目，不能正确地看待死亡，甚至缺乏生命观常识。

四、针对老年焦虑症患者的心理预防与治疗

（一）老年焦虑症的心理预防

1. 心态调适

对于老年人，预防焦虑症的发生是有一定措施的，首先要从老年人自身的心态开始改变。老年人要接受自己社会角色的改变，接受躯体在走下坡路的事实，接受自己可能需要长期服用治疗慢性疾病的药物（比如控制血压、血糖、血脂的相关药物），调节自己的心态。老年人应保持一定的运动量，如跳广场舞，这对老年焦虑症的预防是有帮助的。

2. 建立自信

一般情况下，异常焦虑的人更易看到事情的反面，同时怀疑自己未必能完成任务或未必具有应对事情的能力，不仅失去自信，也失去了自尊，这样的老年人会期待获得他人的支持或帮助。具有焦虑特质的人应该合理正确地认识自己，相信自己可以克服困难，并有勇气坚持下去。

3. 社会支持

从客观方面来讲，家里对老年人的支持应该多一些，子女应经常回家看一看父母，陪父母多聊一聊，这对缓解老年人的焦虑情绪会起到一些积极的作用。因此，在对老年焦虑症患者的心理治疗中，应该首先考虑帮助老年人改变对现实生活的认识，让老年人采取一种积极的人生态度来面对生活，还要争取获得更广泛的社会支持。

4. 学会转移

当在生活中碰到百思不解的棘手问题时，老年人会感到很焦虑。这时老年人应当尽快转移自己的注意力，关注一些自己感兴趣的、较容易完成的活动，如种花、练太极拳、和老朋友聊天等，从行动上转移注意力，减轻精神压力，从而降低焦虑，促进身心和谐发展。

（二）老年焦虑症的治疗

1. 接受心理咨询与心理治疗

当老年人感到焦虑且运用自我放松、自我疏导等都无法缓解时，可以主动寻求专业人士进行心理咨询与心理治疗。老年焦虑症患者治疗的主要方式还是心理调适。老

年焦虑症患者可以通过心理咨询获得心理咨询师的开导，有利于尽快康复。如果是重症焦虑症患者，还需要有关心理专家或有资质的临床心理医师弄清病因，然后再进行咨询和治疗，以利于缓解或逐渐消除引起焦虑的内心矛盾和可能有关的因素，减轻由焦虑发作引起的惧怕心理负担。

2. 配合药物治疗

老年重度焦虑症患者应遵照医嘱，服用一些抗焦虑的药物。这类药物可以有效改善老年焦虑状况，但是长期服用可能会出现副作用，比如认知功能受损、精神运用功能受损等。所以，在用药时要相当谨慎，还需要注意使用后可能存在的风险隐患，如与伴有躯体疾病的老年人所服用的其他药物相互作用的影响等问题。

任务实施

工作步骤	具体内容
准备	与刘阿姨的亲属沟通，了解刘阿姨的基本情况，制定面谈提纲
面谈	采用访谈、观察等方法，对照老年焦虑症的识别标准，初步评估刘阿姨的心理健康状况
建立档案	根据与刘阿姨亲属的沟通及与刘阿姨面谈收集到的资料，建立服务对象档案表
制订计划	根据访谈信息，与刘阿姨及其家人共同制定照护方案，有效应对刘阿姨的实际需求

任务评价

工作步骤	评价标准	分值	自评分
准备	（1）前期资料收集是否全面 （2）是否根据服务对象的情况，制定合理的面谈提纲	20 分	
面谈	（1）是否与服务对象建立良好的专业关系 （2）是否使用合理的面谈技巧	30 分	
建立档案	（1）对服务对象的信息记录是否全面、准确 （2）是否初步了解服务对象的主要需求	20 分	
制订计划	（1）能否根据服务对象的初评情况，制订合理的计划 （2）计划是否包含多种解决方案	30 分	

通关测评

回忆本任务涉及的核心知识点，并在方框中写下来。

知识点 1	老年焦虑症的含义
具体内容	
知识点 2	老年焦虑症的临床表现及诊断标准
具体内容	
知识点 3	老年焦虑症的影响因素
具体内容	
知识点 4	针对老年焦虑症患者的心理预防与治疗
具体内容	

任务拓展

案例情境

张爷爷今年 66 岁。半年前的一天，他到菜市场买菜，突然不知什么原因感到紧张、恐惧、浑身发抖、手脚麻木，还出现了心慌、气闷，心率达到每分钟 110 次以上。他感到自己“快要不行了”，就迅速离开菜市场，症状持续了 20 多分钟。此后症状经常发作，发作频繁时一周 1 ~ 2 次，少时 2 ~ 3 个月一次，无明显发作前兆。发作时，头脑清晰，在不存在可怕的客观环境方面的刺激的情况下，出现心慌、心跳加速，时间持续数分钟到 20 多分钟。不发作时，张爷爷的生活还算正常。现在他害怕一个人待在家里，害怕自己死去别人不知道，一出门就要家人陪同，并多次到医院就诊，服用过安眠类药物。可是病情仍有发作，因而他经常发愁，曾对人说“这样活着真是受罪，不如死了算了”。

实训任务

(1) 分析判断张爷爷产生的焦虑症的特征及产生原因。

(2) 面对企图轻生的张爷爷，你认为家属应如何做好安全照护措施？

(3) 作为照护人员，请运用认知行为疗法对张爷爷进行心理照护。

任务三　老年人轻生心理照护

任务情境

李奶奶，68岁，自从多年的积蓄被某公司骗去后，变得不爱说话了，每天待在家里。在家里，李奶奶不看书也不看电视，有时也不想做家务。她要么睡觉，要么站一会，想想前前后后的差距，很是伤心，觉得生活没意思，活着无望。

李奶奶的女儿不愿意出去工作，是标准的“啃老族”，无论怎么做她的思想工作，她就是不愿意出去找工作，一直赖在家里。李奶奶省吃俭用积攒的十万元养老钱被骗光后，感到无比自责，后悔自己不应该为了高额回报的诱惑把所有积蓄都搭了进去，觉得自己真笨，一点风险意识都没有。而隔壁邻居王奶奶、张奶奶的女儿都很争气，既被培养得很好，又很自立，还都挺孝顺。看到她们把孩子培养得这么好，自己却没把女儿教育好，李奶奶认为自己很笨！而且王奶奶、张奶奶都知道高额回报是不靠谱的，自己却很糊涂，赔上了一辈子的积蓄。李奶奶感觉自己好像一无所有，心里很自责、自卑、痛苦，情绪波动较大。李奶奶发现自己常常失眠，有时整夜未眠，这样的情况持续了半年多。李奶奶还便秘，有时三四天才排一次便，去医院检查却没有发现躯体疾病。

任务目标

知识目标

(1) 了解和掌握轻生与老年人轻生，树立正确的生死观。

(2) 了解和掌握老年人轻生的类型。

(3) 了解和掌握老年人轻生的影响因素。

(4) 掌握老年人轻生的预防措施及心理照护技巧。

技能目标

(1) 能够识别老年人的轻生以及影响因素，并能分析其原因。

(2) 掌握预防和应对老年人轻生的各种措施。

(3) 学会合理地与轻生老年人进行心理沟通。

(4) 掌握轻生老年人的心理照护技能技巧。

素质目标

(1) 培养重视老年人轻生问题的意识。

(2) 培养关爱老年人生命、尊重老年人生命的意识，善待每一位老人。

(3) 培养以“杜绝老年人轻生”为重任的责任感，积极地、无条件地关注关爱老年人。

知识准备

一、轻生与老年人轻生

有学者认为轻生一般是指人在无法控制某一事态的发展和无从适应某种环境变化的无力感的促使下，对自己的价值进行彻底的否定，认为自身陷入了绝境又丧失控制事态和抗争的能力，心理彻底失去平衡甚至达到崩溃边缘，深感绝望，而采取极端的自认为是唯一能使自己解脱的一种自毁行为。不同的学者对轻生有着自己的界定和解释，有的着重从行为及其结果来定义轻生，有的则偏重从动机和意图的角度进行解释。轻生是指个体在长期而复杂的心理活动作用下，蓄意或自愿采取各种手段来结束自己生命的危险行为。

轻生是一种复杂的社会现象。世界卫生组织的数据显示，全球每年有 80 万以上的人死于轻生，还有更多的人企图轻生。轻生死亡占全世界死亡总数的 1.4%。轻生在人一生中的各个时期都可能发生，轻生的人不仅有天真的少年，也有白发苍苍的老年人。

在世界范围内，老年人是轻生的高危人群。据世界卫生组织统计，日本、斯里兰卡、奥地利、匈牙利、丹麦、芬兰、法国、瑞典和瑞士都是老年人轻生率比较高的国家。我国老年人轻生问题的形势也较为严峻，整体轻生率与年龄成正比。老年人口的轻生率存在明显的性别差异，一般表现为男性高于女性，而且随着年龄的增加，男性与女性的轻生率差距逐渐扩大。我国老年人的轻生率呈现明显的城乡差异，农村老年人的轻生问题十分严重，某些地区甚至出现独特的老年轻生文化，这就需要引起整个社会的关注。

二、老年人轻生的类型

(1) 利他性轻生：利他性轻生是指在社会习俗或群体压力下，或为追求某种目标或目标倾向而轻生。

（2）自我性轻生：自我性轻生与利他性轻生正好相反，是指因个人失去社会之约束与联系，觉得失去社会支持，对身处的社会及群体毫不关心，孤独而轻生。

（3）失调性轻生：失调性轻生是指个人与社会固有的关系被破坏。例如，因失去社会支持、亲人死亡等感到彷徨而无奈或难以控制局面而不知所措等情况而轻生。

（4）宿命性轻生：宿命性轻生是指个人因种种原因，受外界过分控制及指挥，感到命运完全不由自己掌控而轻生。如被禁锢在某个特殊空间或被用特殊方式控制住等情况。

三、老年人轻生的影响因素

导致老年人轻生的原因有很多，归纳起来主要包括社会、心理、生理等因素，但这些因素常常交织混杂在一起，下面对这些因素进行剖析。

1. 社会因素

心理因素和社会因素在轻生死亡原因中的重要性相当，但在轻生未遂原因中社会因素相对更为重要。与国外研究结果相似，情感障碍（主要为抑郁症）是与轻生密切相关的精神疾病。在中国，家庭矛盾是与轻生相关的最重要的社会因素。

老年人的角色丧失使得老年人面临着角色困境。随着年龄的增长，人可能会失去之前扮演的角色而又不能适应替换的新角色，尤其是大多数的角色丧失是不可逆转的。

社会功能的丧失使得老年人与社会的接触减少、经济收入减少或零收入、生活孤单，同时社会支持系统减少，使其感到社会地位丧失。有的老年人甚至出现了悲观厌世的情绪，认为自己无用，觉得自己好像一无所有了，没有成功喜悦感，自尊自信也随之降低。

2. 心理因素

（1）精神疾病。导致老年人轻生的精神疾病包括抑郁症、疑病症、情感障碍等。其中抑郁症是老年人轻生最常见的原因。疑病症也是老年人轻生的主要原因之一。患有疑病症的老年人大多选择去看躯体性疾病，而不会去精神科检查，因此其心理问题往往被自己和家人忽略。脑器质性精神障碍患者也具有较大的轻生可能性。很多老年人在轻生前一年内有轻微或中度情感障碍、睡眠障碍等。

（2）文化程度。文化程度与轻生行为密切相关。文化程度越低，轻生率越高。这可能与低文化水平者考虑问题片面、认识范围狭窄、思维方式单一、易于冲动有关，也有可能是因为低文化程度的老年人处理矛盾和应对困难的技巧和能力较差，更倾向用死亡来逃避和抗争。

（3）人格特点。具有胆怯、孤僻、敌意以及固执等性格的老年人遇事容易想不开，并产生绝望情绪，而自己也不能想出更好的办法解决问题，更不会寻求其他人的帮助，往往以轻生来求得解脱。

（4）人际纠纷。由人际纠纷引起的轻生被老年人作为反击纠纷另一方的武器。此类轻生往往具有一定的冲动性和攻击性，轻生被作为控诉、表白、报复的手段。轻生者希望通过实施轻生行为给纠纷另一方施加心理压力，通过自伤的方式来伤害对方。

3. 生理因素

长期患有各种慢性疾病或不治之症的老年人因为常年累月经受疾病折磨，觉得看不到希望，常常会产生久病厌世情绪，失去生活的方向感和意义感。癌症是引起老年人轻生的主要疾病。除此之外，中风偏瘫、白内障失明、严重的帕金森病等也是导致老年人不堪折磨而选择用自杀手段结束自己生命的主要疾病类型。

四、老年人轻生的预防

（一）保障老年人的合法权益，做好宣传教育工作

当今老年人面临的权益纠纷主要有赡养纠纷、家庭纠纷、经济纠纷、房屋产权纠纷等。对这些老年人应有的权益应给予法律上的保护与支持。同时，还要对老年人及其家庭成员、亲朋好友和服务提供者做好宣传教育工作。

（二）完善养老保障体系

1. 大力发展养老福利事业

政府要支持家庭养老和社会养老相结合的道路。可由政府相关部门组织牵头，通过招商引资、建立基金会等多种渠道开设养老院、老年人休闲活动中心、老年人互助协会等，尽可能多地满足老年人老有所养的需求，让老年人可以找到满意的归宿，避免老年人因独居产生心理问题而轻生。

2. 完善新型农村社会养老保险制度

认真做好宣传普及工作，让新型农村社会养老保险（简称“新农保”）政策深入人心，增强农村老年人的参保意识，才有利于新农保工作的开展。强化政府责任，加大各级财政投入力度，让农村老年人真正体会到实惠与福利。

3. 完善老年群体医疗保障制度，加大宣传力度

针对部分老年群体因难以支付所患疾病的治疗费用而选择轻生的情况，政府相关部门应当进一步完善各项医疗保险制度，通过逐步按比例提高老年人的医疗费报销比

例标准，减轻这部分弱势群体的医疗负担。

4. 加强养老保障的法治建设

养老保障相关制度的建立、运行都离不开法律的保障，用法律作为支撑，是养老保障工作顺利开展的前提条件，也是服务于民的体现。加快养老保障立法步伐，对不赡养老年人、虐待老年人的事件追究相应的法律责任。

（三）降低负面生活事件的发生概率

预防轻生工作应着重降低负面生活事件导致的心理的累加效应，而不是仅仅致力于处理某个具体的生活事件。负面生活事件多了，老年人不能正常看待或合理处理生活事件，就会感觉“四面楚歌”了。多种不良因素综合在一起会导致轻生的可能性增大，轻生并不是某一个因素单独造成的独特结果，因此针对轻生的研究工作应少注重寻找独立的危险因素，多注重确定各个危险因素之间的协同作用机制。着重于单一因素（如精神疾病）的社区预防工作不可能从根本上降低轻生率。为了更有效地利用有限的资源，预防工作应着重于高危人群——那些同时暴露于多个危险因素的个体。在农村地区控制农药或安眠药的获得途经，提高医务人员的急救水平，这样可以在一定程度上减少轻生的发生，降低轻生率。

五、轻生老年人的心理照护

（一）心理照护的步骤

1. 应急处理

及时营救轻生老年人，当发现老年人轻生危及生命时，应根据老年人的轻生手段尽快采取营救措施，必要时及时送去就医，由医务人员鉴定病情，并让老年人家属知情。

2. 心理评估、鉴定方案

（1）心理评估。

初步评估：对老年人的一般临床资料进行整理与评估；对老年人及其家属、亲友使用观察法、会谈法、调查法、生活史分析法等，对老年人的人口学资料、家庭有无疾病遗传史、精神状态、身体状态、生活状态、社会交往状态、个人内心想法等一般资料进行整理与评估，注意甄别资料来源的可靠性。综合整理所有资料，客观全面分析，了解老年人的心理发展过程和个性心理情况。

进一步评估：老年人心理状态测评与评估。根据初步评估选择适合老年人的心理测量量表，如果老年人有明显的抑郁或焦虑情绪，可选用 SDS 和 SAS；需要寻找早期原因可以选用 SCL 90（症状自评量表）；若怀疑有精神障碍，可选用 MMPI；若觉得有智力问题，可选用智力量表；必要时可以启用人格问卷，以便探索老年人的人格因素。对有精神障碍和酒瘾的老年人可进行智力、认知水平等方面的检测；对文化水平较低、年龄较大的老年人，照护人员可按照量表内容进行问答式调查，使用心理测量量表时要注意查明所使用的心理测量量表自身的可靠性以及常模在临床上使用的时限，以准确评估老年人的心理状态。

（2）心理照护诊断、鉴定及照护方案。通过正规严格的心理评估做出准确的心理照护诊断，并根据老年人的现有状况和实际需求，制定出合理的心理照护方案。根据老年人的心理状态，通过与老年人共同协商，确定双方都能接受的心理目标。根据老年人的实际情况、心理状态评估情况制定出针对性强、目标明确、有效的心理照护方案。制定出方案后及时执行实施，在执行过程中依据实际情况灵活调整心理照护方案，可选择适合老年人的个性化心理治疗方案。采用 ABC 认知情绪疗法，帮助老年人具有良好的认识，帮助老年人管理好自己的情绪，有利于促进心理调整与治疗；采用精神分析疗法，让老年人潜意识中的问题意识化；也可以使用人本主义心理学，对老年人进行无条件的关心和支持，让他们拥有良好的社会支持，找到幸福感和归属感。

（3）心理照护效果评估。对老年人的心理行为及时做出评价，根据老年人的实际需求，对心理照护方案及时进行调整，直至老年人维持良好的心理状态。

（二）心理照护的方法

1. ABC 认知情绪疗法

情绪 ABC 理论是由美国心理学家埃利斯创建的。该理论认为激发事件 A（代表 activating event）只是引发情绪和行为后果 C（代表 consequence）的间接原因，而引起 C 的直接原因则是个体对激发事件 A 的认知和评价而产生的信念 B（代表 belief）。这也就是说，人的消极情绪和行为障碍结果（C），不是由某一激发事件（A）直接引起的，而是由经受这一事件的个体对它不正确的认知和评价所产生的错误信念（B）直接引起的。错误信念也称非理性信念。

图 4-1 中，A 指激发事件（前因），C 指事件的后果，有前因必有后果，但是同样的前因 A，产生了不一样的后果 C_1 和 C_2。这是因为从前因到后果，一定会通过一座桥梁 B，这座桥梁就是信念和我们对情境的评价与解释。又因为在同一情境（A）下，不同的人的信念以及评价与解释不同（B_1 和 B_2），所以会得到不同结果（C_1 和 C_2）。

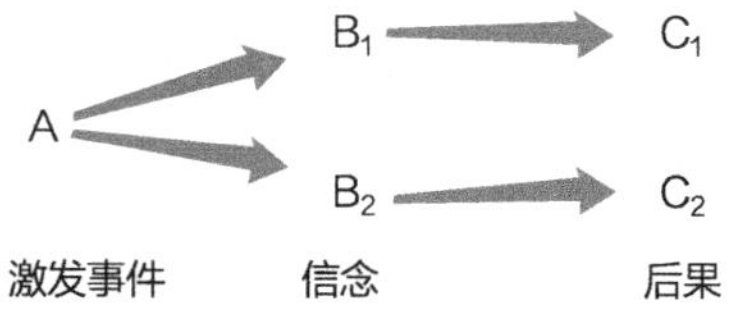

结论：事物的本身并不影响人，人们只受对事物看法的影响

图 4-1　情绪 ABC 理论示意图

情绪 ABC 理论的创始者埃利斯认为，正是由于我们常有一些不合理的信念，我们才会产生情绪困扰。如果这些不合理的信念一直存在，久而久之还会引起情绪障碍。不合理的信念包括：事件必须按照心理期待发展，否则会觉得很糟糕；担心随时可能发生灾祸；情绪由外界控制，自己无能为力；已经定下的事是无法改变的；一个人碰到的种种问题，总应该有一个正确、满意的答案，如果一个人无法找到它，便是不能容忍的事；对不好的人应该给予严厉的惩罚和制裁；逃避可能、挑战与责任要比正视它们容易得多；要有一个比自己强的人做后盾才行。

依据情绪 ABC 理论分析日常生活中的一些具体情况，我们不难发现人的不合理信念常常具有绝对化要求、糟糕至极、过分概括化三个特征。

【操作过程】

（1）明确老年人的“ABC”，判断老年人适不适合这种技术。虽说合理与不合理是相对的，但是有这样几种特征的认知行为是绝对不合理的，具体如下。

绝对化要求：个体以自己的意愿为出发点，认为某一事物必定会发生或不会发生。因此，当某一事物的发生与其对该事物的绝对化要求相悖时，个体就会感到难以接受和适应，从而极易陷入情绪困扰之中。

糟糕至极：一种把事物的可能后果想象、推论到非常可怕、非常糟糕，甚至灾难结果的非理性信念。当人们坚持这样的观念，遇到了他们认为糟糕透顶的事情时，就会陷入极度的负面情绪中。

过分概括化（以偏概全、一叶障目）：一种以偏概全的不合理的思维方式，就好像以一本书的封面来判定它的好坏一样。它是个体对自己或别人不合理的评价，其典型特征是以某一件事或几件事来评价自身或他人的整体价值观。

当老年人出现以上三种特征或者类似的认知行为时，非常适合用情绪 ABC 理论来解决其痛苦的。

（2）向老年人介绍情绪 ABC 理论，指出其不合理的信念，并说服其认可这种治疗技术，具体可从以下三方面入手。

第一，引起其情绪困扰的并不是外界发生的事件，而是他对事件的态度、看法、评价等认知内容，是信念引起了情绪及行为后果，而不是诱发事件本身。

第二，要改变情绪困扰不是致力于改变外界事件，而是改变认知，通过改变认知，进而改变情绪。只有改变了不合理信念，才能减轻或消除目前存在的各种症状。

第三，老年人可能认为情绪困扰的原因与自己无关，我们应该帮助他们理解和领悟引起情绪困扰的恰恰是自己的认知，因此情绪困扰的原理与老年人自身有关，他们应对自己的情绪和行为反应负责。

(3) 修通阶段，修正不合理信念，这是整个治疗过程中最重要的阶段。如果担心嘴笨帮倒忙，这里有现成的技术和通用的格式，可以套用。

技能一：与不合理信念辩论，绝招是“产婆术式”辩论技术。其基本思路是从老年人的信念出发进行推论，在推论过程中会因不合理信念而出现谬论，老年人必然要进行修改，经过多次修改，老年人持有的就是合理信念了。辩论的谈话形式，一般从“按你所说……”，推论到“因此……”，再推论到“因此……”，即“三段式”，直至产生谬论，形成矛盾。利用矛盾进行质疑，使对方不得不承认其中的矛盾，迫使其改变不合理信念，建立合理信念。

技能二：合理情绪想象技术，也是“三段式”的做法，先让老年人按照自己的习惯以回想的方式重新体验负面情绪，然后让其改变看法再次体验所产生的情绪，最后停止想象，让其对比感受，引导巩固生成新的合理信念。

还有一些其他方法，如家庭作业、自我管理程序、“停留于此”、放松训练等，都是很不错的方法。

【注意事项】

(1) 要取得老年人的认可和配合才能使用。

(2) 情绪 ABC 理论是一种重认知取向的方法，因此对那些年纪较轻、智力和文化水平较高、领悟力较强的求助者更有效果。

(3) 要有合理的认知和坚定的信念，别把别人带偏了，或者自己被说服了。

2. 暗示疗法

(1) 概念。暗示疗法是利用言语、动作或其他方式，或结合其他治疗方法，使被治疗者在不知不觉中受到积极暗示的影响，从而不加主观意志地接受心理医生的某种观点、信念、态度或指令，以减轻被治疗者心理上的压力和负担，达到消除疾病症状或加强某种治疗效果的目的的方法。

(2) 自我暗示与他人暗示。暗示之所以能够对人的躯体和心理行为产生巨大影响，是因为暗示是一种人类所固有的普遍的心理特性，通过言语的联想产生某种情绪状态，并产生心理冲动，直接作用于机体的各种机能和行为活动而发挥作用。暗示的作用可以分为两个过程：一是通过语言或动作的刺激，使被治疗者产生观念的过程；二是在这种观念的基础上引起行动的过程。暗示作用的发挥必须经过这样两个过程：第一个过程是给予被治疗者一定的刺激即他人暗示，这是暗示作用发挥的前提条件；而暗示作用的真正发挥，还必须经过第二个过程——把外界刺激转变为自我观念，并把这种观念付诸行动即自我暗示。

如果是他人所提供的暗示，只有在被治疗者接受其语言或动作后形成观念，并产生反应效果，暗示的作用才能得到实现。如果在别人给予刺激的场合下，被治疗者没有接受这种刺激或没有将其转变为自我观念，暗示也就不会产生效果。因此，在一定意义上，可以说，暗示的本质是自我观念顺利地转变为行为的过程。

在自我暗示的作用下，一个人可以突然变得听不清、看不清。此情况下的视力和听觉丧失并不是因为视神经、听神经受损，而仅仅是因为大脑管理视觉、听觉的那个区域的机能受到了干扰，形成了一个病态性的抑制中心，使神经细胞丧失了正常工作的功能。它们不再正常地接受传来的信息，当然也不能对这些信息做出一些反应。对于这样的被治疗者，心理医生用催眠、暗示疗法等方法可以很快将他们治好，往往使旁观者大吃一惊。

无论是自我暗示还是他人暗示，对于老年人轻生的心理照护都起着很重要的作用。

（3）暗示运行模式。运用暗示疗法有直接和间接两种方式。

直接暗示疗法是指让被治疗者静坐在舒适安静的椅子上，施治者以技巧性的语言或表情，给被治疗者以诱导和暗示，使被治疗者接受暗示，从而改变原有的病态感觉和不良态度，达到治疗目的。

间接暗示疗法则是借助某种刺激或仪器，用语言强化来进行的暗示治疗。临床医学上可通过对被治疗者的躯体进行检查操作，或使用某一仪器或注射某些药物，以及使被治疗者处在某些特定的环境中，再结合施治者的言语态度进行暗示，从而使暗示效果更显著。暗示疗法通常结合某些辅助手段来增强疗效。

任务实施

工作步骤	具体内容
准备	与李奶奶的亲属沟通，了解李奶奶的基本情况，制定面谈提纲
面谈	根据访谈、观察等方法，对照老年人轻生识别标准，初步评估李奶奶的心理健康状况
建立档案	根据与李奶奶亲属的沟通及与李奶奶面谈收集到的资料，建立服务对象档案表
制订计划	根据访谈信息，与李奶奶及其家人共同制定照护方案，有效应对李奶奶的实际需求

任务评价

工作步骤	评价标准	分值	自评分
准备	（1）前期资料收集是否全面 （2）是否根据服务对象情况，制定合理的面谈提纲	20 分	
面谈	（1）是否与服务对象建立良好的专业关系 （2）是否使用合理的面谈技巧	30 分	
建立档案	（1）对服务对象的信息记录是否全面、准确 （2）是否初步了解服务对象的主要需求	20 分	
制订计划	（1）是否能根据服务对象初评情况，制订合理的计划 （2）计划是否包含多种解决方案	30 分	

通关测评

回忆本任务涉及的核心知识点，并在方框中写下来。

知识点 1	了解和掌握轻生与老年人轻生，树立正确的生死观
具体内容	
知识点 2	了解和掌握老年人轻生的类型
具体内容	
知识点 3	了解和掌握老年人轻生的影响因素
具体内容	
知识点 4	掌握老年人轻生的预防和心理照护
具体内容	

任务拓展

案例情境

史奶奶，79岁，有3个儿子，2个女儿。多子多女，就正常情况来看，史奶奶应是很幸福的。但史奶奶并未感到多子多福。今年二月，小女儿回娘家看望史奶奶，发现柜子里有好吃的饼干，于是就拿出来吃。史奶奶发现后责备小女儿，说饼干是给老伴儿留的，由于老伴儿身体不好，就去买了些不错的饼干放着给老伴儿吃。责备了小女儿后，史奶奶还破口骂了句小女儿："真不孝顺，真好吃嘴儿。"小女儿听到后，就和史奶奶理论起来："我不就吃点儿饼干吗？至于说我不孝顺吗？那我姐姐来到这儿想吃啥拿啥你为啥什么都不说？我来到这儿顺便吃点儿东西就这么骂我，这让我下回还来吗！"接下来，母女俩就开始你一句我一句地理论起来……后来，史奶奶越想越生气，心中郁结难消，就吃了好多安眠药想一死了之。

实训任务

（1）请找出史奶奶自杀的原因。

（2）针对以上实际情况，帮助史奶奶的家人为史奶奶进行心理疏导。

（3）作为照护人员，采取有效的心理照护方法对史奶奶进行心理照护。

任务四 失智老年人心理照护

任务情境

王奶奶，平时丢三落四，起初出门记不得回家的路，找不到家门，接着发展到连亲人都不认识了，甚至连自己是谁也不知道。目前，王奶奶生活不能自理，穿衣吃饭、出去散步都需要有人陪同。情绪还比较易激惹，发生了点小事就拿着杯子或碗向人身上扔；有时情绪低落、伤感，谁也不搭理；大小便失禁，不配合好好吃饭，需要有人给她喂饭；有时候喃喃自语，觉得有人在喊她并回复人家，答非所问，语无伦次；有时一夜未眠，有时醒得比较早。

任务目标

知识目标

了解和掌握失智症的分类、早期信号及预防、分期及特征、幻觉干预，以及失智老年人的心理照护。

技能目标

能够判断老年人是否患有失智症。

素质目标

培养无条件地积极关注、关爱老年人的品质，心理上能够接纳失智老年人并能积极地善待每一位失智老人。

知识准备

一、失智症的分类

失智症是因各种原因损伤到脑组织而导致的渐进性认知功能退化症状，主要影响人的记忆力、注意力、语言能力、思维能力、视空间功能和执行能力，可以分为可逆性失智症和不可逆性失智症。一些由代谢障碍、药物中毒等引起的失智症是可逆性失智症，常见的不可逆性失智症包括阿尔茨海默病、额颞叶失智症、路易体失智症、血管性失智症等。失智症的治疗药物以乙酰胆碱抑制剂为主。

为什么要对失智症进行分类呢？因为失智症产生的原因有很多，不同的原因有不同的应对措施或治疗方式，所以专业医生首先要根据这些原因对失智症进行分类，再对症研究和下药。整体来看，常见的四种不可逆性失智症中，阿尔茨海默病占的比例最大，达 50% 以上，血管性失智症约占 15% 。

阿尔茨海默病首先出现的症状是健忘，具体询问患者事件首次发生的时间，得到的都是半年前、一年前、两三年前等模糊不清的答案。由于早期症状不明显，患者刚发病的时候往往没有被发现。这种疾病不会出现脑部异常所引发的手足麻痹、失语等局部神经症状，患者对待生活积极乐观。通常情况下病情发展比较缓慢，可是病情一旦恶化，就会存在并发症的风险。目前阿尔茨海默病的病因还不清楚。

血管性失智症，由大脑中血管阻塞、破裂导致功能下降。这类失智症患者的特征表现为情绪低落、意志消沉、没有什么大的抱负，有时出现情绪失控的状况，而且他们大多数不愿意去日间照护机构，需要亲属反复劝导与开解。血管性失智症也会伴有严重的记忆障碍，但是多数情况下患者还能保持正常人格和判断力。血管性失智症的发病原因有很多，比如脑中出现大块梗死或者许多小块梗死和脑部血流整体减少等情况。高血压、糖尿病、血脂异常、吸烟行为等容易诱发心脏疾病及动脉硬化，也是血管性失智症的潜在危险因素。

路易体失智症，是由脑神经细胞内部大量出现一种路易小体的球状结构，同时枕叶部分血流量减少造成的。路易体失智症的患者会出现幻觉，通常幻觉非常细节逼真，描述起来栩栩如生，而且患者不会为此感到烦恼。另外，患者的头部和手部会出现不由自主地震颤的情况。随着病情的恶化，这种震颤会消失，这是因为发展到肌强直阶段，肌肉僵化了，最后是运动缓慢甚至严重时不能行动。可能由于缺少某种神经递质，路易体失智症的患者走出第一步比较难，迈出第一步后走起来就会比较顺利。接着可以用小碎步行走，可是这样的姿势容易导致患者摔跤，有时候这种失智症也被称为跌倒型失智症，结果是容易造成骨折。

额颞叶失智症，是由脑部额叶和颞叶萎缩引起的。这种失智症常常出现在年轻的患者身上。额叶是控制人体运动的，额叶受损，患者就会慢慢难以控制自己的行为，表现的状态是我行我素，比如交谈过程中说着说着突然起身离开了。严重的还有类似打人的行为，但他们可能并没有意识到自己的行为是打人，只是觉得这个人站在那里碍事，想让他挪动一下。

二、失智症的早期信号及预防

认知障碍有复杂的病因和漫长的病程，最严重的阶段才是俗称的“痴呆症”。基于老龄化的背景和压力，早期识别认知障碍既是可能的，也是必要的。一位 69 岁的女性，因为言语不流畅、记忆力下降而影响日常生活而选择前来就诊。医生访谈及检查后发现患者的记忆力、计算力下降，完成画钟试验困难，磁共振检查发现其海马及额叶轻度萎缩，诊断为早期失智症。

认知障碍有漫长的病程和复杂的病因。从认知功能正常的老年人到轻度认知功能障碍患者，再到轻度、中度、重度失智症患者，一般有 10 年以上的病程。

为此，医学界近年认识到识别轻度认知功能障碍的重要性，强调了对其进行早期诊断和预防干预。轻度认知功能障碍表现为记忆力减退与年龄不相称，但并未影响日常生活，也未达到失智症的诊断标准。但轻度认知功能障碍和失智症有明确的关系，识别轻度认知功能障碍对预防干预失智症有重要意义。

轻度认知功能障碍和失智症之间并无绝对界线，轻度认知功能障碍是认知功能正常和失智症之间的过渡阶段。轻度认知功能障碍的症状包括以下几方面。①记忆力减退。经常丢三落四，特别是对刚刚发生的事情没有记忆，似乎事情未曾发生，即使经过提醒也记不起来。②日常生活能力下降。病人日常生活活动愈来愈困难，洗澡、进食、穿衣或上厕所等都可能需要他人提醒。③学习新东西的能力下降，不能用适当的语言表达，甚至外出时迷路，记不住物品放在哪里，不会计算自己的日常收支，等等。

早期识别轻度认知功能障碍是可能的，只要照护者仔细留心就会发现其与“正常老化”是有区别的。早期预防干预是有效的策略。预防干预包括：改善相应的环境设施，心理情绪支撑，加强体能、智能锻炼以及服用神经保护性药物。延缓严重失智症的发生、发展，一般能使老年人获得3～5个生命质量年，这对整体提高老年人的生活质量，使老年人能够正常安享晚年，减轻家庭和社会负担大有益处。

三、失智症的分期及特征

（一）失智症的发展阶段

失智症的发展阶段，可以分为失智症早期、中期和后期。

1. 失智症早期

失智症的早期通常会被忽略。亲属和朋友（有时也包括专业人士）经常认为这是“年纪大了”和正常衰老的一部分。因为疾病的发病过程是渐进的，很难确定它从何时开始。失智症早期会表现为变得健忘，尤其是对于刚刚发生的事情也不能记得；沟通可能发生困难，比如难以用适当的语言表达；迷失在熟悉的地方，没有方向感，不知向哪里走是对的；失去时间感，包括记不清时间、月份、季节和年份；在决策和处理个人财务方面有困难；难以完成复杂的日常家务，不能正常地一个人独立生活；在情绪和行为方面，对于活动和爱好，可能变得不那么主动、积极并失去兴趣；显示出的情绪变化包括抑郁或焦虑，有时可能会异常愤怒或具有攻击性语言和行为。

2. 失智症中期

随着疾病的发展，老年人的局限性变得越来越明显。患失智症的老年人变得非常健忘，特别是会忘记最近发生的事件和人们的名字；很难理解时间、日期、地点和事件，可能会在家里和社区里走失；交流（言语和理解）会出现越来越大的困难；无法独立准备食物、清洁或购物等；若没有适当的支持，就不能安全地生活；行为的改变可能包括游走、重复提问、大喊大叫、失眠、出现幻觉（见到或听到不存在的东西）；可能表现出不恰当的行为。

3. 失智症后期

在失智症的最后阶段，老年人几乎完全依赖他人和不活动。老年人的记忆障碍非常严重，身体方面的疾病变得更加明显，例如：通常不知道时间和地点；难以理解在他们周围发生的事情；无法辨认亲属、朋友和熟悉的物品；在没有人帮助时无法进食，吞咽困难，越来越需要辅助自理；有时候会大小便失禁；移动困难，可能无法走动；行为改变，可能会升级到对家人或护工做出暴力行为，非言语激动（踢、打、尖叫或哭泣)；在自己家里也会迷失方向，找不到自己想要去的位置。

（二）失智症的特征

失智症的症状主要分为核心症状和外围症状两种，老年人本人及其家属平时需要多留意一些症状和迹象，这样才能做到早发现、早治疗，尽可能早地减轻老年人及其家属的痛苦和负担。

核心症状指的是所有失智症患者都会出现的症状，不出现核心症状的失智症是不存在的。失智症的核心症状主要是指由脑神经细胞坏死而导致的智力水平整体下降的情况。代表性的有记忆障碍、定向障碍、判断障碍、语言障碍（失语)、失用（运用不能)、失认（辨识不能)、执行能力障碍、问题解决能力障碍等。

记忆障碍是指患者出现健忘、记不住当前新事物的症状，有时也会想不起过去的事情。专业术语为近期记忆障碍，就是只能记住以往的事情，记不住最近发生的事情，随着病情的发展，也会逐渐忘记过去发生的事情。

定向障碍是指患者无法准确判断时间、地点、人物等与所处环境相关的情况。一般是从时间开始，然后是地点，最后发展到人。

判断障碍是指患者以前能够做出准确的判断，现在变得犹豫不决，不能辨别是非。

失语就是逐渐无法说话，也叫不出事物的名称，只会用“那个”等词来代替。失语分为两种：运动性失语和感觉性失语。运动性失语是指不善于说，不能用语言清楚地表达自己的观点；感觉性失语是指不能够听，不明白对方在说什么。

失用指的是虽然身体没有出现麻痹的症状，但是不能按照指令正常工作。比如手指没有受伤，但是不能照着给定的简单图形将其画出来。这种情况一般是由额叶受损引起的。

失认的种类很多，迷路是一种失认，左右失认的患者只能区分自己的左右，分不清别人的左右；手指失认的患者不能说出各个手指的名称。

执行能力障碍的患者无法顺利制订计划，并按照计划进行实践活动。比如对于做饭和买菜，执行能力障碍的患者，要么买了不需要的菜，要么买回来菜不知道怎样做菜。

问题解决能力障碍是指患者没有办法判断问题、实际执行，也就没办法解决问题，所以这种障碍实际上是前面一些能力丧失的综合表现。

外围症状是伴随核心症状出现的。学术界称之为失智症伴发精神行为障碍。它是由失智症核心症状同患者精神上出现的不安、混乱及环境各种因素综合作用引起的。

典型的外围症状有无目的地徘徊，存在骂人、伤人等攻击行为，出现幻觉，妄想，兴奋，睡眠节律紊乱，不安，抑郁，焦躁，异食，暴食，大小便失禁，抵触照护人员，多话好动，等等。仔细分辨是不是外围症状很关键，因为这些症状产生的原因很复杂，不一定都是由失智症核心症状所引起的。有些可能单纯是由情绪波动引起的，也有些可能是由服用的一些药物引起的。

观察者分辨出老年人有这些症状之后，还需要继续观察一段时间。如果这些症状仍然存在，就要考虑老年人可能患有失智症，此时需要去正规医院让医生进行专业诊断。

四、失智症的幻觉干预

1. 倾诉治疗

如果老年人愿意倾诉因幻觉带来的痛苦、焦虑、恐惧、悲伤等不良情绪，就应该鼓励他们找自己的亲朋交流，使他们可以从亲朋那里获得安慰。

2. 目标转移治疗

提供一些合适的条件，让老年人多接触一些新鲜事物，培养老年人良好的兴趣爱好，如画画、写字、养花、写日记、听音乐等，转移幻觉带来的不良影响。

3. 放松疗法

当老年人产生幻觉时，可以鼓励他们进行运动，如打球、爬山、散步等，通过身体的体能释放带动心理的机能释放，缓解幻觉带来的紧张、恐惧等不良情绪。

4. 暗示疗法

多和老年人交流一些他们感兴趣的话题，或选择与老年人幻觉相反的正面话题等，勾起他们的美好记忆。可以使用直接暗示疗法，也可以使用间接暗示疗法，具体可根据老年人的实际需求来确定。

以上四种主要方法对患失智症老年人的幻觉干预会起一定的作用，照护者可以根据实际情况、已有条件等来选定合理的疗法对患者进行干预。

五、失智老年人的心理照护

根据不同人的心理表现特征，通过鼓励、安慰、暗示、放松等方法进行沟通和开导，对悲观者予以无条件的积极关注、关爱，并分享一些治愈好的病例，让他们看到希望，以利于他们建立战胜疾病的信心。

根据老年人的不同兴趣爱好，每天在合适的时候播放一些老年人爱听的故事或音乐，以利于老年人情绪的良好发展，也利于改善大脑皮层的功能。

善于倾听老年人的所言或接受老年人的一切表现，并予以陪伴；鼓励老年人进行一些有利于康复的活动，以利于缓解他们的不良情绪和分散他们的注意力，从而唤起他们对生活的信心和勇气。

任务实施

工作步骤	具体内容
准备	与王奶奶的亲属沟通，了解王奶奶的基本情况，制定面谈提纲
面谈	根据访谈、观察等方法，对照老年人失智的识别标准，初步评估王奶奶的失智状况
建立档案	根据与王奶奶亲属的沟通及与王奶奶面谈收集到的资料，建立服务对象档案表
制订计划	根据访谈信息，与王奶奶及其家人共同制定照护方案，有效应对王奶奶的实际需求

任务评价

工作步骤	评价标准	分值	自评分
准备	（1）前期资料收集是否全面 （2）是否根据服务对象情况，制定合理的面谈提纲	20 分	
面谈	（1）是否与服务对象建立良好的专业关系 （2）是否使用合理的面谈技巧	30 分	
建立档案	（1）对服务对象的信息记录是否全面、准确 （2）是否初步了解服务对象的主要需求	20 分	
制订计划	（1）是否能根据服务对象初评情况，制订合理的计划 （2）计划是否包含多种解决方案	30 分	

通关测评

回忆本任务涉及的核心知识点，并在方框中写下来。

知识点 1	失智症的含义
具体内容	
知识点 2	失智症的早期信号及合理预防
具体内容	
知识点 3	失智症的分期及其特征
具体内容	
知识点 4	如何对患失智症的老年人进行幻觉干预和心理照护
具体内容	

任务拓展

案例情境

不知从什么时候开始，本来就沉默的李爷爷变得愈加沉默，原本每天都要出去散步的他不再愿意出门。不知从什么时候开始，李爷爷弄不清时间，弄不清自己是否吃过饭，休息时不会自己盖好被子，不会自己洗漱，吃饭会弄得满地都是。再后来，李爷爷甚至不会自己穿衣服了。他开始出现幻觉，把身边所有的人都当作坏人，并气愤地吼叫、骂人，还摔东西。从一定程度上看，李爷爷可能是在无助地自卫，只是我们弄不清他看到了什么可怕的东西。他开始步履蹒跚，弯腰驼背，有时会出现尿失禁。李爷爷不会清楚地表达自己的要求，也不能理解别人表达的意思。由于沟通困难，他易怒，行为怪异。现在的李爷爷变成了一个地地道道的难以照顾的“老小孩”。

实训任务

（1）判断李爷爷疾病的类型，并找出其病情发展的特征。

（2）作为照护人员，为李爷爷设计一套心理照护方案。

（3）针对李爷爷的状况，设计早期预防的措施，并进行合理的跟踪记录。

参考文献

[1] 余运英. 老年心理照护 [M]. 北京：机械工业出版社，2022.

[2] 人力资源社会保障部教材办公室，华东政法大学社会发展学院. 老年人心理护理实用技能 [M]. 北京：中国劳动社会保障出版社，2018.

[3] 张志杰，王铭维. 老年心理学 [M]. 重庆：西南师范大学出版社，2015.

[4] 陈琦，刘儒德. 教育心理学 [M]. 2 版. 北京：高等教育出版社，2011.

[5] 林崇德. 发展心理学 [M]. 2 版 北京：人民教育出版社，2009.

项目五
老年人常见心身疾病与照护

项目介绍

为适应社会发展与回应人们多元化的健康需求，医学从研究产生疾病、影响健康的生物因素，发展到重视研究人身心、社会的整体因素来防治疾病；医疗的目标从治病救命上升为提高生存质量；医疗手段从单一的治疗疾病更新到促进身心健康和社会功能恢复的多学科参与的综合诊疗；医学模式从身心二元论转变为生物-心理-社会医学模式。1978 年 9 月，世界卫生组织发表《阿拉木图宣言》，强调人心理健康的重要性，提出健康不仅是没有身体疾病与虚弱的现象，更应该是人心身健康、社会幸福的总体状态。由此可见，心身疾病与心理健康之间是相互影响的。心理损害可引发心身疾病，心身疾病可加剧心理损害，如形成恶性循环，则令病情迁延难愈。

老年性疾病的种类繁多，疾病性质复杂，主要具有多病性、症状及体征不典型、发病快、病程短、易发生并发症等特征，为老年人疾病的诊断与治疗带来了一定的困难。“十四五”规划提出“全面推进健康中国建设”的重大任务，加上老年人口数量持续上升，积极开展老年疾病干预和防治工作不仅是提升居民幸福水平的必然要求，也是贯彻落实“健康中国”行动的重要抓手。

本项目旨在介绍部分老年人常见心身疾病（高血压、冠心病、糖尿病、癌症、阿尔茨海默病）的概念、发病机制、临床特征、临床治疗等内容，介绍罹患相关疾病后老年人的心理特征，以及针对负面的心理特征开展心理照护的基本知识，让学生在掌握老年人常见心身疾病的基础上，能够运用心理照护方法为老年人提供相关服务。

项目目标

知识目标

(1) 了解老年人部分常见疾病的定义、发病机制、临床表现以及治疗手段。

(2) 熟悉老年人部分常见疾病的心理特征。

（3）掌握老年人患病后的心理照护方法。

能力目标

（1）能够运用相关工具，评估患病老年人的心理状态。

（2）能够依据老年人的健康状况与心理状态，为老年人提供有针对性的心理照护服务。

素质目标

（1）通过学习老年人常见疾病，树立正确的老年人身心健康理念。

（2）通过学习老年人常见疾病的心理照护方法，养成积极关注老年人心理状况的习惯。

任务一 患高血压、冠心病老年人的心理照护

任务情境

秦奶奶，66岁，身体健康、无重大疾病，退休后在社区内参加了走秀队伍与合唱队伍，并时常和朋友外出旅游。在近期的体检中秦奶奶被诊断为高血压，但是平时她未感觉到明显的不适，便未将医生的嘱咐放在心上，拒绝服用药物，持续熬夜练舞和编曲。其女儿多次劝阻，但没有明显的效果，其女儿内心十分担忧，便联系社工，希望社工能够劝诫母亲定期服药与注意饮食。

任务目标

知识目标

（1）了解高血压和冠心病的定义、发病机制、临床表现以及治疗手段。

（2）熟悉患高血压、冠心病老年人的心理特征。

（3）掌握患高血压、冠心病老年人的心理照护方法。

能力目标

能够依据患高血压、冠心病老年人的健康状况与心理状态，为老年人提供有针对性的心理照护服务。

素质目标

（1）通过学习高血压与冠心病相关知识，树立正确的老年人健康理念。

（2）通过学习患高血压、冠心病老年人的心理照护方法，养成积极关注患高血压、

冠心病老年人心理状况的习惯。

知识准备

一、高血压与冠心病概述

（一）高血压概述

1. 定义与术语

高血压是指以体循环动脉压增高为主要表现的临床综合征（一般收缩压≥130 mmHg 和（或）舒张压≥80 mmHg）。高血压分为原发性高血压（高血压病）和继发性高血压，人们常说的高血压多指原发性高血压，即病因不明的一类高血压，此类患者约占高血压患者的 95% 。老年性高血压患者是指年龄大于 65 岁，血压值持续或非同日 3 次以上超过标准血压诊断标准者。

2. 发病机制

高血压的发病机制至今仍未有完整统一的认识。从血流动力学角度来讲，血压主要取决于心排血量和体循环周围血管阻力，平均动脉血压（MAP）＝心排血量（CO）×总外周血管阻力（TPVR）。高血压的血流动力学特征主要是总外周血管阻力相对或绝对增高，目前高血压的发病机制主要集中在以下几个方面。

（1）肾素-血管紧张素-醛固酮系统（RAAS）激活。体内存在循环及局部两种 RAAS。循环 RAAS 主要因肾灌注减少或肾缺血而被激活。肾素由球旁细胞分泌，而后使肝脏的血管紧张素原变为血管紧张素Ⅰ，再经血管紧张素转换酶（ACE）的作用变为血管紧张素Ⅱ，血管紧张素Ⅱ含量升高可使血压升高。此外，研究发现心脏、肾脏、肾上腺、中枢神经、血管壁等均有局部 RAAS，通过旁分泌或自分泌调节组织功能。理解上述过程对了解高血压的形成和调节血压有一定意义。

（2）交感神经系统活性亢进。大脑皮层受外界及内在环境的长期不良刺激，兴奋与抑制过程平衡失调，对皮质下中枢的调节失控，交感神经活动增强，儿茶酚胺类介质的释放使小动脉收缩，并继发引起血管平滑肌增生，肾素释放增多。以上因素促使高血压形成，并使人持续处于高血压状态。

（3）钠潴留。高钠饮食可使某些有遗传性钠运转缺陷的患者血压升高。钠摄入过多可使水、钠潴留，血容量增多、心排血量增加，以致血压升高。血管平滑肌细胞内钠离子水平升高，又可使细胞内钙离子水平升高，使小动脉收缩，增加外周血管阻力，从而引起血压升高。心房钠尿肽（又称心钠素）增高，影响钠排出，也会引起血压升高。

（4）血管内皮功能受损。血管内皮细胞具有调节血管舒缩、影响血流、调节血管重建的功能。血管内皮细胞生成的活性物质对血管舒缩等有调节作用。引起血管舒张的物质有前列环素（PGI_2）、内皮源性舒张因子（EDRF）、一氧化氮（NO）等；引起血管收缩的物质有内皮素1（ET-1）、血管紧张素Ⅱ等。

（5）胰岛素抵抗。大多数高血压患者空腹胰岛素水平增高，而糖耐量不同程度减低，提示有胰岛素抵抗。胰岛素抵抗通过下列机理使血压升高：①肾小管对钠的重吸收增加；②增强交感神经活动；③使细胞内钠离子、钙离子增加；④刺激血管壁增生。

3. 流行病学

高血压是危害人类健康的慢性非传染性疾病，是我国面临的重要公共卫生问题之一。由国家心血管中心中国医学科学院阜外医院高润霖院士牵头、历时4年（2012—2015年）的高血压抽样调查结果显示，2015年，中国18岁以上人群中约有2.45亿名高血压患者。根据《中国心血管健康与疾病报告2019概要》，2017年，中国有254万人死于收缩压升高，伤残调整寿命年超过5%。同时，我国高血压患病率呈逐年增长趋势，从1959年的5.1%增长到2015年的23.2%和2018年的27.5%，且大量研究显示中国老年人群高血压患病率更高。随着老龄化社会的到来，高血压防治工作面临巨大的挑战。

4. 临床表现

（1）症状。大多数患者起病缓慢、渐进，一般缺乏特殊的临床表现。约1/5的患者无明显症状，仅在测量血压或发生心、脑、肾等并发症时才被发现。一般常见症状有头晕、头痛、疲劳、心悸等，呈轻度持续性，多数症状可自行缓解，在紧张或劳累后有所加重。也可出现视力模糊、鼻出血等较重症状。症状与血压水平有一定关联，由高血压性血管痉挛或扩张所致。典型的高血压头痛在血压下降后即可消失。高血压患者可同时合并其他原因的头痛，往往与血压高低无关，例如精神焦虑性头痛、偏头痛、青光眼等。如果突然产生严重头晕、眩晕，可能是短暂性脑缺血发作或过度降压、直立性低血压，在高血压合并动脉粥样硬化、心功能减退患者身上容易发生。高血压患者还可能出现器官受累的症状，如胸闷、气短、心绞痛、多尿等。

（2）体征。血压随季节、昼夜、情绪等方面的影响而有明显波动。冬季血压较高，夏季较低；血压有明显昼夜波动，一般夜间血压较低，清晨起床活动后血压迅速升高，形成清晨血压高峰。患者在家中的自测血压值往往低于医院所测的血压值。

高血压体征一般较少。周围血管搏动、血管杂音、心脏杂音等是重点检查项目。常见的并应重视的部位是颈部、背部两侧肋脊角、上腹部脐两侧、腰部肋脊处的血管杂音。血管杂音往往表示管腔内血流紊乱，与管腔大小、血流速度、血液黏度等因素有关，提示存在血管狭窄、不完全性阻塞或者代偿性血流量增多和加快，例如肾血管性高血压、大动脉炎、主动脉狭窄、粥样斑块阻塞等。肾动脉狭窄的血管杂音常向腹两侧传导，大多具有舒张期成分。心脏听诊可有主动脉瓣区第二心音亢进、收缩期杂音或收缩早期喀喇音。

有些体征常提示继发性高血压的存在，例如腰部肿块提示多囊肾或嗜铬细胞瘤；股动脉搏动延迟出现或缺如，并且下肢血压明显低于上肢，提示主动脉缩窄；向心性肥胖、紫纹与多毛，提示库欣（Cushing）综合征。

（3）危重症。①恶性高血压：少数患者病情急骤发展，舒张压持续≥130 mmHg，并有头痛、视力模糊、眼底出血和渗出、乳头水肿等症状，肾脏损害突出，持续蛋白尿、血尿与管型尿。病情进展迅速，如不及时进行有效的降压治疗，常死于肾衰竭、脑卒中或心力衰竭。病理上以肾小动脉纤维样坏死为特征。发病机制尚不清楚，部分患者继发于严重肾动脉狭窄。②高血压危象：因紧张、疲劳、寒冷、嗜铬细胞瘤发作、突然停服降压药等诱因，小动脉发生强烈痉挛，血压急剧上升，影响重要脏器血液供应而产生危急症状。在高血压早、晚期均可发生。当高血压危象发生时，患者会出现头痛、烦躁、眩晕、恶心呕吐、心悸、气急及视力模糊等严重症状，以及伴有动脉（椎基动脉、颈内动脉、视网膜动脉、冠状动脉等）痉挛累及相应的靶器官缺血症状。③高血压脑病：发生在重症高血压患者身上，由于过高的血压突破了脑血流自动调节范围，脑组织血流灌注过多而引起脑水肿。临床表现以脑病的症状与体征为特点，表现为弥漫性严重头痛、呕吐、意识障碍、精神错乱，甚至昏迷或全身抽搐。

（4）并发症。血压持续升高，可有心、脑、肾等靶器官损害。①心：血压持续升高导致左心室肥厚、扩大形成高血压性心脏病，最终可导致充血性心力衰竭。部分高血压患者可并发冠状动脉粥样硬化，并可出现心绞痛、心肌梗死、心力衰竭及猝死。②脑：长期高血压，由于小动脉微动脉瘤形成及脑动脉粥样硬化，可并发急性脑血管病，包括脑出血、短暂性脑缺血、脑血栓等。③肾：高血压病有肾动脉硬化、肾硬化等肾脏病变。早期可无临床症状，随着病情发展可出现肾功能损害。

5. 临床治疗

患者主要服用以下几类降压药物用以控制病情。

（1）利尿剂：有噻嗪类利尿剂、袢利尿剂和保钾利尿剂三类。各种利尿剂的降压疗效相仿，噻嗪类使用最多，常用的有氢氯噻嗪和氯噻酮。降压作用主要通过排钠，减少细胞外容量，降低外周血管阻力。

（2）钙通道阻滞剂：根据药物核心分子结构和作用于 L 型钙通道不同的亚单位，分为二氢吡啶类和非二氢吡啶类，前者以硝苯地平为代表，后者有维拉帕米和地尔硫䓬。降压作用主要通过阻滞细胞外钙离子经电压依赖 L 型钙通道进入血管平滑肌细胞内，减弱兴奋，收缩耦联，减弱阻力血管的收缩反应性。钙通道阻滞剂还能减轻血管紧张素Ⅱ和 α_1 肾上腺素能受体的缩血管效应，减少肾小管对钠的重吸收。

（3）血管紧张素转换酶抑制剂：常用的有卡托普利、依那普利、贝那普利、赖诺普利、西拉普利、培哚普利、雷米普利和福辛普利。降压作用主要通过抑制周围和组织的血管紧张素转换酶，减少血管紧张素Ⅱ的生成，同时抑制激肽酶，减少缓激肽的降解。

（4）血管紧张素Ⅱ受体阻滞剂：常用的有氯沙坦、缬沙坦、伊贝沙坦、替米沙坦、坎地沙坦、奥美沙坦。降压作用是主要通过阻滞组织的血管紧张素Ⅱ受体亚型 AT_1，更充分有效地阻断血管紧张素Ⅱ的水钠潴留、血管收缩与重构作用。

（5）β 受体阻滞剂：有选择性（β_1）、非选择性（β_1 与 β_2）和兼有 α 受体阻滞三类。常用的有美托洛尔、阿替洛尔、比索洛尔、卡维地洛、拉贝洛尔。降压作用可能是通过抑制中枢和周围的 RAAS 以及血流动力学自动调节机制降低血压。

因降压治疗的益处主要是通过长期控制血压达到的，所以高血压患者需要坚持降压治疗，尤其是高危和极高危患者。在确定有效治疗方案并且血压得到有效控制后，每位患者仍应继续治疗，不要随意停止治疗或频繁改变治疗方案，停服降压药后多数患者在半年内又恢复到原高血压水平，是否坚持长期治疗是治疗是否有成效的关键。在血压平稳控制一两年后，可以根据需要逐渐减少降压药品种与剂量。

（二）冠心病概述

1. 定义与术语

冠状动脉粥样硬化性心脏病是指冠状动脉粥样硬化使血管腔狭窄或阻塞，或（和）因冠状动脉功能性改变（痉挛）导致心肌缺血、缺氧或坏死而引起的心脏病，统称冠状动脉性心脏病，简称冠心病，亦称缺血性心脏病。

根据冠状动脉病变的部位、范围、血管阻塞程度和心肌供血不足的发展速度、范围和程度的不同，近年临床医学家趋于将本病分为急性冠脉综合征和慢性冠状动脉病（或称慢性缺血综合征）两大类。前者包括不稳定型心绞痛、非 ST 段抬高性心肌梗死和 ST 段抬高性心肌梗死，也有将冠心病猝死包括在内的；后者包括稳定型心绞痛、冠状动脉正常的心绞痛（如 X 综合征）、无症状性心肌缺血和缺血性心力衰竭（缺血性心肌病）。

2. 危险因素

（1）遗传因素。研究表明，在冠心病的发展过程中存在家族遗传特性。双亲中一人患有冠心病，其子女的发病率比正常家族高出 2 倍；双亲两人均患冠心病，其子女的发病率比正常家族高出 5 倍。

（2）年龄、性别。动脉硬化被认为是衰老的一种表现形式，50 岁以后，动脉粥样硬化的过程进行性加速。据统计，40 岁以后冠心病的发病率增加，每增长 10 岁，患病率递增 1 倍。在性别方面，女性发病率低，但是在更年期后，发病率会增高。

（3）吸烟。吸烟可吸入一氧化碳，致使血中氧含量减低，由此造成缺氧，可损伤动脉血管内皮，使血管的通透性增强，从而给血小板的聚集和脂质的沉积提供了机会，促进冠状动脉发生粥样硬化。

（4）高血压。高血压可以造成血管内壁的机械性损伤，促进血液中的脂质透过血管壁沉积于血管内膜下，引起动脉粥样硬化。

（5）高脂血症。脂质代谢异常是动脉粥样硬化最重要的危险因素。高脂血症是指血中胆固醇和三酰甘油（甘油三酯）含量过高，三酰甘油含量升高比胆固醇含量升高更能促使冠状动脉粥样硬化。

（6）糖尿病。糖尿病患者体内糖与脂肪代谢发生紊乱，可导致血液中胆固醇含量增加而成为引起冠状动脉粥样硬化的因素。同时，对冠心病患者更应强调预防糖尿病，因为糖尿病还会使冠心病的病情加重。

3. 流行病学

冠心病多发生于中老年人群中，男性多于女性，以脑力劳动者居多，是工业发达国家的流行病，已成为欧美国家最常见的病种。2013 年第五次国家卫生服务调查显示，中国大陆地区 15 岁及以上人口冠心病的患病率，城市地区为 12. 3‰，农村地区为 8. 1‰，城乡合计为 10. 2‰。60 岁以上人群冠心病患病率为 27. 8‰。与 2008 年第四次调查数据（城市 15. 9‰，农村 4. 8‰，城乡合计 7. 7‰）相比，城市人口患病率有所下降，但人口总患病率升高。根据《中国卫生健康统计年鉴（2020）》，2019 年中国城市居民冠心病死亡率为 121. 59/10 万，农村为 130. 14/10 万。2019 年冠心病死亡率继续 2012 年以来的上升趋势，农村地区上升明显，到 2016 年已超过城市水平。《中国心血管健康与疾病报告（2021）》显示，中国心血管病患病率处于持续上升阶段，同时推算心血管病现患病人数达 3. 3 亿人，其中患冠心病的人数达 1 139 万人。多项研究结果显示，随着老龄化进程的加剧，我国冠心病的发病率和死亡人数将持续增加。

4. 临床表现

1）心绞痛

心绞痛是在弥漫性冠状动脉病变的基础上由于一过性冠状动脉供血不足，使心肌缺血、缺氧所引起的发作性胸骨后疼痛。劳累、情绪激动、饱餐、受寒等常为其发病诱因。疼痛特点如下。

（1）发作多由体力劳动或情绪激动（如愤怒、过度兴奋等）所激发，饱食、寒冷、吸烟亦可诱发。

（2）疼痛部位主要在胸骨上段或中段之后，可波及心前区，不典型者亦可表现在腹上区、左肩、左臂、咽部、颈部等处。

（3）疼痛常为压榨性、闷胀性或窒息性，也有烧灼感，不尖锐，偶伴濒死感。可放射至左肩、左上肢前内侧达环指（无名指）和小指，而非刀割样锐痛、短促刺痛或昼夜不停的胸闷之感。

（4）疼痛出现后常逐步加重，在 3 ~5 分钟内经休息或含服硝酸甘油片后渐消失，一般很少超过 15 分钟，但自发性心绞痛疼痛持续时间较长。

（5）心绞痛发作时常见心率增快、血压升高、表情焦虑、皮肤发冷或出汗，可有暂时性心尖部收缩期杂音。

部分老年人因痛觉迟钝，劳动时可出现不典型的心绞痛发作而出现气急、憋闷感或疲倦感，严重时主要表现为呼吸困难而没有任何疼痛的主诉。有时老年人虽感疼痛，但疼痛部位很不典型：疼痛发生于牙床时与牙痛相似；发生于上腹部时，与消化不良、胆囊炎、胆石症类似；反复性的左肩或腕部疼痛与颈部紧缩感，可误诊为骨关节炎。这些具有不典型症状的老年人心绞痛常在心电图检查中被发现。

2）心肌梗死

心肌梗死是心肌的缺血性坏死，是指在冠状动脉粥样硬化的基础上，发生冠状动脉血供急剧减少或中断，使相应的心肌严重而持久地急性缺血、缺氧所致局部心肌坏死。心肌梗死往往在老年人处于安静状态或睡眠时、饱餐或用力排便时发生。其发病的危险因素有高血压、高脂血症、糖尿病、吸烟、肥胖等。

（1）心肌梗死先兆如下。

①突然严重的心绞痛发作。

②原有心绞痛性质发生改变（频率、程度、持续时间、含硝酸甘油片无效等）。

③疼痛时伴恶心、呕吐、大汗、明显心动过缓或其他心律失常。

④心绞痛伴有心功能不全或原有心功能不全症状明显加重。

⑤心绞痛时 ST 段有一时性明显抬高或压低，T 波增高或倒置，或出现严重心律失常。

（2）症状表现如下。

①最先出现的症状是疼痛，疼痛部位和性质与心绞痛相同，但多无明显诱因，且常发生于安静时。疼痛剧烈而持续，范围更广，时间可达数个小时至整天，休息和含服硝酸甘油片等多不能缓解。部分患者疼痛可向上腹部、下颌、背部放射而被误诊。少数患者无疼痛，一开始即表现为休克或急性心力衰竭，部分患者疼痛位于腹部，被误认为胃穿孔、急性胰腺炎等急腹症。

②疼痛发生后 24 ~48 小时常出现发热，体温达 38 ℃左右，持续一周。心动过速，

白细胞增高，红细胞沉降率增快等，这是由坏死物质吸收所致。

③疼痛剧烈时常伴有频繁的恶心、呕吐、上腹胀痛、肠胀气、呃逆（打嗝）等症状。

④急性心肌梗死可引起急性左心衰竭，可在最初几天内发生或在疼痛、休克好转阶段出现。呼吸困难是其主要表现之一，亦有发绀咳嗽、乏力甚至肺水肿。

⑤心律失常多发生在起病1～2周内，尤其在24小时内，以室性早搏最为常见，是心肌梗死发生猝死的主要原因。

⑥心肌受到严重损伤后，心脏收缩力下降，心排血量急速减少而引起心源性休克。主要表现为表情淡漠、意识模糊、皮肤苍白或发绀、四肢发冷、大汗、呼吸快、血压低于80/50 mmHg、少尿或无尿。

老年人脏器老化，储备功能减退，对疼痛的感觉不灵敏。老年人心肌梗死常不具备上述典型表现，而以下列各组症状为其主要表现。

第一，呼吸困难。凡老年人突然出现频繁或持续的胸闷憋气，气喘不能平卧，伴剧烈咳嗽、吐泡沫痰、口唇青紫、烦躁、大量出汗，就应怀疑急性心肌梗死。随着年龄的增加，以单一的突然发作的呼吸困难就诊者更为常见。特别是80岁以上的老年人，既往无慢性气管炎史者，突然出现不明诱因的哮喘，要高度警惕急性心肌梗死的可能。

第二，胃肠道症状。老年急性心肌梗死患者，常以原因不明的上腹不适或上腹痛、食欲减退、腹胀、恶心、呕吐、呃逆等为急性心肌梗死的首要表现。未有消化道疾病的老年人，突然出现上腹痛或下腹痛伴有腹胀、腹泻等，应考虑到心肌梗死的可能。

第三，脑循环障碍。可突然出现意识模糊、语言障碍、头晕、头痛、晕厥等症状；偏瘫在老年急性心肌梗死中并不少见。

第四，猝死。猝死也为老年急性心肌梗死的主要表现形式之一。从发病到死亡不足6小时者统称为猝死，是冠心病最严重的表现形式。55～65岁为其发病年龄的高峰。猝死高发于10月至次年1月，患者表现为突然意识丧失，面色青灰，全身弛缓，口唇、指端渐至周身出现发绀，抽搐，脉搏消失，呼吸断续，瞳孔散大固定。猝死前常有极度疲乏的表现。

5. 临床治疗

1）药物治疗

目前临床应用的主要有以下几类。

（1）硝酸酯类化合物：常用药物有硝酸甘油、硝酸异山梨酯（消心痛）、5-单硝酸异山梨酯、长效硝酸甘油制剂（硝酸甘油油膏或橡皮膏贴片）等。

（2）β受体阻滞剂：常用药物如美托洛尔、阿替洛尔、比索洛尔和兼有α受体阻滞作用的卡维地洛、阿罗洛尔等。

(3) 钙通道阻滞剂：常用药物有维拉帕米、硝苯地平、硝苯地平控释片（拜新同)、苯磺酸氨氯地平片（络活喜)、地尔硫䓬等。

(4) 血管紧张素转换酶抑制剂/醛固酮受体拮抗剂：常用药物有依那普利、贝那普利、雷米普利、福辛普利等。但用药过程中要注意防止血压偏低。如出现明显的干咳副作用，可改用血管紧张素受体拮抗剂（沙坦类)。

(5) 抗栓（凝）药物：常用药物有阿司匹林、硫酸氢氯吡格雷（波立维)、阿昔单抗、前列环素、前列腺素 E_1等。

2）介入治疗

介入治疗创伤小、恢复快，能迅速解决冠状动脉狭窄问题，缓解心肌缺血，提高生活质量。缺点是花费大，部分患者不适合做介入治疗，部分患者会出现扩开的血管再次狭窄。

3）冠状动脉外科旁路术（搭桥术）

搭桥术效果好，费用高，但需开胸手术，创伤较大，恢复时间较长。

二、患高血压、冠心病老年人的心理特征

贾丽娜等和陈向宇等的研究显示，高血压老年人的抑郁症发生率为 12.61%~64.4%。焦虑症发生率为 5.44%~35.6% 。整体而言，抑郁症、焦虑症的发生率均处于较高水平。多数老年人在被告知患有高血压、冠心病时，会呈现出差异化的心理反应，主要包含以下几个类别。

1. 质疑与不遵从医嘱行为

部分自我感觉身体状况良好的老年人被确诊为高血压、冠心病时，不相信自己会患病，同时会采取质疑诊断结论的方式而加以否认，以致出现不遵从医嘱的行为，例如拒绝服药、延用不适宜的生活方式等。

2. 敏感与求医行为

血压高低、冠心病症状有无改善受到多方面因素的综合影响，部分老年人当遵从医嘱采取药物治疗后，血压仍居高不下、上下波动或冠心病症状无明显改善时，容易缺乏安全感，敏感多疑，进而四处求医问药，乃至采用无科学依据的偏方。

3. 恐惧和焦虑

随着健康教育工作的推进与下沉，人们对高血压的治疗、预后及后遗症等基本知识有了一定了解，在不得不长期服药的情况下，部分患高血压、冠心病的老年人担心药物的毒副作用，导致其整日紧张、焦虑、惶恐不安，注意力总是集中于躯体的不适，进而引发失眠等症状，造成血压持续升高、冠心病症状持续的恶性循环。

4. 愤怒和敌意

老年人需要长期面对患病的事实，部分老年人认为自己患病是由于某些人、某些事以及受到不公正待遇直接或间接导致的，因而对周围的人、事、物产生愤怒、敌意和怨恨，一旦事情不能按照自己的意愿进行，便无法控制自己的情绪，致使病情加重。

5. 悲观与抑郁

部分老年人因担心生活自理能力受影响、经济收入减少、家庭地位改变等，容易产生食欲不佳、情绪低落、惊厥失眠等症状。

三、患高血压、冠心病老年人的心理照护方法

研究表明，多数老年人即使在遭遇心理困扰时也鲜少主动寻求专业性的心理介入服务，因此相关工作人员的心理照护服务显得格外重要。部分老年人因担心自理能力下降、经济状况不佳等问题会出现抗拒心理与行为。工作人员首先在接待老年人的时候要积极热情，将面谈的环境选择在安静的接待室，防止老年人出现心理应激反应；其次，要保持耐心，大多数老年人存在耳背、理解能力差等情况，对此工作人员要报以理解的态度，应该对老年人焦急的心情感同身受，指导老年人进行深呼吸，进而缓解其紧张情绪。

1. 质疑与不遵从医嘱行为的心理照护

针对此种情况，工作人员可以采用认知干预的方法，协助老年人暴露认知曲解或逻辑错误，可以通过提问、质询、反复“诘难”等技术，有针对性地对老年人进行认知调整，再向老年人讲解高血压、冠心病的防治知识，说明高血压、冠心病的形成原因、症状、患病的影响因素以及不遵从医嘱所带来的负面后果，纠正老年人对高血压、冠心病的错误认知，强化其对医生的依从性。

2. 敏感与求医行为的心理照护

针对此种情况，工作人员要采用支持性心理治疗的方式给予老年人心理支持，帮助老年人正确处理患病过程中的各种心理问题，建立战胜疾病的信心。针对此类老年人需要加强健康宣教，宣教的核心包括两个方面：首先是疾病危害，需要向老年人细致讲解持续高血压状态、冠心病症状对身体可能造成的危害，使其明白控制血压及症状的重要性；其次是日常饮食、作息的注意事项，避免不合理饮食和运动过量导致血压上升，正确搭配药物，进而控制老年人的血压水平与症状。

3. 恐惧与焦虑的心理照护

在开展健康宣教后，可以辅以放松治疗的方式，借助放松训练、音乐治疗、叙事

治疗、生物反馈治疗来缓解老年人的恐惧、焦虑情绪。例如用积极的语言与老年人交流，帮助老年人分析情绪对健康的影响，使老年人产生积极地维持健康的动力。

4. 愤怒和敌意的心理照护

愤怒和敌意是个体受到威胁时的一种反应，是一种心理防御机制。当一个人的希望、价值、安全或自尊受到威胁时，就可能产生愤怒和敌意。这两种情绪可发生于患者知晓自己患病时，也可发生在适应疾病的过程中。工作人员要引导老年人正视疾病，接纳自己患病的事实，而不是逃避或责怪他人。

任务实施

工作步骤	具体内容
收集资料	（1）通过观察、面谈以及现有资料分析等方式，收集秦奶奶的相关资料 （2）建立良好的互动关系
确定治疗目标	（1）梳理秦奶奶的不合理认知 （2）与秦奶奶共同确定治疗目标
治疗实施	运用提问、质询、反复“诘难”等技术开展治疗工作
治疗巩固	（1）与秦奶奶保持良好的互动关系 （2）帮助秦奶奶掌握认知疗法的相关技巧 （3）定期评估秦奶奶的认知状况与遵医行为

任务评价

工作步骤	评价标准	分值	自评分
收集资料	（1）资料收集是否全面、细致 （2）是否与服务对象建立了良好的互动关系	20 分	
确定治疗目标	（1）梳理出的不合理认知是否准确 （2）制定的目标是否清晰明确 （3）制定目标是否有服务对象的参与	20 分	
治疗实施	（1）是否正确运用了相关技术 （2）技术使用能否实现预期成效	30 分	
治疗巩固	（1）治疗结束后能否与服务对象保持良好的互动关系 （2）服务对象是否掌握了认知疗法的相关技巧 （3）经过定期评估，服务对象是否具备良好的认知状况与遵医行为	30 分	

通关测评

回忆本任务涉及的核心知识点，并在方框中写下来。

知识点 1	高血压的概念、病因、临床表现与临床治疗
具体内容	
知识点 2	冠心病的概念、病因、临床表现与临床治疗
具体内容	
知识点 3	患高血压、冠心病老年人的心理特征
具体内容	
知识点 4	患高血压、冠心病老年人的心理照护方法
具体内容	

任务拓展

案例情境

患者：田某，75 岁。

主诉：反复胸闷、气短 15 年左右，心前区疼痛 2 周。

现病史：约 15 年前出现胸闷、心悸、气短，活动时症状加重，心电图显示心肌缺血，确诊为冠心病，平时常服复方丹参滴丸进行治疗，每因劳累、受凉或情绪激动发病。

心理、情绪反应：家属提及，患者近期情绪敏感，时常对家人发脾气，偶有发生拒绝就医、服药的情况。

实训任务

（1）分析上述案例中患者产生心理、情绪反应的原因。

（2）为该患者拟定一份心理照护方案。

任务二 患糖尿病老年人的心理照护

任务情境

唐奶奶，66岁，未婚，常年独居，一个月前因易渴、多尿、体重减轻等症状前往医院就医，被诊断为糖尿病，便开始接受相关药物治疗。但是，持续的药物治疗并未使血糖明显下降，医生便询问唐奶奶的日常饮食与运动情况。原来唐奶奶喜甜食，且时常食用含糖量较高的水果，这才导致血糖居高不下。基于唐奶奶的情况，为其制订有针对性的健康教育服务计划。

任务目标

知识目标

（1）了解糖尿病的定义、病因、临床表现以及治疗手段。

（2）熟悉患糖尿病老年人的心理特征。

（3）掌握患糖尿病老年人的心理照护方法。

能力目标

（1）能够判断患糖尿病老年人的心理状态。

（2）能够依据患糖尿病老年人的健康状况与心理状态，为老年人提供有针对性的心理照护服务。

素质目标

（1）通过学习糖尿病的基本知识，树立正确的老年健康理念。

（2）通过学习患糖尿病老年人的心理照护方法，养成积极关注老年人心理状况的习惯，尊重、关爱老年人。

知识准备

一、糖尿病概述

（一）糖尿病的定义与术语

糖尿病是一组由于胰岛素分泌缺陷及（或）其生物学作用障碍引起的以高血糖为

特征的代谢性疾病。老年糖尿病患者是指年龄在60岁及60岁以上的糖尿病患者，包括60岁以前诊断和60岁以后诊断的糖尿病患者。2型糖尿病是我国老年糖尿病的主要类型。

（二）病因

不同类型的糖尿病的病因不同，即使在同一类型中也存在差异性。概括而言，引起糖尿病的病因可归纳为遗传因素和环境因素两大类。发病机制可归纳为不同病因导致胰岛β细胞分泌胰岛素缺陷和（或）外周组织胰岛素利用不足而引起糖、脂肪及蛋白质等物质代谢紊乱。

（三）流行病学

近30年来，我国糖尿病患病率显著升高。2017年，20～79岁的人群中，大约有400万人死于糖尿病。由于需要终生服药，糖尿病也是最大的用药领域之一。新版国际糖尿病联合会地图数据显示，2021年我国约有1.14亿糖尿病患者，患病率高达11.6%，位居世界第一。2007—2008年全国糖尿病调查报告显示，60岁以上老年糖尿病患病率达20.4%。2013年，中国糖尿病患者知晓率及治疗率约为1/3，而控制率不足50%，仍处于较低水平。我国糖尿病患病率呈现井喷式的增长态势，《中国2型糖尿病防治指南（2017版）》指出，2013年我国成人2型糖尿病患病率达10.4%，其中60岁以上的老年人糖尿病患病率在20%以上。

（四）临床表现

1. 代谢紊乱症状群

（1）多尿、多饮、多食和体重减轻。

（2）皮肤瘙痒。

（3）其他症状：四肢酸痛、麻木、腰痛、性欲减退、阳痿不育、月经失调、便秘、视力模糊等。

2. 并发症

（1）糖尿病急性并发症：糖尿病酮症酸中毒、高渗高血糖综合征、糖尿病性乳酸酸中毒。

（2）感染。

（3）糖尿病慢性并发症：糖尿病大血管病变、糖尿病微血管病变、糖尿病神经病变、糖尿病足。

（五）临床治疗

目前临床应用的口服降糖药主要有磺脲类、双胍类、噻唑烷二酮类、葡萄糖苷酶抑制剂、苯甲酸衍生物及其他口服降糖药物。

1. 磺脲类

其作用机制主要是刺激胰岛β细胞分泌胰岛素。其降糖作用有赖于尚存在的相当数量（30%以上）的功能β细胞，不刺激胰岛素的合成。

2. 双胍类

其作用机制主要是促进无氧糖酵解，增大肌肉等外周组织对葡萄糖的摄取和利用量，抑制或延缓葡萄糖在胃肠道的吸收等改善糖代谢。

3. 噻唑烷二酮类

其可增强胰岛素在外周组织的敏感性，减轻胰岛素抵抗，为胰岛素增敏剂。本类药物有罗格列酮、环格列酮和吡格列酮等。

4. 葡萄糖苷酶抑制剂

α-葡萄糖苷酶抑制剂在小肠黏膜刷状缘竞争性抑制葡萄糖淀粉酶、蔗糖酶、麦芽糖酶和异麦芽糖酶，延缓葡萄糖和果糖等的吸收，可降低餐后血糖。

5. 苯甲酸衍生物

其是胰岛素促分泌剂，与磺脲类不同的是该药物不进入细胞内。口服后作用快，半衰期短，为速效餐后降糖药。

二、患糖尿病老年人的心理特征

糖尿病的可怕之处不只在于疾病本身，更在于它所带来的一系列并发症，一旦发生并发症，特别是各种慢性并发症，老年人的生活质量将受到严重影响，严重时甚至威胁生命。糖尿病给老年人造成了躯体痛苦和经济负担的双重压力，因此患糖尿病老年人的心理状态更需要积极关注。

1. 负面情绪

由于糖尿病是一种难以治愈的终身性疾病，至今尚未找到根治的药物和治疗方法，且随着病程发展还会出现多种并发症。所以，个体一旦被确诊患有糖尿病，则可能产生抑郁、焦虑、悲观、失望等负面情绪。近年研究发现，糖尿病患者中具有临床意义的抑郁症状发生率高达21.8%~60%，而抑郁、焦虑等负面情绪会严重影响老年人的自我效能、自我管理、遵医行为。

2. 厌世心理

患糖尿病老年人面对病情的长期性、治疗的复杂性和并发症的危害性，加之日常饮食的严格限制，若治疗效果欠佳，很可能心灰意冷、拒绝治疗，甚至产生轻生的想法。

3. 怀疑与不遵从医嘱行为

部分老年人怀疑糖尿病的诊断结果，拒绝改变饮食习惯和不良的生活方式；部分老年人因为糖尿病早期症状较轻或无症状，认为糖尿病只是血糖高，对身体并无实质性影响，因而易出现不遵从医嘱行为；还有部分老年人不愿意自己的生活方式与他人不同，拒绝胰岛素治疗和血糖检查，或放弃精心安排的治疗饮食。长期的不遵从医嘱行为会妨碍老年人进行适当的自我监护，导致病情加重。

三、患糖尿病老年人的心理照护方法

目前，糖尿病尚缺乏病因学的治疗方法。但是在临床领域已达成共识，采用药物、饮食、运动、健康教育、心理治疗相结合的综合性治疗手段，能更加有效地控制症状并减少并发症。

1. 健康教育

通过有计划、有目的的教育活动，帮助老年人与家属掌握疾病的相关知识，重建对疾病的合理认知，树立战胜疾病的信心；改变不健康的生活方式，积极预防疾病、促进健康长寿、提高生活质量。具体措施如下。①教育前评估。了解老年人对糖尿病的认知、需求及相关的不良行为和习惯。②制订教育计划。根据评估的情况选择教育内容，确定教育方式、方法和手段，制订详尽、科学的教育计划，并坚持实施。教育内容可以包括自我血糖监测技术、如何控制糖尿病、坚持药物治疗的益处、运动治疗方法、饮食治疗等。③效果评估。除进行健康教育最终成效评估外，还应通过交流、知识问答等形式，将效果评估贯穿于健康教育全过程，以便及时发现问题并采取有效的应对措施，保证健康教育的连贯性和有效性。

2. 情绪疏导

情绪可影响糖尿病患者的血糖变化，注重患糖尿病老年人的情绪疏导有利于疾病的康复。具体方法如下。①协助老年人建立合理认知。明确告知老年人当下的医疗技术无法根治糖尿病，但是经过与医生密切配合，病情可以得到有效控制，老年人完全能够与未患病的人一样享有正常寿命，并进行学习和生活，使老年人正确认识疾病，提升其自我效能感。②及时反馈。需要及时向老年人反馈积极的信息，例如，老年人良好的遵医行为、血糖得到了有效控制、病情有所好转等，提升老年人的自信心。③耐心倾听。做一个耐心的倾听者，为老年人提供倾诉的机会，帮助其宣泄和缓解负面情绪。④转移注意力。鼓励老年人多参与社会交往，例如下棋、旅游等，将注意力从疾病转移到其他方面。

3. 心理支持

可以鼓励患糖尿病老年人加入病友小组，在小组中能够获得病友的康复经验，以建立有益于疾病康复的生活方式；寻求来自病友的支持，获得与疾病抗争的力量；接纳与疾病共生。此外，还要鼓励老年人积极寻求来自家庭、朋友的各种支持。

4. 运动康复

适当的运动锻炼可以降低体重，促进肌肉利用糖原，以此达到降低血糖、稳定病情的目的。因此，可根据老年人的行动能力、病情、兴趣爱好等，鼓励其参与低、中等强度的有氧运动，例如散步、慢跑、跳广场舞、打太极拳等。锻炼初期，应注意运动的时间、强度和频率，避免超负荷锻炼，可根据身体的适应状况适当增大运动量，延长运动时间。

任务实施

工作步骤	具体内容
教育前评估	了解患者对糖尿病的认知、需求及相关的不良行为和习惯
确定教育计划	明确教育内容及教育方式、方法和手段，制订详尽、科学的教育计划
实施健康教育	依据计划推进健康教育工作
效果评估	通过互动交流、知识问答等形式，保证健康教育的连贯性和实效性

任务评价

工作步骤	评价标准	分值	自评分
教育前评估	（1）评估方式是否恰当 （2）评估结果是否准确	20 分	
确定教育计划	（1）计划是否详尽、科学 （2）计划是否有服务对象的参与 （3）计划是否得到服务对象的完全认可	20 分	
实施健康教育	（1）健康教育的内容、方式等是否科学 （2）健康教育的内容、方式等是否符合服务对象的实际情况	30 分	
效果评估	（1）服务对象的知识储备是否得到提升 （2）服务对象的行为是否得到改善	30 分	

通关测评

回忆本任务涉及的核心知识点，并在方框中写下来。

知识点 1	糖尿病的概念、病因、临床表现、临床治疗
具体内容	
知识点 2	患糖尿病老年人的心理特征
具体内容	
知识点 3	患糖尿病老年人的心理照护方法
具体内容	

任务拓展

案例情境

齐爷爷，73 岁，患有 2 型糖尿病多年，无特殊爱好，以前喜欢与老伴儿前往附近广场观看跳舞和玩牌，去年老伴儿去世后无人陪同，便只能待在家中或在小区内散步。齐爷爷长期依靠注射胰岛素控制糖尿病的发展，但是由于手部抖动严重与记忆力差等原因，时常忘记注射胰岛素，导致经常为此住院。同时，因牙齿严重缺损，加之糖尿病的特殊饮食要求，老人身形消瘦。老人育有一子，目前与儿子、儿媳及两个孙子共同居住，每月的医疗支出让老人一直对儿子心存愧疚，且因长期不外出，关注点全部聚集在两个孙子身上，孙子不经意的一句话都会在老人心中掀起一番波澜。

实训任务

(1) 依据上述案例分析齐爷爷患病后存在的心理反应。

(2) 针对案例中老人的情况，为其制定一份心理照护方案。

任务三 患癌症老年人的心理照护

任务情境

吴奶奶，72 岁，生活收入主要依靠老伴儿与子女不定期的补贴，平时喜欢与邻居玩牌，日子过得十分惬意。今年 10 月份，吴奶奶感觉背部异常疼痛，前往卫生院输液，被诊断为胸膜炎，进行了多日输液与服药治疗，但是未有明显好转，便转入县里的人民医院，经医生会诊，最终被确诊为肺癌早期。吴奶奶育有三子一女，子女均已成家且常年在外务工，经济条件一般。面对疾病带来的不适与高额的医疗费用，吴奶奶的心情十分沉重。依据材料，分析吴奶奶面临着哪些方面的心理负担。

任务目标

知识目标

(1) 了解癌症的定义、发病机制、临床表现。

(2) 熟悉患癌症老年人的心理特征。

(3) 掌握患癌症老年人的心理照护方法。

能力目标

能够依据患癌症老年人的健康状况与心理状态，为老年人提供有针对性的心理照护服务。

素质目标

（1）通过学习癌症的基本知识，树立正确的老年健康理念。

（2）通过学习患癌症老年人的心理照护方法，养成积极关注老年人心理状况的习惯，尊重、关爱老年人。

知识准备

一、癌症概述

（一）定义与术语

癌症也称恶性肿瘤，是一大类疾病的统称。这些疾病的共同特征是体内某些细胞丧失了正常调控能力，出现无节制的生长和异常分化，并发生局部组织浸润和转移。恶性肿瘤从组织学上分为上皮性癌和非上皮性肉瘤及血液癌。

（二）病因

引发癌症的原因很多，其中化学生物因素致癌最常见，病因分类方法有三种：按致癌物的性质、按致癌物的种类和按致癌物在肿瘤发生发展过程中的作用。

（1）按致癌物的性质，其可分四大类，即物理致癌物、化学致癌物、生物性致癌物和遗传性致癌物。

物理致癌物有电离辐射、紫外线、极端温度等。

据研究资料记载，80%~85%的人类肿瘤与化学致癌物有关。化学致癌物的种类最多，已发现能使动物患癌症的化学致癌物有2 000多种，其中约有50%的致癌物与人类肿瘤的发生有关。引起人类肿瘤的化学致癌物，根据来源不同可分三大类。①食物霉变、农药污染和制作不当产生的致癌物，有黄曲霉素、苯并芘、亚硝酸盐、尼古丁四大致癌物。②来自环境污染，如空气污染、职业因素、吸烟。③来自药物副作用，如消毒灭菌药、抗癌药、性激素等。

生物性致癌方面，病毒、细菌、真菌、寄生虫（如血吸虫）等生物均可致癌。

遗传性致癌是指影响了生殖细胞核内的DNA导致罹患癌症。物理、化学、生物致癌物长期损伤细胞，能破坏细胞内DNA的结构，随着时间的延长，DNA结构变异积累增多，从而引起细胞代谢方式和细胞性质的改变，使正常细胞变成癌细胞；亲代DNA结构的变异都能遗传给子代，因此癌症是可以遗传的。但遗传性致癌物致癌不是绝对发病的条件，如父辈患肺癌去世，子代不一定都患肺癌。

（2）按致癌物的种类，其可分为单原因致癌和多原因致癌。单原因致癌即始终由一种物质损伤同一组织器官而引发癌症，如电离辐射、紫外线、过热或过冷（热辐射）等，能单独损伤细胞 DNA 结构引发癌症。多原因致癌即由两种或两种以上致癌物先后损伤同一组织器官，使细胞癌变。如化学致癌物黄曲霉素（或苯并芘、亚硝酸盐）反复损伤消化道黏膜，引起应激反应，使黏膜发炎、红肿、糜烂；继发感染病毒（或细菌），引起免疫反应，继续损伤消化道黏膜，使病症反复加重，长期不愈；在化学致癌物、微生物和自由基的长期损伤下，炎性细胞过度增殖、变性、坏死，形成炎性肿块、息肉、溃疡等癌前病变，若病因长期未除，可引发癌症。如胃癌、结直肠癌等，均由化学致癌物损伤与病毒或细菌感染混合致癌。

（3）按致癌物在肿瘤发生发展过程中的作用，其可分为致癌因素、促癌因素和抗癌因素。致癌因素就是直接损伤细胞引起炎症癌前病变和肿瘤的物质，如物理、化学、生物因素都直接损伤细胞致癌。促癌因素即促进肿瘤发生发展的因素，如长期高糖、高脂饮食，常饮烈酒，患心血管疾病等都能导致人体血氧含量降低，使多器官细胞缺氧，促进肿瘤的发生和发展。吸烟是肺癌的致癌因素，是全身各类肿瘤发生、发展的促癌因素。抗癌因素即长期健康饮食，坚持活动锻炼，促进血液循环，增强身体免疫力，是抵抗肿瘤发生、发展的因素。

（三）流行病学

我国恶性肿瘤病死率属于世界较高水平，且男性明显高于女性、城市明显高于农村，并呈持续增长趋势。从不同恶性肿瘤死因来看，结直肠癌、肺癌、乳腺癌病死率，城市明显高于农村；而食管癌、肝癌、胃癌、宫颈癌病死率，则农村较高。

根据国家癌症中心 2022 年的统计数据，2016 年，中国新增癌症病例约 406.4 万例，新增癌症死亡病例 241.35 万例。肺癌、结直肠癌、胃癌、肝癌和乳腺癌是最常见的 5 类癌症，占癌症新发病例总数的 57.4%。肺癌、肝癌、胃癌、结直肠癌和食管癌是死亡人数最多的 5 类癌症，占癌症总死亡人数的 69.3%。2000—2016 年，食管癌、胃癌和肝癌的癌症特异性粗发病率和年龄标准化发病率显著下降，而结直肠癌、前列腺癌、乳腺癌、宫颈癌和甲状腺癌的发病率均显著上升。

（四）临床表现

一般而言，早期患者多无明显症状，但有特定功能的器官或组织可有明显的症状，如具有神经内分泌功能的各种恶性肿瘤可伴有相关的各种症状。其局部表现、全身症状及系统症状如下。

1. 局部表现

（1）肿块：位于体表或浅在的肿瘤，肿块常是第一症状。

(2) 疼痛：肿块的膨胀性生长、破溃或感染等会使末梢神经或神经干受刺激或压迫，可出现局部刺痛、跳痛、灼热痛、隐痛或放射痛，常让人难以忍受，尤以夜间更明显（静息性痛）。空腔脏器肿瘤可致痉挛，产生绞痛，例如肿瘤致肠梗阻的肠绞痛。

(3) 溃疡：体表或胃肠道的肿瘤，若生长过快、供血不足而继发坏死，或因继发感染可致溃烂。

(4) 出血：体表及与体表相通的肿瘤发生破溃、血管破裂可致出血，如消化道出血、尿血、咳血痰等。

(5) 梗阻：肿瘤可导致空腔器官阻塞，随部位不同而出现不同症状。

(6) 浸润及转移：转移后在转移部位发生相应的症状，如区域淋巴结肿大，相应部位静脉回流受阻导致肢体水肿或静脉曲张。骨转移可有疼痛或触及硬结，甚至发生病理性骨折。肺癌、肝癌、胃癌可致癌性或血性胸腔积液、腹水等。

2. 全身症状

良性及早期恶性肿瘤，多无明显的全身症状，或仅有非特异性的全身症状，如贫血、低热、消瘦、乏力等。如果肿瘤影响营养摄入（如消化道梗阻）或并发感染出血等，则可出现明显的全身症状。恶病质常是恶性肿瘤晚期全身衰竭的表现。某些器官的肿瘤可呈现相应的功能亢进或低下，继发全身性改变。一部分肿瘤患者是以全身症状为主诉就医的，因此对原因一时不明的全身症状患者，必须重视和深入检查。

3. 系统症状

(1) 呼吸系统：多表现为失声、咳嗽、咯血、喘症、胸痛等。

(2) 消化系统：多表现为呕吐、腹泻、便秘、食欲缺乏、口渴、呕血、血便、腹痛等。

(3) 泌尿生殖系统：多表现为小便不畅、血尿、阴道出血、泌乳、男性乳房发育、水肿等。

(4) 皮肤及四肢：多表现为多汗、黄疸、黑棘皮病、杵状指（趾）等。

(5) 积液：表现为胸腔积液、腹腔积液、心包积液等。

(6) 肿块：表现为淋巴结肿大、乳腺肿物、腹部肿物、四肢肿物等。

(7) 其他：表现为癌痛、头痛、发热、上腔静脉综合征、贫血等。

二、患癌症老年人的心理特征

癌症患者的心理状况变化受到多重因素的影响，找到患癌症老年人心理状况的内在联系，发现引起癌症患者心理状态变化的内在因素，掌握其变化的规律，是制定科学的心理照护措施并正确实施的客观前提。国内外学者研究调查发现，年龄较大的癌症患者不仅恐惧感明显低于年轻的癌症患者，而且在生活应对方面更优于年轻的癌症患者。精力旺盛的年轻的癌症患者在生活经历、应对方式及所承担的社会角色方面，相对于年龄大的癌症患者，发挥中流砥柱的作用更大，从而面对癌症时更容易出现心理问题。整体而言，患癌症老年人的心理反应通常包括以下几个方面。

1. 恐癌心理

由于对癌症的了解不充分或存在偏差，老年人包括普通公众大多“谈癌色变”，认为癌症是一种无法治疗的绝症，一旦患癌则意味着距离死亡不远了，甚至在尚未确诊时就表现出高度的恐惧心理。主要表现为忧心忡忡、坐立不安、心情紧张、唉声叹气，对医疗照护人员的所有言语、态度都表现出高度的敏感，甚至出现曲解、过度解读的情况。

2. 怀疑心理

大多数癌症患者既希望对自身的病情有全面的了解，又害怕真相、怀疑真相，对亲属及医务人员的表情、语言非常敏感，怀疑他们对自身的病情有所隐瞒，或心存侥幸，认为存在误诊的可能性，或将化疗的副作用视为癌症恶化或向其他部位转移，或者对标身边病情较重的病人，将其联想至自身，加重心理负担。

3. 回避幻想心理

癌症一旦确诊，老年人由于对癌症的恐惧心理，往往不愿意面对现实，对自己的病情予以回避，甚至幻想这根本不是事实，表现为烦躁焦虑、沉默寡言、心存幻想、否认患癌事实。

4. 抑郁悲观和绝望轻生心理

疼痛的折磨、放化疗的毒副作用、高额且持续的经济支出以及可能复发与恶化的风险等情况，使老年人在心理和身体层面常常感到生不如死，对治疗和生活失去信心与希望，甚至希望早日死亡以求解脱，主要表现为抑郁悲观、意志消沉、轻生绝望。

三、患癌症老年人的心理影响因素

许多研究证实了癌症患者的心理受多种因素的影响。总体而言，影响癌症患者心理水平的因素一般分为两个层面，分别是患者个人层面与患者所处的环境层面（详见图 5-1）。患者的年龄、性别、化疗次数、生活方式等都影响其心理状态，这一点已形成了行业共识。此外，患者的希望水平、自觉疾病的严重程度等因素均会对心理情况产生影响。明确心理困扰的影响因素，有助于有针对性地制定干预措施。

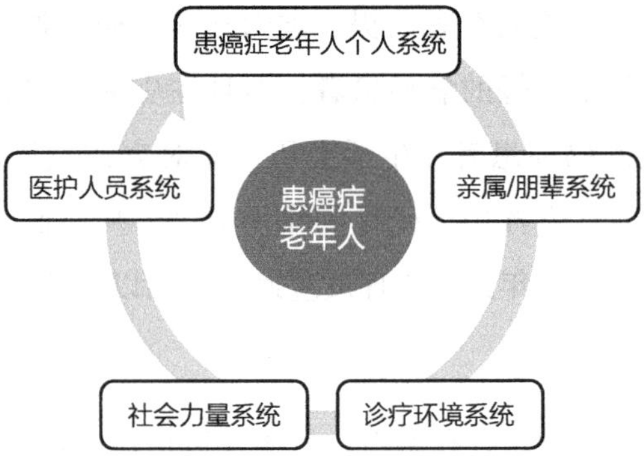

图 5-1　患癌症老年人的心理影响因素

（一）社会支持

社会支持是个体可以利用的一种外部资源，能增强患癌症老年人的适应性行为，促使患癌症老年人运用积极的应对策略来改善心理状况和治疗的依从性。老年人主动寻求社会支持并能合理利用则能使心理困扰减轻。依据角度的不同，社会支持可以分为专业性社会支持和非专业性社会支持。所以，作为照护人员除了给予专业的治疗和照护之外，还需要提供信息、情感等支持，从而帮助老年人减轻心理困扰。

（二）应对方式

积极应对有助于缓解心理压力，平衡心理状态，维护心理健康；消极应对催生负面情绪、不适应性行为，降低生命质量。应对方式的有效性是需要具体问题具体分析的，不存在对任何情境都有效的方式模型。照护人员也需要针对不同情形对患癌症老年人的应对方式进行评估，引导其采取正确的方式应对疾病带来的一系列生理和心理改变。

（三）希望水平

研究表明，希望是癌症治疗过程中的一个重要部分，个人内在希望水平的高低会影响癌症患者的心理发展和健康状况。具有较高希望水平的老年癌症患者在面对癌症时会采取积极的态度适应疾病带来的变化，并通过积极的行为减轻自身的身心症状；具有较低希望水平的老年癌症患者负面情绪较多，而且对医护人员等的配合度低，这对癌症的治疗是非常不利的。当然，个体的希望水平并不是越高越好，因为目前的医学技术是存在局限的，将疗效、预后情况等方面的希望水平维持在合适的状态是最有利于老年人身心健康的。

（四）疾病感知

研究发现，过度关注疾病症状并总担心复发的患者表现出更多的负面情绪反应，甚至影响正常的人际交往和日常生活。因此，帮助老年人建立正确的疾病感知，可以促进其选择和坚持健康的生活方式和改善其生活质量。

（五）合并症状

罹患癌症的老年人常常伴随着多种合并症状，这些症状是疾病经历中重要的组成部分。常见症状包括疲乏、疼痛、恶心、呼吸困难、食欲下降、睡眠障碍等。如果这些症状无法缓解，会对病人的功能状态、情绪状态以及生命质量产生一系列负面影响。因此，医护人员对老年人合并症状的管理有助于减轻老年人的心理困扰。

四、患癌症老年人的心理照护方法

针对患癌症老年人的心理照护，包括 5 个程序，分别为筛查、评估、服务与转介、随访、记录和持续质量改进。

（一）筛查

在实施筛查之前，需要对照护人员进行系统培训，使其掌握心理筛查的知识和技能。筛查的时间为老年人初诊和适当的时间间隔期，尤其在缓解、复发或病情进展时。2013 年 NCCN（美国国立综合癌症网络）指南指出癌症患者的心理痛苦状况易改变的时间节点包括：发现可疑症状、诊断性检查、明确诊断、等待处理、治疗方式改变、治疗结束、出院后处理、过渡期、治疗失败、复发/进展、晚期癌症、临终期。筛查工具可使用心理痛苦温度计（Distress Thermometer，DT）和问题列表（Problem List，PL）。若存在初筛高风险的老年人，要在 24 小时内对其进行再次评估，必要时可采取相应的干预措施或转介。

（二）评估

心理痛苦筛查的目标是确定需要进一步评估、干预的老年人，因此评估是整个管理过程中的核心部分。基于筛查结果，照护人员对老年人进行评估。评估的内容包括焦虑、抑郁等心理问题及疼痛、疲乏、营养不良等身体症状问题。评估的方法和工具如下。根据问题列表中老年人存在的问题进行评估，针对抑郁的老年人推荐采用个人健康问卷抑郁量表（Personal Health Questionnaire-9，PHQ-9）来评估抑郁症状。还可以使用患者健康问卷量表（Patient Health Questionnaire-2，PHQ-2）来有效识别患癌症老年人的痛苦程度和精神状况。对于焦虑的老年人，可以使用广泛性焦虑量表（Generalized Anxiety Disorder-7，GAD-7）来评估焦虑症状。

（三）服务与转介

筛查和评估作为前期工作，并不能改善患癌症老年人的心理痛苦程度，对于患轻度癌症与部分患中度癌症的老年人，可以根据患者个人及其所处的环境系统采用以下综合性的心理照护方法。

1. 患者个人层面：结构式心理干预

针对患癌症老年人的结构式心理干预内容包括情绪疏导、认知疗法、应激处理等。具体的技术与技巧如下。

（1）情绪疏导。针对否认心理，应允许老年人在一定时间内采用否认、合理化等防御机制，使其有过渡时间去接受患病的事实。但是，长时间的“否认”可能会延误病情，故需要积极引导。研究表明，癌症患者真正意义上的“否认”并不多见，大多数属于情感压抑，患者只是有意识地克制情绪，表面平静，内心却极其痛苦。针对焦虑和恐惧情绪，可采用认知疗法纠正患者的错误认知，再结合支持性心理治疗放松技术、支持性心理治疗、疏泄性心理指导，帮助老年人宣泄压抑的情绪，减轻紧张和痛苦的程度。

（2）认知疗法。虽然“患癌不等于死亡”的观念已为不少人所接受，但许多人仍然“谈癌色变”。研究表明，凡能正确认识癌症、保持良好心态的患者，5 年生存率明显提高。故纠正患癌症老年人的错误认知，维护其积极乐观的情绪乃是心理干预的核心要素。具体措施：加强癌症知识的科学宣教，使老年人明晰癌症与负面情绪、生活方式等之间的关系，了解目前治疗的进展、治疗过程中可能出现的副作用和并发症、疾病预后等。在宣教过程中，既不否认癌症的严重危害，又要让老年人认识到积极的治疗、良好的心态有助于战胜癌症，纠正老年人对癌症的不合理认知，增强康复的期望和信心。

（3）应激处理。应激处理策略包括问题处理策略（解决问题以消解应激源、提高社会技能、寻求信息、直面问题）与情绪处理策略（认知重组、注意转移、自我暴露或宣泄、回避问题）。

多种干预方式的综合运用，能有效缓解患癌症老年人的心理问题。

2. 患者所处的环境系统层面

（1）亲属系统：指导家属加强对老年人的心理关怀。许多老年人一旦知晓患癌，精神容易崩溃，因此家属要建立信心，多同医务人员沟通病情，学习照护经验，避免因自身消极情绪或行为影响老年人。要给予老年人积极的引导，使其保持轻松愉快的心情，与他们一同战胜病魔。尤其由于晚期的治疗效果多不明显，在疼痛、出血及肾衰竭等症状的影响下，处于这一患病阶段的老年人会对周围一切产生不满。这种情绪会使其向家属发脾气，这时需要家属克服厌烦心理，理解和宽容老年人，帮助老年人减轻愤怒和怨恨，使其以愉快的心情接受治疗。药物会对胃肠道产生刺激，老年人可能出现恶心、呕吐、食欲下降等症状，除了医生体外营养支持治疗，家属可以制作营养丰富、可口的饭菜。同时，注意用餐环境和氛围，使老年人多进食。

（2）医护人员系统：治疗性沟通。治疗性沟通是指护士及相关工作人员以老年人为中心，帮助老年人进行身心调适，使病人从疾病状态向健康方向发展，并与他人和睦相处。具体的干预措施包括入院宣教、术前宣教、照护查房、照护操作时的解释与沟通、病人及家属提问时的答疑等，以上方式能够让老年人从医护人员处获取更多知识，有效缓解患癌症老年人的心理问题。

（3）社会力量系统：资源整合。社会力量被视为个人应对事件的“外部资源”，对于减轻患癌症老年人的心理症状具有积极作用。老年人退休后经济水平明显下降，面对患癌后的经济花费难免产生心理压力。可联系慈善机构为符合条件的患癌症老年人提供物资、经济等方面的帮扶，缓解老年人治疗过程中的焦虑情绪。

（四）随访

随访主要指对老年人的心理痛苦状况进行后续了解。临床医生或团队成员（护士、心理学家、精神科医生、内科医生）负责确定哪些老年人需要进行随访评估，并确保其接受随访评估。基于再评估，医护人员可以对心理痛苦水平稳定或下降的老年人进行持续监测和支持，对心理痛苦水平持续升高的老年人给予癌症专业照顾者的照护并调整目前的干预措施。这些干预措施可能包括强化心理或药物干预、更换药物。当团体心理治疗的效果不理想时可变更为个别心理治疗。随着癌症患者轻生率的增加，可在随访时评估老年人的轻生意念。

（五）记录和持续质量改进

护理人员应对老年人的身心状况、采取的服务措施、取得的效果等进行记录，反思服务措施的有效性，不断改进服务方法，提升服务质量。

任务实施

分析	具体内容
认知层面：对确诊患癌难以置信	所患疾病由胸膜炎转变为癌症，吴奶奶一时难以接受
身体层面：疾病带来的不适感	持续性的背部疼痛，加之服药和输液可能带来的副作用，让吴奶奶的身体十分不适
经济层面：治疗费用的压力感	吴奶奶没有退休金，患病后需要大额的医疗费用，只能依靠老伴儿和子女，可能会出现拖累老伴儿和子女的愧疚感
心理层面：未来生活的忧虑感	患病前的吴奶奶生活惬意，可能会担心即使出院之后也难以恢复此前的生活状态

任务评价

分析	评价标准	分值	自评分
认知层面：对确诊患癌难以置信	内容分析是否准确、翔实，层次是否分明，是否符合材料中的表述，能否为后期服务开展提供指引	25 分	
身体层面：疾病带来的不适感	内容分析是否准确、翔实，层次是否分明，是否符合材料中的表述，能否为后期服务开展提供指引	25 分	
经济层面：治疗费用的压力感	内容分析是否准确、翔实，层次是否分明，是否符合材料中的表述，能否为后期服务开展提供指引	25 分	
心理层面：未来生活的忧虑感	内容分析是否准确、翔实，层次是否分明，是否符合材料中的表述，能否为后期服务开展提供指引	25 分	

通关测评

回忆本任务涉及的核心知识点，并在方框中写下来。

知识点 1	癌症的概念、病因、临床表现
具体内容	
知识点 2	患癌症老年人的心理特征
具体内容	
知识点 3	患癌症老年人的心理影响因素
具体内容	
知识点 4	患癌症老年人的心理照护方法
具体内容	

任务拓展

案例情境

李爷爷，78 岁，三年前罹患肺癌，经手术治疗与化疗后，恢复情况良好，也遵从医嘱定期复查并保持规律的生活方式。但是在今年的复查中又被医生告知患有早期胰腺癌，老人得知消息后，情绪低沉，不顾子女的劝阻，毅然决定放弃治疗。他认为自三年前患癌后，一直积极治疗、合理饮食，如今又患癌，便认为目前的医疗技术不能很好地治疗癌症；同时，子女因为老人患病承受较大的经济压力，老人也不想成为子女的负担，便决定放弃治疗。可子女认为，早期癌症可以有良好的治疗效果，希望老人可以接受治疗，不要有心理负担。

实训任务

（1）结合材料分析李爷爷的心理特征。

（2）针对李爷爷的心理特征，为其拟定一份心理照护方案。

任务四 患阿尔茨海默病老年人的心理照护

任务情境

范爷爷，64 岁，退休前是一位中学物理教师。在过去的一年里，他的认知能力逐渐下降，有时会把东西放错地方，曾经的同事认为他比之前变得更易怒和健忘。其配偶表示老人经常重复同样的问题，且对近期发生的事件都难以记住。女儿也注意到，老人在家里使用电饭锅等常用工具甚至在使用遥控器时都会出现一些困难，而这些事情对于他而言应当是十分简单的。前往医院检查后，老人被诊断出阿尔茨海默病。为此，照护人员计划针对老人开展记忆力训练。

任务目标

知识目标

（1）了解阿尔茨海默病的定义、发病机制、临床表现以及治疗手段。

（2）熟悉患阿尔茨海默病老年人的心理特征。

（3）掌握患阿尔茨海默病老年人的心理照护方法。

能力目标

能够依据患阿尔茨海默病老年人的健康状况与心理状态，为老年人提供有针对性的心理照护服务。

素质目标

（1）通过学习阿尔茨海默病的基本知识，树立正确的老年健康理念。

（2）通过学习患阿尔茨海默病老年人的心理照护方法，养成积极关注老年人心理状况的习惯，尊重、关爱老年人。

知识准备

一、阿尔茨海默病概述

（一）定义与术语

阿尔茨海默病（Alzheimer's Disease，AD）是德国精神科医师阿洛伊斯·阿尔茨海默（Alois Alzheimer）于1906年首次报告的临床病理综合征，主要表现为进行性记忆损害，最终发展为全面认知功能减退的失智状态。2010年后，阿尔茨海默病的概念发生重大改变，学者将阿尔茨海默病的概念扩充为从仅有大脑病理改变到严重失智的完整连续体，不仅包括阿尔茨海默失智病，还包括阿尔茨海默病所导致的轻度认知功能损害（MCI）、主观认知下降（SCD）或仅有病理改变的无症状者（APC），并将MCI纳入临床期阿尔茨海默病，使阿尔茨海默病早期防治关口前移了5～10年。

2011年，美国衰老研究所和阿尔茨海默病协会（NIA-AA）推出修订版阿尔茨海默病指南，将阿尔茨海默病分为两期（临床前期和临床期）五个阶段：Aβ沉积阶段（仅有Aβ沉积、没有神经元变性）、神经元变性阶段（Aβ沉积和神经纤维缠结形成、神经元变性，尚无主观症状）、SCD阶段（既有AD相关生物学改变，又有主观认知下降，但无客观认知损害）、MCI阶段（AD生物学改变、主观认知下降、客观认知损害、总体认知功能正常、社会功能和日常生活能力基本正常）和AD失智阶段（AD生物学改变、全面严重认知损害、社会功能和日常生活能力显著受损）。

（二）病因

阿尔茨海默病的病因及发病机制目前尚不完全明确，但是有与本病发生相关的因素，主要包括高龄、常染色体显性遗传、神经因子缺乏、机体自身免疫异常等。

病理解剖可见大脑半球皮质弥漫性萎缩，重量较正常大脑轻20%以上。脑回变窄，脑沟增宽，以额叶、顶叶和前额叶最明显。枕叶、运动皮质和感觉皮质受累较少。脉室扩大，尤以侧脑室颞角明显，海马萎缩明显。阿尔茨海默病的组织学病理改变主要包括细胞外老年斑或轴突斑，细胞内神经纤维缠结、神经元丢失伴胶质细胞增生、神经元颗粒空泡变性、淀粉样蛋白血管病。

（三）流行病学

联合国数据显示，截至2019年，中国的阿尔茨海默病患者超过1 000万名，中国的阿尔茨海默病患者占世界阿尔茨海默病患者总人口的25%。阿尔茨海默病发病年龄集中于65岁及以上，从性别角度而言，女性高于男性。阿尔茨海默病与年龄具有相关性，年龄每增加5岁，患病率将上升1倍，80岁人群的患病率为15%，约25%的阿尔茨海默病患者有家族史。

（四）临床症状

阿尔茨海默病一般起病隐匿，早期不易被发现，病情逐渐进展。临床症状分为两方面，即认知功能减退和非认知性精神症状。认知功能减退主要表现为记忆力减退、定向力下降，伴有失语、失认或失用；非认知性精神症状包括焦虑、抑郁等。

（五）临床治疗

目前常用的治疗药物包括胆碱酯酶抑制剂、谷氨酸受体调控剂、脑代谢激活剂、脑循环改善剂、抗氧化剂等；其他认为可能有效的药物有神经营养因子、激素、非甾体抗炎药、他汀类药物、抗β-淀粉样蛋白药等。

二、患阿尔茨海默病老年人的心理特征

（一）早期阿尔茨海默病老年患者的心理特征

1. 认知方面

早期患者存在轻度认知功能障碍。老年人的记忆力、定向力、视空间能力、语言和思维能力均有所下降，对很久以前发生的事记忆保持较好而对最近发生的事记忆不佳，在学习新信息和新知识时难以记住，不愿意改变自己原来的生活习惯，不适应与自己习惯不同的物品摆放方式，到陌生环境需要亲属陪同，担心自己会走失。

2. 自理方面

对吃饭、穿脱衣袜、洗脸刷牙、大小便等日常基本生活活动能够自理，但对洗衣、做饭、购买生活必需品、管理钱物等带有些许复杂要素的日常生活活动不能很好完成。

3. 情绪方面

记忆力减退会使患者注意力不集中，加上日常生活方面的活动不能很好地独立完成，老年人的内心会发生变化，表现出焦虑、抑郁、愤怒、消极、淡漠、孤独等负面情绪和心理状态。

4. 行为方面

在受焦虑、恐惧、幻想、失眠等负面情绪影响后，老年人易出现攻击、尖叫、哭泣等行为症状。

5. 人格方面

由于记忆力减退，日常生活不能完全自理，老年人的社交活动减少，对周围环境的兴趣下降，导致对周围的人和事较为冷淡，社交困难，甚至对亲人也漠不关心，猜测、多疑、自私，有时自言自语，对新环境难以适应。

（二）失智老年人的心理特征

1. 认知方面

（1）视空间障碍：在熟悉的环境中迷路，找不到自己的家门，甚至在自己家中也会走错房间或找不到卫生间，不能临摹简单的图形。

（2）记忆障碍：记忆障碍是失智早期突出的症状。最初主要累及近期记忆，记忆保持困难，学习新知识困难，如刚说过的话、做过的事转眼即忘。随着病程的进展，远期记忆受损，不能回忆自己曾经的工作和生活经历，甚至忘记自己的姓名、年龄、家庭住址等。为了掩盖记忆方面的缺损，有的老年人会以虚构或错构的方式填补记忆的空白。

（3）思维障碍：失智症患者的理解、推理、概括和计算等抽象思维能力受损。最初是计算困难，逐渐出现思维迟钝缓慢，不能区分事物的异同，不能进行分析归纳，看不懂小说或电影等，最后出现失认、失用症状，完全丧失生活能力。

（4）语言障碍：由于大脑病理改变、认知功能缺陷和执行能力紊乱，患者言语变得空洞，语句啰唆、乏味冗长，无意识地过度使用代词、虚词，词语贫乏，言语单调，甚至出现缄默少语或重复语句，严重者可失语。

2. 情绪方面

因部分或完全丧失生活自理能力，老年人易出现负面想法和功能失调性态度。情绪由淡漠变为急躁、焦虑、怀疑、抑郁，反复交替多变，出现精神方面的异常改变，如出现幻觉、妄想、抑郁、激越躯体和言语性攻击等。老年失智症患者的精神行为的许多症状是以认知症状为基础的，如被窃妄想多见于记忆障碍时。

3. 人格方面

容易出现情绪改变异常和精神异常行为，从而继发人格的改变。从最初的活动减少、兴趣下降、对周围环境的难以适应等，发展到对人冷漠、激越、情绪不稳，因琐事而暴怒、骂人、打人等，甚至出现幻觉、妄想等精神症状，易致当众裸体等行为。

4. 自理方面

由于认知功能严重损伤，老年人的日常生活能力明显下降，不能从面容上辨认他人与自己，穿衣时经常将前后、里外、左右混淆，进食时不会使用筷子，常用嘴舔食或用手抓等。

三、患阿尔茨海默病老年人的心理照护

研究证明，正常老龄化和轻度认知功能损害的脑功能是有可塑性的，应通过加强心理行为的干预来改变认知功能，尤其是改善记忆功能减退。

1. 心理支持

应尊重和理解老年人，用诚恳的态度对待老年人，耐心倾听老年人的诉说，尽量满足其合理的需求；对于不能满足的需求应给予耐心解释，根据老年人的情况进行心理疏导，鼓励其热爱生活，帮助其树立坚持治疗的信心。老年人的照护者尤其要避免在老年人面前呈现出厌烦、排斥的态度。

2. 记忆训练

增加信息的刺激量，可利用记忆辅助物（黑板、便签等），也可用视听设备配合训练，逐渐改善老年人的记忆功能。具体方法包括：①瞬时记忆训练，如无规则数字、图片细节还原等；②短时记忆训练，给老年人看几件物品或让老年人观察身边环境并令其记住，然后让其进行回忆；③长时记忆训练，让老年人回忆近期接触的亲朋好友、前几天看过的新闻事件，以及与子女或工作人员之间发生的事情，在老年人陈述期间可进行适当提醒。

3. 智力训练

促进老年人勤用脑，以刺激大脑的思维活动。智力训练分为观察力、自然事物分类能力、数字与数学计算能力、视觉空间辨识能力与想象力 5 个方面。观察力训练可以采用找不同、捉迷藏等方式；自然事物分类能力训练可采用水果分类、蔬菜分类、厨具分类等方式；数字与数学计算能力训练可以采用数数、买菜算账模拟等方式；视觉空间辨识能力训练可以采用拼图、倒影训练等方式；想象力训练可以采用猜字、拼七巧板等方式。通过游戏化、日常化的设计，将生活细节融入各类训练中，以延缓或改善老年人智力衰退的状况。

4. 言语训练

照护者首先要鼓励老年人读书看报、看电视，尽可能多地接受来自外界的语言刺

激，这对防止老年人语言衰退具有重要作用。其次，鼓励老年人进行语言表达，应主动提出话题与老年人进行讨论，以此鼓励老年人多说话。在沟通过程中，需要保持足够的耐心，目光亲切、态度温和，培养老年人交流的兴趣。

5. 运动训练

对于患轻度、中度阿尔茨海默病的老年人，可让他们进行有氧运动，有规律性地进行保健操或手指操训练，也可借助智能设备，例如训练毯、踏步训练器等，加强老年人行走的能力。对于患重度阿尔茨海默病的老年人及卧床老年人，可让他们进行一些被动的肢体活动，如关节按摩、推拿等。

6. 照护者的心理支持

照护者整天面对感知觉、学习和记忆、语言、社会适应能力等各方面都存在障碍的老年人，容易身心疲惫、心理负担沉重，可能出现厌烦、仇视、训斥甚至暴力对待老年人的情况。因此，可以对照护者进行疾病相关知识的培训，使其掌握必要的照护技能和康复训练技巧；也应给予照护者适当的心理援助和精神上的支持，以缓解其心理压力和精神负担，使其为老年人提供更高质量的照顾；必要时，可提供喘息服务。

任务实施

工作步骤	具体内容
准备	（1）与老年人及其家属沟通了解病情 （2）了解老年人的喜好、特长 （3）与老年人及其家属建立良好的互动关系
制订计划	根据访谈信息，与老年人及家属共同制定训练方案
实施计划	（1）瞬时记忆训练：无规则数字、图片细节还原等 （2）短时记忆训练：给老年人看几件物品或让老年人观察身边环境并令其记住，然后让其进行回忆 （3）长时记忆训练：让老年人回忆前几天看过的新闻事件，具体描述事件发生的时间、地点、内容等；引导老年人回忆物理公式 （4）结合老年人的兴趣，可以辅之以棋牌类（象棋、围棋、麻将等）活动
评估	（1）了解老年人及其家属对训练方式的满意度 （2）了解老年人记忆训练的有效性

任务评价

工作步骤	评价标准	分值	自评分
准备	（1）前期资料收集是否全面 （2）是否与服务对象建立良好的专业关系	20 分	
制订计划	（1）计划是否详尽、科学 （2）计划是否有服务对象的参与 （3）计划是否得到服务对象的完全认可	20 分	
实施计划	（1）计划是否符合服务对象的身心状况 （2）计划能否应对可能出现的状况	30 分	
评估	（1）服务对象及其家属是否满意 （2）训练方式是否有效	30 分	

通关测评

回忆本任务涉及的核心知识点，并在方框中写下来。

知识点 1	阿尔茨海默病的概念、病因、临床症状、临床治疗
具体内容	
知识点 2	患阿尔茨海默病老年人的心理特征
具体内容	
知识点 3	患阿尔茨海默病老年人的心理照护方法
具体内容	

任务拓展

案例情境

苏爷爷，74岁，退休工人，小学文化。苏爷爷于四年前出现记忆力减退的现象，主要表现为丢三落四、不识熟人，对近期的事情也没有印象，且变得脾气急躁、多疑，常因一些琐事与家人争吵。后前往医院就医，被诊断为阿尔茨海默病。近期，苏爷爷日常生活能力逐渐减退，买东西不会算账、经常失眠、态度固执、不听家人劝阻，深更半夜也要出门，出门后常常不认识回家的路。苏爷爷主要由其老伴儿和子女共同照顾。其老伴儿72岁，身体状态越来越差，子女又需要奔波于家庭和公司之间，均感到心力交瘁。

实训任务

（1）分析上述案例中苏爷爷的病情处于哪个阶段。

（2）结合苏爷爷的情况，为苏爷爷及其家属制订一份心理照护计划。

参考文献

[1] 郭姣．健康管理学［M］．北京：人民卫生出版社，2017.

[2]《中国高血压防治指南》修订委员会．中国高血压防治指南［M］．北京：中国医药科技出版社，2018.

[3] 相光鑫，赵翔凤．老年人常见病防治［M］．北京：华龄出版社，2020.

[4] 国家心血管病中心．中国心血管健康与疾病报告：2021［M］．北京：科学出版社，2022.

[5] 侯晓霞．老年常见病的预防与照护［M］．北京：北京大学出版社，2019.

[6] 王丽华，鲁红，李相中．实用老年护理［M］．北京：中国科学技术出版社，2017.

[7] 郑洁皎，高文．老年病康复指南［M］．北京：人民卫生出版社，2020.

[8] 周郁秋．康复心理学［M］．3版．北京：人民卫生出版社，2020.

[9] 李卓．常见疾病康复［M］．长沙：中南大学出版社，2019.

[10] 贾丽娜，庄海林，陈越，等．福州城市社区老年人高血压与抑郁关联性［J］．中国公共卫生，2015，31（12）：1642-1645.

[11] 陈向宇，香梅，李辉，等．社区管理高血压患者心理健康状况及其影响因素分析［J］．中国慢性病预防与控制，2018，26（6）：416-420.

[12] 刘晓伟，赵幸福，程灶火．阿尔茨海默病概念变迁、患病率及诊疗进展［J］．中国临床心理学杂志，2021，29（6）：1251-1255，1265.

项目六
老年人社会适应问题的心理照护

项目介绍

多数情况下，退休意味着老年期开始，老年人需要将生活重心由工作转移到包括家庭在内的其他领域。对于部分老年人尤其是健康状况良好的老年人来说，退休使得他们在日常生活内容、生活方式和社会交往等诸多方面出现较大的变动，常常会引发老年人生理和心理上的不适，如果不能合理调适，就会出现退休综合征。

经济社会的急剧变迁使得人口流动加快、家庭规模小型化、养老需求水平不断提升，传统的家庭养老功能难以维系。上海提出“9073”养老模式，即90%的老年人居家养老，7%的老年人社区居家养老，3%的老年人进入机构养老。选择集中养老的老年人移居到养老机构生活，他们的个人系统与新的环境系统之间需要不断调整，若不能及时、有效地调整，便会产生各方面的不适应现象。

退休以及进入养老机构集中养老对于老年人而言，均属于重大的生活事件，需要给予一定的关注，让老年人能够逐渐适应在人际交往、生活环境等方面出现的变化。

本项目旨在全面介绍老年人养老面临的社会适应问题，并针对不同的社会适应问题梳理了有针对性的照护方式，让学生了解老年人在面临重大生活事件时的心理特征，并掌握一定的心理照护方法。

项目目标

知识目标

（1）了解退休的定义，掌握退休老年人的心理反应。

（2）了解集中养老老年人的现状，掌握集中养老老年人社会适应方面存在的问题。

（3）掌握退休老年人和集中养老老年人的心理照护方法。

能力目标

（1）能够依据老年人的具体情况，分析老年人集中养老的心理状态。

（2）能够根据退休老年人和集中养老老年人的心理特点，为老年人提供有针对性的心理照护服务。

素质目标

自觉尊重和关爱老年人，让他们获得更多的社会支持和心理支持。

任务一　退休适应问题的心理照护

任务情境

郑先生的父亲此前工作十分忙碌，加班是家常便饭，但因临近退休，单位便安排其负责工作交接，除此之外无其他工作任务。原本应该迎接美好的退休生活，郑先生却发现父亲最近有些异常，心不在焉、寡言少语，做事也没有了之前的动力，于是便主动向社会工作者咨询与求助，期望能够改善父亲的状况。社会工作者小田为老人进行了为期一个月的心理疏导。老人的情绪有所好转后，小田便计划对老人进行进一步家访，共同探讨老人退休后的生活规划。

项目目标

知识目标

（1）了解退休的概念。

（2）掌握退休老年人的心理反应。

（3）掌握退休老年人心理照护的方法。

能力目标

（1）能够依据退休老年人的心理特点，分析退休老年人的心理健康状况。

（2）能够运用心理照护方法，帮助老年人缓解退休后的不适应情况。

素质目标

养成积极关注退休老年人群心理状况的习惯，自觉尊重、关爱老年人，为老年人提供心理支持。

知识准备

“退休”是指根据国家有关规定，职工达到一定年龄退出工作岗位，其中包括劳动者因年老或因公、因病致残，完全丧失劳动能力（或部分丧失劳动能力）而离开岗位。在面临退休时，老年人可能会出现一系列的反应。退休综合征是指老年人由于退休后不能适应新的社会角色、生活环境和生活方式的变化而出现焦虑、抑郁、悲哀、恐惧等消极情绪，或因此产生偏离常态行为的一种适应性的心理障碍。这种心理障碍往往还会引发其他生理疾病，影响身体健康。

一、退休老年人的心理反应

退休老年人要适应社会角色的变化、家庭环境的变化、人际环境的变化、生活节奏的变化以及心理的变化。对于退休老年人来说，社会适应困难主要体现在社会和心理两个层面。

（一）社会层面

社会的发展需要通过每一代人的努力实现，整个人类的历史也是依靠代际合力予以推动的。前代人为后代人提供了一个最基本的生存和发展的基础，人们总是在前人的基础之上开始正常的生活和再创造。但是伴随着经济的发展，人们对老年人的认知也在发生改变，现在社会中也存在着对老年人的消极看法。老年群体作为社会前进的开拓者，曾经为社会发展做出了自己的贡献，但是年老之后却可能面临来自家庭和社会的偏见。加之科技日新月异、社会变迁加快，老年人在观念和行为上难以接受社会的与时俱进，例如使用智能手机、电脑等电子设备，自然而然会逐渐与变化着的外在世界疏离，难以跟上社会变迁的步伐，以致老年人对于自身的存在感与价值也存在一定的怀疑。

（二）心理层面

老年人由于社会角色的改变，心理上会产生一种失落感。随着年龄的增长，老年人的生理机能不断衰退，在他们看来，是退休导致了心理层面的不适应，他们不再被工作、家庭、社会所需要，丧失了创造经济价值的功能，他们害怕衰老，也不愿意接受这一现象。

1. 人际关系与社会地位变化导致的落差心理

退休，也是一个人职业角色的转变，接触环境由单位变为社区，核心交往人群由同事变为家人和邻居，每天面对的问题由工作变成生活琐事。这一系列的转变是突然的，对于大多数老年人而言在短时间内难以接受，极易产生老年退休综合征。症状主要涉及两种情绪：一种情绪表现为伴随他们常年的权威思想没有改变，特别是在退休前担任领导的老年人，由于长期形成的习惯，退休后仍然习惯支配、领导、命令身边的人去行事，尤其是当自己提出的意见和想法不能被采用或重视时，极易引起心理失衡、失落等不良情绪；另一种情绪是认为自己老了，没有任何用处了，被社会抛弃，以点带面地否定自我，把自己看成无用之人，变得沉默寡言、情绪低落。

2. 健康状况变化导致的不安心理

随着年龄的增长，老年人的生理机能处于不同程度的退化状态，既有生理性衰老，又有心理上的不安。从生理角度而言，老年人的感知能力逐步退化，与外界的交流减少，对信息的反应能力变得更加迟钝；记忆力随着年龄的增加不断减退，体力也随着年龄的增长而下降。从心理角度而言，不少老年人害怕衰老，退休后的老年人表现得更为明显。因为他们青年时期努力奋斗过，创造过美好生活，体现过自己的人生价值，不愿意接受自己的衰老。

3. 经济条件变化导致的心理压力

对于退休老年人而言，退休金与子女补贴是其主要的经济来源。政府机构和事业单位退休的老年人的退休金替代率较高，但是普通企业退休老年人的退休金相比就要少很多。退休后收入的减少，会导致生活水平的降低，若遭遇生病等特殊情况，老年人就更加容易产生心理压力。

4. 信息化发展导致的挫败感

当今社会信息化已经从生产领域逐渐扩展到了生活领域，日常生活中用到的主要工具都出现了信息化的特征，例如通信、购物、交通等领域的信息化程度越来越高。而老年人由于生理机能的衰退和对新生事物的接受能力下降，加之信息化产品在研发过程中忽略了老年消费群体的特殊需求，老年人难以享受科技发展带来的便利，在生活体验方面产生挫败感。

综上所述，应充分认识到社会地位、人际关系、身体健康、经济收入和接触环境的改变对退休老年人心理健康的影响，以便采取有针对性的照护方式。

二、退休老年人社会适应的心理照护方法

（一）个人心理支持，提高心理调适能力

1. 倾听

鼓励老年人诉说退休的感受、存在的负面情绪和心理因素等，工作人员应耐心倾听，对老年人的痛苦给予高度重视和共情。同时，引导老年人宣泄负面情绪，释放内心的痛苦体验，以此拉近彼此的心理距离。在倾听过程中不要随意打断老年人的谈话，要通过非语言方式，包括眼神、表情、动作等身体语言，给予鼓励和回应。

2. 澄清

澄清是对不清楚的地方进行发问，从而获得更加精准的信息。澄清是确保有效倾

听的重要方法，是将“听”与“说”串联起来的必要手段。在服务过程中，工作人员应用通俗易懂的语言向老年人确认问题的原因、性质、程度、处理方式等，从而帮助其解除顾虑，缓解或消除紧张、焦虑情绪，使老年人树立信心。

3. 鼓励

针对情绪低落、悲观失望、自卑、缺乏自信心的老年人，主要鼓励他们振作精神、树立信心。鼓励需要长期开展，结合生活中的实际问题和情境进行鼓励效果会更好。

4. 指导

指导是直接指点和示意老年人做什么、如何做。指导之所以能够发挥支持作用，是因为它能够帮助老年人在面对负面情绪和糟糕心理状况时保持处理问题的能力。给予的指导一定要明确、肯定并具有可行性。

心理调适能力是可以通过接受教育、咨询辅导以及自我反省而不断提高的。工作人员应有意识地借助他人的力量提高退休老年人在社会适应方面的心理调适能力。

（二）家庭心理康复，发挥家庭的调适作用

家庭是社会的基本组成单元，家庭氛围的好坏直接影响家庭成员的心理健康状况。家庭心理康复是将整个家庭作为调适的对象，工作人员通过与家庭全体成员有目的的接触与交谈，促使家庭氛围发生变化，并通过家庭成员影响老年人，使其症状减轻或消除。因此，在家庭中应营造一种家庭成员之间相互关心、相互尊重的融洽气氛。子女应多从精神上关心老年人，必要时可以采用一般性家庭治疗、动力性家庭治疗、交流性和系统性家庭治疗等方式为老年人提供心理疏导和治疗。

（三）社区心理康复，提升老年人的社会参与能力

社区心理康复是指利用和开发社区资源，将老年人及其家庭和社区视为一个整体，通过心理学知识和技能，帮助老年人尽可能地恢复生活自理、学习、劳动和参加社会活动的能力。

退休老年人的生活满意度通常与其参与的活动、自我实现程度相关。老年人可根据自己的兴趣爱好，积极参加一些力所能及的体育锻炼，以增强体质，使生理状态与心理状态都能保持较高水平。从事社会活动需要的并不是过多的体力，大多数社会活动需要的是时间、经验、技能等。而老年人在退休后空闲时间增加，相较于青年群体，这是老年人从事社会活动得天独厚的优势。例如加入社区舞蹈队伍等，通过这些方法，退休老人不仅可以享受退休晚年生活，还能使自己处于愉悦的生活环境中，促进生活品质的提高。

值得注意的是，在针对退休老年人进行心理照护的过程中，应当充分考虑到个体的差异性，将退休老年人的社会经历、社会角色、气质性格、疾病类型以及文化水平等作为基本依据，有针对性地开展照护服务。

任务实施

工作步骤	具体内容
准备	（1）资料梳理并制定访谈提纲 （2）与老年人沟通面谈的时间、地点与大致内容
入户面谈	（1）了解老年人的近况，尤其是心理状况 （2）了解老年人的兴趣与特长 （3）与老年人探讨退休后的规划
资料分析	对此前的服务资料与本次的访谈资料进行整理分析，为拟订方案奠定基础
拟定初步退休规划	（1）拟定初步的框架 （2）完成再次面谈的准备工作

任务评价

工作步骤	评价标准	分值	自评分
准备	（1）前期服务的记录是否保存完好 （2）资料分析是否全面 （3）是否根据服务对象情况，制定合理的访谈提纲 （4）是否提前与服务对象确定了面谈时间与地点	30 分	
入户面谈	（1）是否与服务对象建立良好的互动关系 （2）是否使用合理的面谈技巧，引导服务对象积极分享 （3）是否获取了所需的信息	30 分	
资料分析	能否获得服务对象的真实想法	20 分	
拟定初步退休规划	（1）能否根据服务对象初评情况，制定初步框架 （2）是否完成再次面谈的准备工作	20 分	

通关测评

回忆本任务涉及的核心知识点，并在方框中写下来。

知识点 1	退休的概念
具体内容	
知识点 2	退休老年人的心理反应
具体内容	
知识点 3	退休老年人社会适应的心理照护方法
具体内容	

任务拓展

李爷爷已经退休快 2 个月了，他此前在某国企担任行政部门的负责人，在工作上一直深受同事和领导的好评，在职期间多次获得省市级与单位内部的表彰，临退休前组织的文艺活动还获得了主管部门的表彰。退休后，李爷爷与老伴儿共同居住，老伴儿和小区的朋友时常外出游玩，便经常留下李爷爷独自在家料理家务，而唯一的儿子居住在约 30 千米外的地方。近期，李爷爷总感觉失眠严重、精神恍惚，对许多事情提不起精神。针对李爷爷的情况，社区工作人员小胡准备对其心理和情绪问题进行细致的分析，为后期提供有针对性的服务奠定基础。

实训任务

（1）分析上述案例中李爷爷出现了哪些不适应表现。

（2）依据心理照护技巧，为李爷爷制定一份社区心理康复方案。

任务二 集中养老适应问题的心理照护

任务情境

胡婆婆今年75岁，丧偶多年，患有高血压、糖尿病等多种慢性疾病，手部不明原因抖动，行动迟缓，生活自理能力受限。胡婆婆育有三子，均在外地工作并定居，很少回来探望。出于安全考虑，儿子们决定将母亲送入养老机构集中养老，而胡婆婆也只能接受这样的安排。因常年独居，胡婆婆进入养老机构后极其不适应，认为养老机构限制了她的出行自由、房间设施不如家中便利，也不愿意与其他老年人互动和参与日常活动，久而久之，胡婆婆变得愈加孤僻、固执。

任务目标

知识目标

(1) 了解集中养老老年人的现状。

(2) 掌握集中养老老年人社会适应方面存在的问题。

(3) 掌握集中养老老年人的心理照护方法。

能力目标

(1) 能够依据老年人的具体情况，分析老年人集中养老的不适应状况及产生的原因。

(2) 能够运用直接服务方法与间接服务方法，缓解集中养老老年人的社会适应问题。

素质目标

培养积极关注经济社会变化的习惯，为专业学习和后期就业奠定基础。

知识准备

长期以来，进入养老机构集中养老并不是中国老年人的首选养老方式，居家养老才是中国人传统的养老方式。送父母去养老机构的子女常会被视为“不孝”，而住在养老机构的老年人也常被认为是“不幸”的、被家庭“抛弃”的人。在此背景之下，接受养老机构集中养老成为一件困难的事。依据国家卫生健康委员会的统计数据，截至2022年第一季度，全国养老服务机构和设施总数达36万个，床位812.6万张，整体呈现逐步上升的态势。由于家庭养老能力弱化、机构养老提质增量等因素，未来将会有越来越多的老年人选择集中养老，入住养老机构的老年人的适应问题更加值得关注。

一、集中养老老年人面临的适应问题

老年人机构适应是老年人与养老机构内部环境之间的交互作用，通过调整自己以达到环境要求及改变环境以符合自己需求的过程，其结果在于维持老年人与环境的和谐稳定状态。面对养老机构这种全新的环境，老年人要面临多个方面的适应，主要包括人际交往适应、居住环境适应与机构管理适应等。

（一）人际交往适应

入住养老机构后，老年人原有的人际交往体系被打破，首先是人际交往对象发生了改变，从以往的家人、邻居、好友等转变为机构工作人员、同住老年人等；其次是人际交往方式发生了改变，从闲暇时候的聚会伙伴转变为长期的生活同伴；最后是人际交往空间发生了改变，从多元化的空间（小区、超市、社区活动中心等）转变为单一的养老机构内部空间。以上转变，对于老年人而言均需要时间去适应和接受。老年人若不能及时适应，就容易产生负面的情绪与心理，例如将自己灾难化（认为“在养老机构就是受罪、等死”）、绝对化（认为“子女送我到养老机构就是嫌我是累赘”）、以偏概全（将子女的不能长期陪伴曲解为无人照顾，将自己某项身体功能的退化曲解为残废）等。

（二）居住环境适应

居住环境涉及多个方面，例如房间大小和空间布局、膳食情况、上下楼方便程度、娱乐活动的类型和数量、配套设施完善程度等。从家庭养老到集中养老，老年人从一个相对熟悉、自由、宽松的家庭环境过渡到一个陌生的且要遵守一定规则的集体环境，很容易产生不确定感和不可控制感，老年人心理上自然会有不适、焦虑，情绪上的变化还会导致无食欲、失眠等生理症状。

（三）机构管理适应

首先，出于对老年人的安全考量，养老机构对老年人的进出有严格的规定。其次是作息时间，为方便统筹，养老机构在用餐、就寝、活动开展等方面的时间均有统一的安排。老年人无法像在家中一样随意外出和安排事务，部分老年人可能会产生约束感，进而产生焦虑、愤怒等情绪。

由此可见，集中养老的老年人在适应新环境方面面临着一定的挑战。一般而言，随着身体机能的老化，环境改变对老年人所造成的负面影响远比年轻人要大得多。许多调查结果指出：选择集中养老的老年人多数患有慢性病和身体功能障碍，再加之环境改变，极易产生负面的情绪与心理，出现食欲降低、失眠、忧郁、孤单、失落、缺乏安全感、生活满意度降低等问题，增大了患病和死亡的概率。

二、集中养老老年人的心理照护方法

（一）直接服务方法

直接服务方法是养老机构为老年人进行心理服务的一种重要方法，主要针对老年人在文化娱乐、自我实现和社会交往方面的需求，以专业人员提供相关服务作为主要手段。养老机构心理健康服务的组织与管理一般由社会工作者或其他工作人员兼任，联合医护人员和照护人员共同负责日常活动的开展。

1. 调适情绪，改变非理性认知

通过认真倾听老年人的心声，引导老年人将现有的心理压力、不良情绪宣泄出来，从而改变其不理性认知。工作人员可以通过否定灾难化、绝对化、以偏概全，运用对比、普遍化、夸张化等技巧与老年人的非理性信念辩论。同时，通过认知重塑，协助适应困难的老年人形成新的理性认知，帮助他们适应养老机构的生活，安享晚年。

2. 重建社会支持网络，习得新生活方式

在进入养老院初期，工作人员可以暂时让老年人维持此前的生活状态，包括与家属互动及与邻居、朋友的联系。但是由于迁居的影响，工作人员必须依据实际情况帮助老年人建立新的沟通和互动模式，以使他们适应养老机构的新环境。工作人员可以通过详细阐述养老机构中的同伴和生活方式，协助适应困难的老年人制定与养老机构中的同伴相契合的、符合自己需求的日常生活规划，逐渐融入新生活。同时，工作人员可以组织书法、绘画、音乐、棋牌、手工等各类活跃身心的休闲娱乐项目，协调解决老年人个性活动与养老机构规章制度之间的冲突。老年人则可以针对自己的兴趣，有选择性地参与这些休闲娱乐项目并长期坚持，以此获得新的支持网络与生活方式。

3. 挖掘内在潜力，实现自助助人

在老年人的负面情绪与抗拒行为有所缓解后，工作人员可以根据老年人的个人特长来挖掘他们的潜能和发挥他们的能力。从职业角度来讲，老年人退休前可能从事教师、医生等职业；从才艺角度来讲，部分老年人具备书法、绘画、唱歌等才艺。工作人员可以鼓励老年人作为组织者、教授者，发挥自己的专长，充实养老机构内生活。

（二）间接服务方法

间接服务方法指的是针对老年人的心理状态，将与老年人密切相关的家属、同住老人、工作人员、社会资源等主体充分利用起来，运用灵活多变的方式，通过动员身边力量为老年人提供服务的一种方法。

1. 员工关爱策略

员工关爱策略是指养老机构对一线员工进行适度的关爱和激励。通过这种方式让员工产生对养老机构与自身工作的归属感、认同感与忠诚度，激发工作热情，让这种关爱行为通过一线员工传递至老年人身上。只有一线员工的情绪处于积极、正向的状态，才能达到一线员工用心提供心理照护服务的目的。

2. 内部互助策略

内部互助策略主要是通过引导老年人之间的交流沟通达到相互帮助、相互排解情绪的目的。可以让机构内热心的老年人以“过来人”的身份为其他老年人提供心理慰藉服务，充分发挥朋辈支持的作用。老年人之间如果可以通过互助解决一些共性问题，将有利于实现“助人自助”，能在一定程度上减轻工作人员的负担。

3. 家庭参与策略

对于老年人来说，亲人的关怀是任何人都无法取代的，因此养老机构要积极引导老年人的家人参与对老年人的日常服务，可与老年人共同商议入养老机构看望的时间、频率，让老年人建立合理的预期。尤其是在生日、结婚纪念日等特殊的日期，尽可能地消除老年人与家人之间因距离产生的隔阂。这有利于消除老年人因长期居住在养老机构而产生的负面心理，帮助老年人建立融入养老机构生活的信心。

4. 资源拓展策略

资源拓展策略是指由养老机构牵头，合理地发动、整合社会资源和力量为老年人提供心理需求服务的一种策略。当前，可利用的社会资源包括周边社区、学校、企业等，让这些社会资源进入养老机构开展公益服务，可以让老年人感受到与外界的联系。除此之外，还可以募集社会志愿者作为养老机构服务资源的有力补充。

任务实施

工作步骤	具体内容
前期准备	（1）采用访谈、观察等方法，了解胡婆婆的详细情况 （2）通过互动与胡婆婆建立信任关系
改变非理性认知	（1）识别非理性信念 （2）针对非理性信念进行辩论 （3）认知重塑
重建社会支持网络	（1）在最初阶段，保持胡婆婆原有的生活模式，后期逐步改变 （2）引导胡婆婆与其他老年人互动
挖掘内在潜力	（1）挖掘胡婆婆的爱好与特长 （2）引导胡婆婆参与养老机构活动

任务评价

工作步骤	评价标准	分值	自评分
前期准备	（1）前期资料收集是否全面 （2）是否根据服务对象情况，制定合理的面谈提纲 （3）是否与服务对象建立了信任关系	20 分	
改变非理性认知	（1）非理性信念的识别是否准确 （2）非理性辩论是否合理运用了专业技巧 （3）非理性辩论是否取得了预期成效 （4）服务对象的认知是否得到重塑	30 分	
重建社会支持网络	（1）能否与服务对象进入养老机构前的亲友取得联系 （2）能否与服务对象进入养老机构前的亲友达成一致 （3）服务对象是否愿意主动与其他老年人互动	30 分	
挖掘内在潜力	（1）服务对象爱好与特长的挖掘是否准确 （2）服务对象是否愿意参与活动	20 分	

通关测评

回忆本任务涉及的核心知识点，并在方框中写下来。

知识点 1	集中养老老年人面临的适应问题
具体内容	
知识点 2	集中养老老年人的心理照护方法
具体内容	

任务拓展

李奶奶今年 70 岁，腿脚已不太方便。子女工作比较繁忙，平时没有时间照顾李奶奶，就将李奶奶送到市里的一家养老院集中养老。李奶奶原本不同意到养老院，认为只有子女不孝顺的老年人才会去养老院。李奶奶的子女多次对其做思想工作，李奶奶才勉强答应。入住养老院后，李奶奶觉得浑身不自在，不习惯集体生活，并且心理还是过不去之前的坎儿，觉得自己被子女抛弃了。如果你是该养老院的工作人员，你将如何对李奶奶开展服务？

实训任务

（1）对李奶奶面临的问题开展评估。

（2）针对李奶奶的问题，你准备从哪几个方面开展服务？

参考文献

[1] 邬沧萍，姜向群．老年学概论［M］.3 版．北京：中国人民大学出版社，2015.

[2] 张文娟．老龄工作管理［M］．北京：中国人民大学出版社，2017.

项目七 老年人家庭问题的心理照护

项目介绍

健康的家庭关系对老年人至关重要。一方面，它可以为老年人提供生活保障和物质支持，帮助老年人更好地应对老年期面临的问题；另一方面，它可以为老年人提供支持与关爱，提升老年人的安全感。因此，老年人的家庭关系直接影响老年人的晚年生活质量。本项目通过介绍婚姻对老年人身心健康的影响，使学生能够对不同情境中老年人的婚姻家庭状况进行分析和讨论，找出老年人婚姻中潜在的危机，分析心理问题背后的深层原因；掌握老年人丧偶、离异、再婚、婚外情心理及其应对方法，帮助老年人进行心理调适，提高老年人的晚年生活质量和生活满意度。

项目目标

知识目标

（1）了解婚姻对老年人的意义和老年婚姻潜在的危机。

（2）掌握老年人的丧偶心理及其应对方法。

（3）掌握老年人的离婚心理及其应对方法。

能力目标

（1）能够分析老年人婚姻家庭中常见的心理问题及深层原因。

（2）能够熟练运用支持性心理疗法等方法帮助老年人进行婚姻家庭问题的心理照护。

（3）能够举一反三，灵活运用所学知识，针对老年人的心理状况提出切实可行的心理照护方案。

素质目标

（1）培养学生良好的观察力，积极关注老年人的婚姻家庭状况，树立正确的态度和理念。

(2) 培养学生自觉尊重老年人及其婚姻自由的权利，使其感受到支持和关心。

(3) 培养学生灵活的思维能力，能够有效应对和处理老年人婚姻家庭中出现的心理问题。

任务一　老年人婚姻问题的心理照护

任务情境

章爷爷，65 岁，原本性格开朗，兴趣广泛，很多人都愿意和他一起参加活动，他爽朗的笑声经常回荡在家里和社区活动中心。但半年前章爷爷的老伴儿因脑出血突然离世，此后，他就像变了个人一样。他的情绪一直很差，做什么都提不起兴趣，从不主动给亲朋好友打电话，即使接电话也总是唉声叹气、沉默寡言。他平日连楼都懒得下，自然昔日热衷的活动也不参加了，天天在屋里对着老伴儿的照片、遗物等发呆，子女的劝解也听不进去。最近一周，他还出现了胸闷气短等症状，担心自己得了心脏病，后去医院检查，排除了心脏病的可能，医生说这主要是“心病”。

任务目标

知识目标

能够了解老年人婚姻家庭中常见的心理问题。

技能目标

能够判断老年人生理、心理发展状况。

素质目标

树立正确的老年婚姻观，培养关心、关爱老年人的品质。

知识准备

一、婚姻对老年人的意义

爱情和婚姻是人类永恒的话题，花前月下、两情相悦并不只是年轻人的专利，老年人同样需要情感的慰藉和爱情的滋润。近年来，老年人的离异、再婚现象逐渐增多，成为广受关注的社会现象。家家有老人，人人都会老，婚姻和家庭对老年人有着不同寻常的意义。对老年人而言，生活并非天冷了铺个电热毯，天热了买把扇子，闷了养个宠物狗，闲了去跳跳广场舞那么简单，他们也需要心理、精神上的关注与陪伴。

婚姻关系是人类所有亲近关系中最亲密和持久的。对老年人而言，婚姻有着十分重要的意义。林湘华认为，相比那些有配偶的老年人，无配偶的老年人无论在居住环境，还是受教育水平或职业发展上，都处于相对劣势，而且往往有着较差的身体和心理健康水平，更容易体会到负面情绪和孤独。此外，婚姻满意度对老年人的生活状况也会产生较大影响，满意度越高，对健康越有积极作用。

（一）良好的婚姻有助于提高老年人的身心健康水平

现代医学证明，恩爱、和谐的夫妻关系能够使人保持愉悦的心理状态，避免消极情绪的刺激，从而使双方的身心健康处于最佳状态，降低罹患身体疾病和心理疾病的概率，如高血压、冠心病、糖尿病、消化道溃疡、癌症、老年抑郁症、老年焦虑症等。心理研究还发现，家庭是治疗疾病特别是心理疾病的重要调节因素之一，夫妻双方互相关爱、体贴，就能创造出积极、和谐、幸福的生活环境。如果夫妻关系不和，经常吵架，家庭气氛紧张，就会使人烦恼、消沉、失眠、茶饭不思，长期如此就会影响身体免疫力，诱发各种疾病，不利于身心健康。

（二）良好的婚姻对空巢老人具有重要的特殊意义

随着社会发展，目前我国家庭规模不断趋于小型化，“2＋1”式的核心家庭越来越多。一般成家立业的子女不会和父母同住，老年人独居的现象越来越多，因此子女离家、独自居住的老年人被形象地称为“空巢老人”。对于独自居住的老年人，老伴儿是他们生活中最主要的交往对象。老年夫妻之间可以互相照料，提高彼此在生活和精神上的自立程度，减轻子女的养老负担，使年轻人可以将饱满的热情、充足的时间投入紧张的社会工作，最大限度地提高社会效益。

如果老年人没有配偶且长期独居，平常生活中无人与之交往、交流，往往会缺乏安全感，感到孤独、寂寞。如果他们能通过再婚拥有良好的婚姻，夫妻恩爱、感情深厚、相处和谐、相互鼓励，就可以在很大程度上避免产生以上负面心理问题。甚至有人认为，老年人再婚的根本意义不在于“结婚”，而在于“养老”。这也算是在目前养老制度不够健全情况下的一种新的可行性尝试。

（三）老年夫妻之间的健康与安全监护是其他人无法替代的

由于老年人心脑血管疾病的发病时间多在夜深人静的时候，老年人若独自入睡，发病时身边没有人，很可能就会造成救治时机的延误，导致不可挽回的后果。老年夫妻经常一起买菜、做饭、散步等，当突然出现碰撞、滑倒等意外时，可以由对方第一时间打电话报警或找人求助。因此，老年夫妻之间相互监护健康和安全是非常重要的。有研究显示，当老年夫妻中一方患病时，另一方的安慰和精心照料对病人的康复有着重要的作用。

二、老年人婚姻中的潜在危机

进入老年期后，老年人的生理和心理都会出现一系列的变化，这对夫妻关系是一个严峻的考验。再加上老年人从工作岗位上退下来以后，生活范围缩小，闲暇时间增多，儿女长大离家，朝夕相处的几乎只有老伴儿，时间一长难免会出现以前不曾有的矛盾和问题。因此，如何过好退休后的夫妻生活是老年夫妻需要认真考虑的问题。

据统计，有将近半数的老年夫妻年轻时感情很好，女方表现得脾气好，有耐心，对丈夫温柔体贴，男方表现得大度，有上进心。但是进入更年期、老年期后都像变了一个人似的，唠唠叨叨，常为一些琐事互不相让，吵得翻天覆地、面红耳赤。日常生活中常会听到有些老太太抱怨：“这老头子不知怎么了，就是不说话，问了也不答。”或者听到老爷爷抱怨：“天天唠唠叨叨的，想清静一会儿都不行，真不想回家。”这些都是由心理变化引起的欠妥当行为使得夫妻双方产生不满而引发的抱怨。

婚姻需要一辈子经营、呵护，虽然老年夫妻已经结婚几十年了，但是进入老年期后依然需要面对婚姻适应问题。老年人的婚姻家庭生活需要彼此之间多理解、多体谅。因为夫妻双双退休后，无形中增加了他们在家相处的机会，而这事好或者不好，要视老年夫妻的情况而定。有的能朝夕相处，乐于享受在一起的生活；有的却受不了天天在一起，暴露出夫妻相处的困难。而且由于老年夫妻双方在生活态度和方法上存在不同，处理不好极易产生夫妻或家庭矛盾。比如，如何分配财产、要哪个子女来照顾等，都可能引起家庭潜在问题的爆发。因此，老年夫妻除了享受“二人世界”外，还应随时准备好去应对各种潜在的危机。

相关链接

牵手73载没吵一架，宫家岛百岁老人演绎幸福婚姻

在烟台市芝罘区宫家岛有一对老夫妻非常有名，一提起他们，没有不羡慕的人。宁洪顺和刘维娟夫妻牵手73年，从来没吵过一架，如今已是四世同堂。刘维娟老人身体硬朗，思维清晰，生活能自理；百岁老人宁洪顺耳朵有些背，反应迟钝，除了老伴儿，已不认识其他人了。

他们从小青梅竹马，长大后结为伉俪。但丈夫宁洪顺常年在外做工，妻子刘维娟在家照顾老小，只能遥寄相思。婚后经历了兵荒马乱的年代，共生育了10个子女，但有5个孩子先后夭折，给他们的生活带来了很大的痛苦，但他们苦中作乐，彼此扶持。

现如今，丈夫年老体衰，但妻子贴心照顾，不离不弃。刘维娟老人每天早晨起床第一件事，就是先烧好一壶开水，给丈夫冲个鸡蛋，让丈夫喝下，再端来洗脸盆，把水温调得正合适，用温毛巾给丈夫擦脸，一遍又一遍，直到把脸擦洗得干干净净才行。每天晚上临睡前，她都要把洗脚水端到床前，给丈夫仔细地把脚洗得干干净净，擦干，再洗自己的。刘维娟天天如此，一丝不苟。

如今宁洪顺已经不认识自己的儿女、孙子、孙女等亲人，却从没认错老伴儿。老人的儿女说："如今爸爸只认识妈妈一个人，而且变得像个孩子似的，越来越依恋妈妈，必须要妈妈整天陪着他，离开一会儿也不行。"

据老人的儿女们回忆，从来没见过父母吵架。年轻时，父亲脾气不好，但父亲发脾气只是对小孩子嚷嚷几句，却从没有对母亲大声说过话。而母亲在村里是出了名的好脾气。村里上了年纪的邻居们也都说，宁洪顺一家人家庭和睦，全村找不出第二家。

两位老人之间也许从来没有说过"我爱你"，从来没有许下过什么山盟海誓，但两人用73年的岁月诠释了世间大爱！"执子之手，与子偕老"，不正是两位老人一生恩爱的见证吗？携手73年来，他们互敬互爱，从来没有吵过一次架，虽然每个人都免不了有缺点，可他们心里却只记得对方的好。如今刘维娟老人说起自己的老伴儿，仍然是非常满足的口气："他虽然脾气不好，但是从来不对我发火，一次也没有。"

三、解决老年人婚姻家庭冲突的基本原则

任何一个想要家庭幸福的人，都应积极面对社会变化给家庭带来的新挑战，采取创造性的方式扮演好自己的家庭角色，老年人亦是如此。不管是初婚家庭还是再婚家庭，都可能会出现矛盾，从某种程度上讲，这是不可避免的，最重要的是老年人应明确自己的角色，付出努力，学会分析家庭冲突的原因和解决之道。作为养老服务人员，应发自内心地关心老人、尊重老人，通过其婚姻家庭状况分析其心理，安慰、鼓励他积极面对。

在解决老年夫妻之间矛盾的过程中，应当引导老年人遵循以下基本原则。

（一）坚持互相尊重的原则

不管是几十年的老夫老妻，还是才走到一起的"夕阳"婚姻，遇到矛盾时都要多想一想对方的好处，多看对方的优点，无论大事小事，都要注意尊重对方的意见，不独裁霸道、不固执己见。只有这样，夫妻感情才能融洽。如果不注意尊重对方，什么事都自己说了算，对方难免会觉得自己临到老年还要受气，许多纠纷就由此产生。

（二）坚持宽容体谅的原则

老年人年纪大了，各方面都不可能像年轻时那么敏锐，精力旺盛。特别是进入老年期以后，男性变得容易失眠、健忘、发火，而女性变得爱急躁、情绪不稳定、焦虑不安、忧郁、疑虑重重等。这就需要双方互相体贴、互相谅解。特别是身体较好的一方，对另一方要耐心、体谅；另一方也要控制自己，不要为了小事而喋喋不休。

（三）坚持感情不断培养的原则

老年夫妻在感情培养方面常犯的一个错误是过分求实而缺乏想象力，每日被柴米油盐之类的琐事所淹没，过分淳朴而缺乏情趣，常常被呆板和沉闷所窒息。当然，老夫老妻之间的感情与年轻夫妻有所不同，但因此否认老年夫妻之间感情的重要意义是不对的。老年夫妻应该坚持不断地培养感情。有条件的时候老两口可以出去旅行，呼吸一下新鲜空气，这不仅对身体有利，还可以消除心头的郁闷，使心情豁然开朗，有利于感情的培养，这样老两口出现冲突的机会也就少了。

（四）坚持自我批评的原则

每对老年夫妻都应珍视自己从年轻时培养起来的感情。性子急、脾气犟的人要注意改掉自己的毛病，想要发火时，不妨想想自己的固执暴躁可能给对方带来的伤害，想想夫妻恩爱时的情境，想想对方往日对自己的关心和体贴。不要总想着明确谁是谁非，老两口之间没有根本的利害冲突，即使分出谁胜谁负也没有意义。因此，双方都不应斤斤计较，应当在冲突中主动妥协退让，大度一些，宽容一点。事实上，一旦有一方表现出大度，另一方也不会纠缠不休，这样老两口之间的紧张气氛就会烟消云散了。

四、丧偶老年人的心理照护

“白头偕老”只是人们的美好愿望，老年夫妻中总会有一个先过世。对于老年人而言，最痛苦、影响最大的事件就是配偶的去世。丧偶对老年人是极其沉重的打击，如果不能妥善处理、调适，会带来不同程度的心理阴影，严重者还会产生心理疾病，影响正常生活。这是因为老年夫妻感情深，互相需要的程度高。老年夫妻有长期共同生活的经历，生活模式相互适应，特别是有病相扶持、无事话沧桑，这些都是别人无法替代的。

（一）丧偶后的心理变化阶段

心理学家对丧偶后老年人心理活动的一般规律进行了研究，认为丧偶后的心理活动大致会经历以下几个阶段。

1. 震惊、麻木

丧偶的最初阶段，老年人还处于震惊之中，此时常常并无强烈的情绪反应，反而显得有些麻木，浑浑噩噩，好像对一切都不在乎、无所谓，对任何事情都不感兴趣。例如，某位老太太在得知相依为命的老伴儿去世时，目光呆滞，精神恍惚，一滴眼泪都流不出来。其实，不是她不伤心，只是还没有从老伴儿去世的震惊中缓过神来。

2. 思念、痛心疾首

经历了最初的麻木后，丧偶的老年人会转而全身心地沉浸于对死去老伴儿的思念中，并常常会痛不欲生。身心都被绝望感所控制，悲观、沉闷，对任何人、任何事都没有兴趣，心如死灰，度日如年，整天都沉浸在回忆之中。例如，某位老人自老伴儿去世后，天天对着两人的相册垂泪，家里的一桌一椅、一草一木，都有老伴儿的身影，正如白居易在《长恨歌》里写的那样："芙蓉如面柳如眉，对此如何不泪垂。"

3. 愤怒、戒备心增强

为了发泄对死去老伴儿极度思念的情绪，有些老年人常常会采取迁怒于他人的方式。例如，怨恨参与救治老伴儿的医护人员没有尽心尽力，埋怨子女不早早帮老伴儿转入更好的医院或采取更好的治疗方法，责怪亲友之前对老伴儿不够好，等等。总之，这一阶段丧偶老年人会对周围很多相关的人存在愤怒、敌视心理，对他人的劝解与接近持戒备心理。

4. 混乱无序

虽然经历了丧偶的最初日子，悲痛的情绪也得到了一定的发泄，但这时丧偶老年人的生活仍然混乱无序。许多丧偶老年人在老伴儿去世一年后，仍难以抚平创伤，迟迟不能恢复正常的生活。在某些人或事的启发诱导下，开始试着从绝望中复苏，开始重新安排生活。从表面上看，情绪似乎基本恢复了常态，但在内心深处，悲哀的心情依然存在，只不过能主动地压抑或转移悲哀罢了。

以上几个阶段因人而异，长短不一。要克服丧偶的悲痛心理，在这一期间，子女、亲友的安慰固然重要，但更重要的还得靠老年人自己进行心理调适，应该尽可能地设法缩短这些阶段的时间，平稳地度过这一时期。

（二）老年人丧偶后的心理调适

丧偶对老年人是一个巨大的心理创伤，尤其是丧妻对男性老年人的打击更大。有些人在老伴儿去世后，身体和精神都迅速衰退下来，甚至一蹶不振。心理学家认为，丧偶是老年人面临的最严重的生活事件之一，怎样尽快摆脱和缩短沮丧期，是丧偶老年人及其家属必须解决好的问题。

1. 培养自我安慰的心理

人到老年，失去患难与共的配偶是一件令人心碎的事情，但既然已经无法挽回，不如坦然面对。即使万般不舍，也要学着接纳老伴儿去世的事实，继续自己的人生。生老病死是人之常情，有生就有死，每个人都要走向死亡，这是谁也逃脱不了的自然法则。试着想一想，老伴儿希望看到的是自己一蹶不振？还是保重身体，好好生活？

2. 避免自责心理

有些老年人在老伴儿去世后常常生活在悔恨中，责备自己以前对不起死去的老伴儿，在老伴儿健在时未能好好对他（她），或者以前自己做过一些错事，争吵打骂过，没有满足老伴儿的某些愿望，等等。其实，这种自责心理是没有必要的。“金无足赤，人无完人”，我们更是不能未卜先知。如果想要弥补自己对老伴儿的歉疚，最好的办法不是自责，而是将老伴儿生前的事业、精神继承发扬下去，完成老伴儿生前未能实现的愿望，更加精心地照顾好老伴儿的亲人，培养教育好自己的子女。

3. 避免睹物思人

俗话说“见物如见人”，看到老伴儿的遗物会不断强化思念之情，这对丧偶老年人的正常生活并无好处。因此，应该尽量排除怀旧诱因，把老伴儿的遗物收藏起来，尤其是最能引起痛苦回忆的物品。或者去子女那里住一段时间，好好平复一下心情，最好能把注意力转移到现在和未来的生活中。

4. 建立新的依恋关系

人总是依恋和谐亲密的人际关系，并从中感受到生活的欢乐。对于成年人来说，最为亲密的依恋关系一般是夫妻关系。一旦丧偶，这种亲密无间的依恋关系便被无情地摧毁了。如果此时能和父母、子女、亲朋好友等建立起一种具有代偿性的新型依恋关系，就能有效地减轻哀思。

在条件具备时再寻找一个伴侣，也是建立新的依恋关系的一条重要途径。子女和晚辈应破除那些陈旧的束缚老年人的观念，不仅不应阻挠长辈再婚，而且应主动积极地为他们找一个新的伴侣。因为子女工作忙，老年人大部分时间还得独处，因此再找一个合适的老伴儿，对丧偶老年人来说是一种最大的安慰。

5. 提高生活自理能力

研究发现，一般情况下，丈夫先去世，妻子的适应能力较强；而妻子先去世，丈夫的适应能力则较差。这是因为女性总有操持不完的家务，较少感受到无事可做的寂寞。如果有孙辈，那丧偶的女性就更容易克服悲伤心理，她们能在对孙辈的照料中获得乐趣。而丧偶的男性老年人，因为平时生活大多由妻子料理，一旦丧妻则很不适应。故男性应尽早学会做些家务劳动，起码能生活自理，这样丧妻后才不会因生活极不适应而过于悲痛，还能在家务劳动中打发寂寞。

6. 追求积极的生活方式

老伴儿去世后，丧偶老年人的角色发生了很大变化，有许多原来是生活中的主要构成部分的东西已不存在了，空虚感和孤独感充满心头。因此，应引导丧偶老年人寻求新的、积极的生活方式，或投身于学习、兴趣爱好和家务之中，或全身心地照顾后代。尤其是深受儒家文化影响的中国老年人非常在意子孙后代，看着后代纯真的笑容，生命有了延续，他们的心情就会好一些。总之，丧偶老年人应认真寻求精神寄托，养成乐观向上的心态，建立积极的生活方式。

五、老年人的离婚心理及应对

社会学家发现，世界范围内，越来越多的老年人难以“白头偕老”。随着社会发展和老年人观念的变化，我国老年人的离婚率近年来也持续上升，很多老夫老妻风风雨雨过了一辈子，临老了反而强烈要求“结束现在的生活”。此外，我们在报纸上也经常见到类似“结婚50年，80岁老人坚决要离婚”等的新闻报道。

（一）老年夫妻离婚的原因

为什么老年人会在相扶大半生、最需要陪伴的时候离婚呢？

1. 不和谐的婚姻历史

有些老年人的婚姻基础不好，属于父母包办婚姻，彼此之间没有共同的爱好和话题，导致婚姻生活不如意。过去是为了孩子或者碍于社会舆论一直将就着、凑合着过，但现在孩子们长大成家了，社会对离婚的容忍度也提高了，人们不再受旧的传统观念的束缚，老年人为了彼此在晚年能更自由地生活而选择不再忍受无谓的争吵，给彼此自由。

2. 长期两地分居

由于某些原因，很多老年人在年轻时出现男方长期在外打拼、女方在家照顾公婆和子女的情况。长期的两地分居，造成双方的交流机会很少，再加上生活习惯、经历、观念的不同，退休之后突然在一起，面对不同的生活方式反而不习惯，看对方哪里都不顺眼，最终选择离婚。

3. 更年期的影响

人们在更年期时脾气会变得很特别，稍有不高兴就喜欢说别人，老伴儿离得最近，自然受到的委屈也最多。开始时或许能忍耐一些，不予计较，但时间长了难免就会发生矛盾、冷战或者吵架。这时，若没有亲朋好友的劝说和心理疏导，个性较强的老年人多以“离婚”收场。

4. 婚外情或频繁离婚

婚外情或第三者插足也是老年夫妻离婚的主要原因之一。除此之外，还有一种离婚的状况属于短时间内多次离婚。在老年人离婚案件中，经历离婚—再婚—离婚的占了六成。这种高频率结、离婚的致命原因之一就是婚姻基础差，交往时间短，感情平淡。老年人往往没有耐心去磨合，因此再次离婚也快。

5. 追求“性”福

由于生活水平的提高，老年人的身体状况较以前有了很大改善，老年期仍然有不同程度的性需求，但是由于观念不同或者夫妻双方身体状况的差距，性需求长期无法得到满足，这样就容易使老年夫妻之间产生隔阂，甚至造成出轨、离婚。

（二）老年人离婚心理的应对

老年人离婚可能出于解脱心理、孤独心理或者仇恨心理，老年人有决定自己婚姻走向的权力，不管因为什么离婚，都应该处理好离婚相关事宜，不对双方产生伤害。对于老年人的离婚问题，可以采取以下应对措施。

1. 强化调解优先原则

对于老年人离婚问题，要根据实际情况做出应对。如果存在家暴等问题，需要对受害者提供保护和支持。如果双方是经过深思熟虑和平离婚的，应尊重老年人的选择。如果是因为一时矛盾而产生的冲动离婚，则需要帮助老年人平复自己的情绪，并对其开展婚姻辅导，让老年人明白离婚并不意味着完全解脱，很多离婚者在离婚后会出现沮丧、情绪低落、愤怒、不满等消极心理。要积极运用多种手段促成老年人的和解。

2. 加强道义引导

无论导致老年夫妻离婚的原因是什么，都应引导老年人尽量做到和平离婚，不攻击对方、不恶意伤害对方。相关部门和机构应做好老年人婚姻矛盾的预防工作，对出现婚姻危机的老年夫妻进行心理疏导、劝慰，调和夫妻矛盾。

3. 保障老年人离婚后的生活

若离婚时弱势一方无独立生活能力且又无赡养人，应保障弱势一方的基本生活，可以向其亲友、社区、民政部门等寻求帮助。

任务实施

工作步骤	具体内容
准备	与章爷爷的亲属沟通，了解章爷爷的基本情况，制定面谈提纲
面谈	根据访谈、观察等方法，对照老年人心理健康标准，初步评估章爷爷的心理健康状况
建立档案	根据与章爷爷亲属沟通及与章爷爷面谈收集到的资料，为章爷爷建立档案
制订计划	根据访谈信息，与章爷爷及其家人共同制定护理方案，有效应对章爷爷的需求

任务评价

工作步骤	评价标准	分值	自评分
准备	（1）前期资料收集是否全面 （2）是否根据服务对象情况，制定合理的面谈提纲	20 分	
面谈	（1）是否与服务对象建立良好的专业关系 （2）是否使用合理的面谈技巧	30 分	
建立档案	（1）对服务对象的信息记录是否全面、准确 （2）是否初步了解服务对象的主要需求	20 分	
制订计划	（1）能否根据服务对象初评情况，制订合理的计划 （2）计划是否包含多种解决方案	30 分	

通关测评

回忆本任务涉及的核心知识点，并在方框中写下来。

知识点 1	婚姻对老年人的意义
具体内容	
知识点 2	老年人婚姻中潜在的危机
具体内容	
知识点 3	丧偶老年人的心理照护
具体内容	
知识点 4	老年人的离婚心理及应对
具体内容	

任务拓展

案例情境

吴奶奶今年71岁，她的儿子几年前因意外去世了，老伴儿因病于去年去世，儿媳另嫁，有了自己的新家庭，目前吴奶奶与孙子一起生活。吴奶奶的孙子19岁，目前正在找工作，两人关系融洽。吴奶奶患有高血压和糖尿病，身体状况不太好。她不太会做家务，之前老伴儿在世时，所有的家务由老伴儿承担，老伴儿在生活上无微不至地照顾吴奶奶。老伴儿离世之后，吴奶奶开始学习洗衣、做饭等日常家务，有时候感觉有点吃力。对于老伴儿的离世，吴奶奶难掩悲伤，时常叹气。

实训任务

（1）分析上述案例中吴奶奶面临哪些困境。

（2）根据吴奶奶的情况提出一个切实可行的应对方案。

任务二　代际关系问题的心理照护

任务情境

王奶奶，62岁，原本与老伴儿在农村务农，平时种点瓜果蔬菜，生活基本能自给自足。王奶奶的儿子大学毕业后在城市定居。王奶奶的儿子和儿媳平时工作都比较忙，在孙女出生之后，王奶奶就进城帮忙照顾孙女。一方面，王奶奶觉得挺幸福的，一家人一起生活，相互有个照应，自己还能帮儿子儿媳照看孩子，觉得自己很有价值。另一方面，王奶奶发现自己和儿子儿媳在生活习惯和照顾孩子的观念方面存在很大的差异，因此王奶奶和儿子儿媳经常因为生活琐事产生分歧。她觉得自己既然能把儿子养育成才，在照顾孩子方面自然有自己的经验，但是自己的这些经验却不被儿子儿媳认可，还经常被批评，说自己带孩子的方法不对，这让王奶奶感到很委屈。

任务目标

知识目标

能够了解代际关系对老年人的影响。

技能目标

掌握老年人代际关系问题的应对方法。

素质目标

培养接纳、包容、关爱老年人的品质。

知识准备

家庭作为老年人最重要的支持系统，对老年人的身心健康起着重要的影响。代际关系主要是指家庭中不同代之间的关系，代际关系越和谐，老年人能获得的家庭支持越多。在我国，尤其是近20年来，随着经济发展，人口老龄化程度不断加深，家庭结构和规模不断发生变化，家庭代际关系成为影响老年人心理健康的重要因素，日益引起社会的关注。

一、代际关系的概念

代际关系通常是指家庭系统中，不同代的人之间的关系，如父辈与子辈、祖辈与孙辈等不同辈分之间的关系。在我国，家庭成员是照料老年人的主力，家庭代际关系越好，老年人获得的家庭支持越多，也就越有利于提高老年人的适应性。

二、代际关系的变迁

我国传统文化十分重视和强调和谐、相互依赖、紧密连接的家庭关系，家庭承担着照顾老年人的主要责任。但是，随着社会变迁，人们观念的改变，传统的三代同堂、子女与父母同吃同住等习俗有所改变。

1. 垂直代际关系增加

出生率的下降、预期寿命的延长增加了家庭内的垂直代际关系的复杂性。在我国，较多老年人在退休之后，因工作角色终止和子女需要，将重心重新放回家庭，承担照顾孙辈的重任，由于代际成长经历、价值观念、生活方式的差异，代际容易出现矛盾和隔阂，增加了家庭关系的复杂性。

2. 传统孝道观念弱化

因现代化、民主化、都市化、工业化以及多元化等因素的影响，社会的孝道观念已发生了显著的变化，导致家庭在老年人健康老化中的作用受到削弱。

3. 家庭代际支持力度减弱

当前社会，传统的家庭生活形式发生了较大变化，现代家庭普遍呈现出小型化、核心化以及代际关系简化等特点。三代同住的比例正在逐步下降，只与配偶同住的比例正逐步上升。由于家庭居住形式的变化、老年人获得的家庭代际支持力度减弱。

三、代际关系对老年人心理健康的影响

1. 代际关系与老年人生活质量

虽然传统家庭角色在不断弱化，但以传统孝道为基础的子女代际支持仍然是老年人最为重要的支持资源。代际关系主要是两代人之间的关系，泛指老年人与年轻人，如家庭中的父母或祖父母与儿女、孙子女的关系。代际关系越好，家庭关系越和谐，家庭越团结，越有利于老年人的身心健康。研究表明，代际支持能够满足老年人的社会情感需要，有利于老年人保持积极的心态，有助于老年人身心健康水平的提升。也就是说，子女提供的经济支持、精神支持以及生活上的照料等支持质量越高，老年人的心理健康水平越高。

2. 代际关系与老年人生活满意度

生活满意度是老年人对自身生活的满意程度。研究表明，代际关系越好，子女越能够提供及时且充分的代际支持，这有助于老年人感受到日常生活是被支持的，能够防止老年人无助感的产生。老年人接收到越多的支持行为，越有能力去解决生活中遇到的问题，有利于提升其自尊心。子女代际支持的过程也能增加老年人的亲密感体验，减少孤独感体验。因此，良好的代际关系对于提升老年人的生活满意度有着重要作用。

四、代际关系问题的处理

1. 掌握代际沟通方法

亲子沟通与协调是建立和睦亲子关系的有效途径，要树立代际平等、互相尊重、互相理解的沟通理念，建立诚恳、互相信任的沟通机制，确立代际间宽容、互相接纳的沟通方法。不同代际在态度和价值观上会存在很大差别，对同一问题，思考角度、行为倾向也不同，成年子女要多从老年人的角度和立场考虑问题，多关心父母的心理感受，了解老年心理健康知识，理解父母对衰退变化的相应感受，以亲情来弥补老年人的丧失感、孤独感，以关怀理解来消除代际隔阂，并实现代际和睦，提高老年人幸福感。老年人的经验丰富、处世能力强，成年子女可以积极请教老年人，向他们学习人生的经验和智慧，提升老年人的价值感和自尊自信。老年人也可以请成年子女向自己介绍新思想和新知识，紧跟时代，实现“文化反哺”，建立和睦的代际关系。

2. 强化传统孝道观念

中国传统家庭文化强调以孝为核心，孝道的传承要求子女安顿好老年人，使其处

于被社会尊重、爱戴、关照的优越地位，对维护家庭的和谐和稳定有积极作用。孝要建立在平等和相互尊重的基础之上，成年子女要自觉树立养老、敬老、爱老的责任意识，主动履行对老年人的“反哺”义务，达成抚育和赡养之间的平衡。不能只重视物质养老，还必须重视精神养老，给予老年人精神慰藉，提高老年人的幸福感、生活质量和满意度。

3. 增强自我调适能力

当老年人遇到代际冲突问题时，心理照护人员应帮助老年人改变认知，做出调适，提升老年人的代际问题处理能力。对于与后代分开居住的老年人，要鼓励其发展自己的兴趣爱好，拓展自己的人际关系，充实自己的生活，同时应与后代保持适当的联系，建立融洽的关系。对于与后代共同居住的老年人，要鼓励其改变自己的思想观念，与后代保持必要的界限和相对独立的空间，做好家庭分工，理解代际观念差异和生活习惯差异。此外，还可以教给老年人一些自我调节和心理保健的方法。

4. 开展“预防为主”工作

开展各项老年活动和讲座，增强老年人的心理保健意识，帮助老年人建立良好的生活方式，改变对老年人的歧视和老年人对自己老化的消极态度。应鼓励老年人参加各种活动和锻炼，丰富晚年生活，提高老年人的心理健康水平。鼓励老年人树立正面的形象，增强自尊自信，积极参与社会活动，减少老年人的家庭忧虑，让老年人幸福地度过晚年生活。

任务实施

工作步骤	具体内容
家庭初始访谈	与王奶奶及其儿子儿媳开展初始访谈，了解其家庭基本情况、日常生活互动情况
评估代际关系问题	通过初始访谈收集到的信息，对王奶奶家中的代际关系问题进行分析，并得出初步结论
制订介入计划	根据王奶奶的家庭代际关系问题，制订介入计划
具体开展服务	根据代际关系处理的基本原则，开展代际关系辅导服务，增强代际相互了解，制定代际分工表，探讨代际沟通方法
评估	对服务的开展进行过程评估及结果评估

任务评价

工作步骤	评价标准	分值	自评分
家庭初始访谈	（1）是否与家庭建立了良好的专业关系 （2）是否制定了合理的初始访谈提纲 （3）资料收集是否全面	10 分	
评估代际关系问题	（1）对代际关系问题的评估是否准确 （2）对代际关系问题出现的原因的分析是否准确	20 分	
制订介入计划	制定的介入计划是否科学可行	20 分	
具体开展服务	（1）介入过程中是否运用了恰当的专业方法 （2）是否按照介入计划实施具体服务	40 分	
评估	（1）是否实现介入目标 （2）服务对象代际关系改善情况	10 分	

通关测评

回忆本任务涉及的核心知识点，并在方框中写下来。

知识点 1	代际关系的概念及代际关系的变迁
具体内容	
知识点 2	代际关系对老年人心理健康的影响
具体内容	
知识点 3	代际关系问题的处理
具体内容	

任务拓展

案例情境

李奶奶，60 岁，丈夫去世近二十年了，年轻的时候为了拉扯几个孩子长大，李奶奶既当爹又当妈，非常辛苦。好在现在孩子们都成家立业了，工作都还不错，但就是离家远。后来，李奶奶在跳广场舞的时候认识了张爷爷，两人比较聊得来，决定再婚。但是李奶奶再婚的决定，受到子女的强烈反对，认为张爷爷就是年纪大了，想利用李奶奶，获得免费的照顾。李奶奶感到很难过，觉得子女都不理解她，家庭关系变得很糟糕。

实训任务

（1）对李奶奶家中的代际关系问题进行初步评估。

（2）设计一份针对李奶奶家庭代际问题的介入计划。

任务三　老年人空巢问题的心理照护

任务情境

李女士今年 65 岁。自中年离异之后，李女士一直独自带着孩子生活。她一边工作，一边照顾孩子，没什么娱乐休闲的时间，几乎把所有的精力都放在了养育女儿这件事上。母女关系特别好，甚至存在过度纠缠的状况。比如李女士伤心难过的时候，会在女儿面前哭泣，还会向女儿抱怨对前夫的不满。女儿非常同情自己的妈妈，经常安慰妈妈。后来，李女士的女儿考上了外地的大学，后又在外地工作且在外地定居。近几年，随着女儿工作越来越忙，回家的次数减少，李女士的情绪越来越低落，经常抱怨女儿不关心她。女儿接她一起住，她又因作息时间不一致而表示不习惯。因此，李女士经常感到心烦、胸闷气短，以身体不舒服为由要求女儿来看她。可是女儿带李女士去医院检查后也吃了药，效果却不怎么好。

任务目标

知识目标

（1）了解空巢老人面临的挑战。

（2）了解空巢综合征的产生原因。

(3) 了解支持性心理疗法的基本知识。

技能目标

(1) 能够运用所学的心理治疗技术，针对空巢老人的心理状况制定切实可行的心理照护方案。

(2) 能够熟练运用支持性心理疗法，对空巢老人开展心理照护。

素质目标

(1) 培养学生良好的观察能力和换位思考能力，使学生积极关注空巢老人的心理健康。

(2) 培养学生的迁移能力，使学生能够灵活处理空巢老人的心理问题，做好心理预防工作。

知识准备

一、空巢老人的定义及现状

空巢老人一般指子女由于工作、学习、结婚等原因离家后的老年人，可能是独居老年人，也可能是夫妻共同居住的老年人。随着老龄化程度的加深、社会观念的变化、家庭居住方式的改变，空巢老人的数量越来越多。虽然空巢老人在生活和心理方面面临着一定的挑战，但是并不是所有的空巢老人都会出现空巢综合征，是否出现空巢综合征的关键在于空巢老人能否做出调适，以适应空巢生活状态。适应良好的空巢老人，能够更多地让生活重心回到自己和配偶身上，发展自己的兴趣爱好，参与一定的社会交往活动。而空巢生活适应不良的老年人，则可能出现以下特点。

1. 失去寄托，无事可做

子女未离家之前，父母除忙于自己的工作外，还要在生活、教育等多方面照顾子女，社会性活动往往参与得不多。当子女因学习、工作、结婚等原因离家后，空巢老人的生活方式会发生较大变化，原本热闹的家庭忽然变得冷清，原本忙碌的生活忽然变得清闲，如果不能做出调整，就容易出现心理失落、无事可做的情况。

2. 缺少支持，无处倾诉

空巢老人如果婚姻结构完整，夫妻关系良好，共同生活体验良好，就能够更好地抵御子女离巢造成的心理影响，更快地适应空巢生活；反之，独居、夫妻关系长期不良、身患多种慢性疾病、存在精神或躯体功能障碍等的空巢老人，如果人际关系不良，缺少朋辈支持，缺乏倾诉渠道，容易出现负面情绪且负面情绪难以得到合理宣泄，有可能变得沉默寡言、闷闷不乐。

3. 关系不良、压力过大

家庭关系不良的空巢老人，一方面较少获得家庭的关心和支持，另一方面还会因为不良的家庭关系产生较大的心理压力，出现抑郁、焦虑、失望、愤怒等情况。消极情绪持续的时间越久，对心理健康状况的影响就越深远，还可能引发各种心理障碍。

二、空巢老人面临的现实挑战和心理危机

（一）现实挑战

随着年龄增长，身体机能日益衰退，子女由于种种原因不能在身边支持，空巢老人可能会遇到以下问题。

1. 日常照护

一般来说，对于生活能够自理的空巢老人，在日常生活方面没有太大的问题，而对于行动不变的空巢老人，日常照护问题是他们面临的最大问题。日常生活照护质量对空巢老人的晚年生活质量有较大影响。虽然现在外卖等服务比较方便，居家养老服务也较以前有所提升，但是整体来说，目前从事养老服务的工作人员远远满足不了实际需求，行动不便的这部分空巢老人在吃饭、洗澡、家务打扫等方面还是存在诸多不便。

2. 经济保障

对于退休金保障水平较高的空巢老人来说，经济方面的压力较小，对于退休金较低或者农村地区的空巢老人来说，自己不能再创造收入，加上老年期比较容易患病，就医成本较高，如果不能得到家人的支持，老年人往往面临经济方面的困境。

3. 安全问题

老年人在独居状态下，缺乏子女、亲人时常上门走动，会给不法分子以可乘之机，在生命安全和财产安全上面临一定的风险。在生命安全方面，老年人容易因跌倒、撞伤、烧伤、烫伤等原因导致躯体受损，也可能因突然发病而缺少帮助。在财产安全方面，近年来，针对空巢老人的盗窃、诈骗、入室抢劫等侵害行为时有发生。因此，需加强对空巢老人的安全保障。

（二）心理危机

1. 失落感

失落感往往是由多种消极情绪组成的情绪体验。空巢老人的失落感主要是由失去

生活目标引起的，部分老年人将大部分精力放在了子女身上，一旦子女离开，原本忙碌而充实的生活规律被打破，就容易产生失落感。

2. 孤独感

孤独感是一种与世隔绝、无依无靠、孤单寂寞的情绪体验。子女离家后，如果空巢老人不能做出相应的调整，去适应空巢生活，就容易产生孤独感。严重的孤独感还会导致挫折感、寂寞感和狂躁感，对空巢老人的身心健康产生影响。

3. 无用感

无用感是指认为自己的人生没有前途、没有希望，感觉自己没有社会价值的心理。研究指出，无用感会严重伤害老年人的身心健康。空巢老人的无用感主要是伴随其年龄增长、身体机能衰退、社会角色变化而产生的。很多老年人在年轻时身强力壮，对生活和面临的问题有较强的掌控感，但到了老年阶段可能感觉“心有余而力不足”，从而产生挫折感、无用感。例如，老年人买菜回家时，因为着急而摔倒了，他一边扶着自己的腿，一边抱怨：“老了没用了，连走路都会摔倒，还能干什么?”这就是无用感的典型表现。

4. 衰老感

衰老感是指自我感觉体力和精力迅速衰退、做事力不从心的心理感受。人进入老年期之后，身体各个器官及机能都会随着年龄的增长而逐渐衰退，如腿脚不灵便、视力听力下降、记忆力减退、牙齿脱落、头发花白、皱纹增多等。衰老是一种进行性的、不可逆转的变化，但与身体上的衰老相比，心理上的衰老对空巢老人的影响更为深远。衰老感是一种主观感受，它以老年人本人在主观上判断自己老了为标准。很多空巢老人会由于子女成家立业、第三代出生、退休、被人称为老爷爷或老奶奶等而感慨自己变老了，并由此而产生一些消极的情绪和行为。

5. 抑郁情绪

抑郁是一种过度忧愁和伤感的情绪体验，一般表现为情绪低落、心境悲观、郁郁寡欢、思维迟缓、意志消沉、行动迟钝等，严重的还会发展为抑郁症。抑郁症在老年群体中是一种较为常见的心理疾病之一，空巢老人的抑郁症患病率明显高于非空巢老人，而且老年抑郁症也是引起老年人轻生最主要的原因之一。

6. 焦虑情绪

焦虑是指当一个人预测将会有某种不良后果产生或模糊的威胁出现时产生的一种不愉快的情绪体验，通常由紧张、忧虑、不安、担心等感受交织在一起。焦虑总是与精神打击以及即将到来、可能会造成危害的刺激相关，严重的会发展为焦虑症。

三、空巢综合征的含义及表现、产生原因及应对方法

（一）空巢综合征的含义及表现

子女离家以后，空巢老人容易产生被忽略、嫌弃或抛弃的感觉，并因此产生一系列诸如孤独、寂寞、空虚、悲伤、低落等心理失调症状，这些消极情绪状态及其相应的认知、行为等，多被称为空巢综合征。空巢综合征是一种由社会心理因素主导的、严重影响老年人身心健康和晚年生活质量的心理问题。

那么，如何判断一位老年人是否患上了空巢综合征？空巢综合征有哪些具体表现？一般而言，空巢综合征的症状主要表现在情绪、认知、行为三个方面。

在情绪方面，空巢老人常会感到心情郁闷、孤寂、凄凉、沮丧和悲哀，有时还会出现失落感与成就感交织在一起的复杂情绪，表现为心神不宁、烦躁不安、无所适从等。

在认知方面，多数空巢老人在子女离家后会出现自责倾向，认为自己过去有许多做得不够的地方，对子女的关心、照顾和疼爱不够，没有完全尽到做父母的责任和义务等。有时也会产生埋怨子女的倾向，觉得子女对父母的关心、回报不够，只顾个人生活和工作，居然狠心让父母独守“空巢”等。

在行为方面，主要表现为闷闷不乐、愁容不展，经常唉声叹气，甚至哭泣流泪，常伴有食欲不振、失眠等躯体症状。

（二）空巢综合征的产生原因

一般来说，空巢老人的心理问题，特别是空巢综合征的产生原因主要有两点。

1. 心理衰老

随着年龄增长，老年人的身心功能逐渐减弱，自我生存能力和自我价值感有可能不断降低，担心世界变化得太快，自己跟不上时代潮流，无法适应社会变化，有一种被超越、优势丧失的恐慌感，担心被抛弃、被淘汰，逐渐沦落为社会的弱者。

2. 角色丧失

许多父母把养育子女当作他们人生的全部内容，子女是他们实现自我价值感的重要来源。一旦子女离家求学、就业或结婚，他们的父母角色就被削弱，这给他们造成一定的心理压力，甚至影响正常生活。如果可以从工作、社会交往等活动中找到新的角色，往往能够帮助他们更好地适应空巢生活。

（三）空巢综合征的应对方法

1. 建立有弹性的亲子关系，避免与子女的关系过于纠缠

受传统文化思想的影响，我国普遍存在父母与子女的关系过于纠缠、比较缺乏界限的情况。许多父母把全部的关注点都放在子女身上，无微不至地照顾子女，将希望寄托在子女身上。这种高依恋、高期待的关系，会导致父母与子女的关系过于紧密。当子女长大离家读书、就业时，父母就难以适应新的相处模式和关系模式。所以父母应该保持与子女应有的边界，亲子关系应更有弹性。

2. 充实生活，寻找子女“离巢”后的替代角色

父母要对子女离家有一定的心理准备，要及时调整自己的生活重心，发展自己的兴趣爱好，开展社会交往等，充实生活内容，尽快找到新的替代角色。

四、支持性心理疗法

支持性心理疗法是以支持为主的特殊心理治疗方法。其特点是利用和来访者较好的关系和良性影响，积极采用一切如权威、知识、关心等方法来支持来访者，帮助来访者分析和认识他们所面临的问题，维护或提高其自尊感，尽可能减少症状反复，最大限度地提高他们的适应能力，使其度过心理危机，避免精神崩溃。支持性心理疗法的核心是支持。

（一）支持性心理疗法的理论基础

人们在遭受挫折或接受环境所施加的严重压力或灾难后，就会处于紧张状态。这是一种特殊的心理生理状态，它不仅表现为焦虑、紧张、知觉过敏等心理改变，还可能产生一系列生理表现，如尿频尿急、头痛头昏、手颤、食欲不振、血压增高、月经不调等。在心理紧张状态下，人们常通过心理平衡系统进行调节，采取一系列摆脱方法。这些方法有的是正确的，有的可能是病理性的、不正确的。有时心理紧张状态特别严重，超出了心理平衡系统调节的能力，就会产生疾病。产生疾病后，病人毫无例外地一方面焦虑、担心、害怕，一方面又希望疾病能很快治好。

这时通过为来访者提供支持，增强其心理平衡系统调节的机能，增强其对心理紧张状态的承受力，支持其采取正确的摆脱心理紧张状态的方法，以克服病理性的、不正确的观念或行为；支持其要求迅速治好疾病的心理，指导其克服那些悲观、焦虑、恐惧、失望的心理，以取得更好的疗效。这就是支持性心理治疗的理论基础。

（二）支持性心理疗法的基本原则

支持性心理治疗是二元治疗，即一方面直接改善症状，另一方面维持、重建自尊或提高自信、自我调节功能和适应技能。为了实现目标，需检查来访者的现实人际关系及其过去和当前的情绪、行为模式，再通过观察其心理防御机制，有针对性地帮助其减轻焦虑感，增强社会适应能力。在具体实施中，应遵循以下原则。

1. 提供适当支持的原则

当来访者心理受挫时，最需要的帮助是安慰、同情与关心。支持性心理疗法的第一原则是提供来访者所需的心理支持，包括表扬、保证、鼓励、同情、体贴、关心、安慰等；向来访者提供处理问题的方法与要诀，以协助来访者度过困境，处理问题。

需要注意的是，采用支持性心理疗法帮助来访者，并非要一心一意且全身心地去爱护他们，而是要适当、有选择性地提供“支持”。这就好比健康且成熟的父母不宜盲目地疼爱或袒护自己的孩子，而应根据孩子的年龄、所遭遇的境况及问题的性质等，提供适当的保护和教导，使孩子用自己的能力去解决问题和克服困难，否则，孩子一味地被父母宠爱，永远都不会长大。同样，当老年人需要帮助时，咨询者要根据老年人所面临的心理挫折的严重性、自身的性格、自我成熟度、适应问题的方式及应付困难的经历等，提供适当的支持。

总之，支持要适度、有选择性，不可包办一切。尤其是初学者，对来访者的支持应学会适可而止，尽量避免因过度关心而使来访者产生依赖心理。有时，咨询者本身有心理需要，借帮助别人来满足自己的心理缺憾，这类人容易有过分关心与帮助他人的倾向，应尽量避免这类现象的发生。

2. 助其提高挫折承受能力的原则

挫折是每个人都难以避免的，人到老年之后，由于生理和心理的变化，更容易体验到挫折。支持性心理疗法的另一要领是协助来访者端正对困难或挫折的看法，提高其挫折承受能力，进而改善其处境。通过合理化、重构、建议、预期性指导等方式，拓展来访者的思路与视角，减轻和预防焦虑情绪，使其能够运用适当的方式去面对挫折，走出困境。总之，检讨自己对问题或困难的看法，调整对挫折的感受，常能改变自己对困难的态度，进而以较合适的方式去处理困难，即将认知疗法的原则作用于支持性心理治疗。严格意义上讲，认知疗法也是支持性疗法的一种技术。

（三）支持性心理疗法的常用技术

在支持性心理疗法中，常用的技术主要有以下六种。

1. 支持与鼓励

支持性心理疗法的核心是支持，最为常用的技术是支持与鼓励。所谓支持就是让来访的老年人感受到来自医生、家人和社会的关心，感受到有人在帮助他，与他共同面对困境。鼓励则是治疗者对来访老年人的赏识，揭示他自己都未发现的优点、长处和优势。例如，有一位空巢老人因身体原因很少外出，认为自己孤苦无依、没人关心，因此变得情绪低落、消极避世。对这位老人进行帮助，首先要让他感受到来自家人、朋友、养老服务人员的关心，让他体会到他没有被社会抛弃，有了他人的陪伴与支持，可以使他增强克服困境的信心。其次，应鼓励他、赞美他，帮助他发掘自身长处，并鼓励他尽量多走出家门，多与他人接触。但在使用支持与鼓励技术时，要注意言之有物、具体而积极，不可随意开玩笑、说大话等。

2. 倾听与积极关注

在支持性心理疗法中，倾听是一项非常重要的技术，“听”甚至比“说”还重要。但倾听并非单纯的“来访者说、治疗者听”，其基本要求是治疗者能够在同情的基础上进行倾听，倾听需要听懂对方所讲的事实、所持的观念、所体验的情感。面对阅历丰富的老年人，或许他们讲的很多事情，年轻的养老服务人员并没有经历过或听说过，但也应认真倾听、及时给予回应。在倾听过程中，可以采取恰当的提问方式、鼓励与重复对方的语句、针对某个问题进行说明、会谈总结、表达感受等方式，来提高倾听的效果。

3. 说明与指导

说明是指治疗者针对来访者的相关问题进行解释；指导则是指治疗者对来访者提出行动建议，以采取适当的方法解决问题。说明与指导是支持性心理疗法中常用的技术。老年人一般都很关注自身健康，且敏感多疑，因此，对与之相关的问题应主动进行解释，针对他们的疑问要及时沟通、说明，以免他们担心顾虑。在进行行为指导时，既要注意权威性和科学性，还应注意说话的方式、语气等，要时刻体现对老年人的尊重，对他们身心健康的关心，不可恐吓、强迫老年人。

4. 控制与训练

控制与训练主要是针对来访者行为方面的问题而采取的方法，它可以是一种自我约束，主要对自我控制能力不强的青少年使用，也可以是强制力约束，主要对有明显行为问题的患者使用。在对老年人使用该技术时，要事先和他们说明意义和具体内容、要求、进度等，征得老年人的同意。一旦进行，就要鼓励老年人坚持下来。

5. 改善处事态度

很多空巢老人的消极情绪源于他们的性格特征和一贯的处事态度，该技术的目的就是帮助来访老年人认识自己的性格特点，树立正确对待自己、他人和社会的价值观念与态度。例如，有一位老太太人称“常有理”，她经常批评、指责别人，哪怕是她自己做错了，都能“无理搅三分”，因此经常和别人产生矛盾。心理照护人员应当在弄清楚事情的来龙去脉之后，帮助她改变原有的不合理的处事态度。

6. 改变外在环境

改变外在环境其实改变的不单单是活动的场所，更重要的是要改变来访者所面临的人际环境，即人际关系的融洽程度。这对老年人建立积极的社会支持系统是很重要的。因此，我们应帮助老年人发掘自身可利用的社会资源，改善他们的人际关系环境，帮助其提高自信心。

任务实施

工作步骤	具体内容
准备	（1）与空巢老人建立初步的关系 （2）通过访谈收集空巢老人的基本情况 （3）对空巢老人的问题进行初步评估
制订计划	根据访谈信息，制订服务计划
实施计划	（1）对老年人开展心理疏导 （2）帮助老年人发展兴趣爱好，拓展社会关系，充实生活 （3）协助老年人和其女儿沟通，达成意见一致的相处模式
评估	（1）空巢老人的心理情绪是否好转 （2）空巢老人的生活适应性是否有所好转

任务评价

工作步骤	评价标准	分值	自评分
准备	（1）是否与老年人建立良好的专业关系 （2）对老年人相关资料的收集是否完善	20 分	
制订计划	（1）计划是否详尽、科学 （2）计划是否有服务对象的参与 （3）计划是否得到服务对象的完全认可	20 分	
实施计划	（1）是否选择合适的方法对老年人开展情绪疏导 （2）老年人是否构建更好的适应空巢期的生活方式	40 分	
评估	（1）服务对象的情绪是否得到改善 （2）服务对象的行为是否得到改善	20 分	

通关测评

回忆本任务涉及的核心知识点，并在方框中写下来。

知识点 1	空巢老人面临的现实挑战和心理危机
具体内容	
知识点 2	空巢综合征的含义及表现、产生原因及应对方法
具体内容	
知识点 3	支持性心理疗法
具体内容	

任务拓展

案例情境

汪女士，58 岁，儿女不在身边，与爱人生活在一起。汪女士原有自己的工作，并且是个中层领导，在工作中取得了很好的成绩并得到周围人的认同。退休后她的生活发生了巨大变化，一时间不知道自己该干什么，生活似乎失去了意义。于是汪女士变得苦闷，日不能食，夜不能寐，渐渐地人瘦了不少，脾气也变得古怪起来。心理照护人员对汪女士进行观察后，发现其有抑郁与焦虑情绪，人际关系不畅，于是对其进行心理评估，并采用行为治疗、家庭治疗等方法对其进行心理干预。心理照护人员组织汪女士与其子女进行了一次交心的会谈，让子女明白母亲的处境和困难，增进子女与汪女士之间的关系。同时建议子女平时多打电话给汪女士，增进交流，减少汪女士的孤独感，营造融洽的家庭氛围，用家庭的温暖来感化她，逐步改变汪女士消极的生存观。心理照护人员还在社区开展老年人活动项目，增进汪女士与社区同龄人的交流，让她广交朋友。心理照护人员建议汪女士多走出家门，多参加各种文体活动和社会活动，培养兴趣爱好，通过跳舞、唱歌、种花等来填补生活上的空白，增添生活的情趣，使自己的精神有所寄托。

实训任务

（1）判断汪女士出现的心理问题是什么。

（2）为汪女士设计一套完整的心理护理方案。

参考文献

［1］贺志朴，姜敏．艺术教育学［M］．北京：人民出版社，2001．

［2］周为民．循历史轨迹谈音乐治疗的形成与发展［J］．中国音乐，2006（3）：66-72．

［3］沈靖．音乐治疗及其相关心理学研究述评［J］．心理科学，2003，26（1）：176-177．

［4］高天．音乐治疗导论［M］．北京：军事医学科学出版社，2006．

［5］陈灿锐，高艳红．心灵之镜：曼陀罗绘画疗法［M］．广州：暨南大学出版社，2014．

［6］蔡月军，陈斌贵．曼陀罗绘画疗法在新犯团辅中的应用及效果［J］．河南司法警官职业学院学报，2018，16（3）：34．

［7］杨修，周美杉，何江，等．园艺疗法在养老社区的设计应用初探：以南宁某养老院为例［J］．绿色科技，2020（17）：5-7．

［8］耿玉多．叙事治疗在老年社会工作中的应用［D］．济南：山东大学，2014．

［9］郭米英．叙事治疗模式介入社区空巢失能老人抑郁情绪的研究：基于深圳市D社区L的个案服务［D］．武汉：华中科技大学，2019．

［10］林湘华．大城市丧偶老人群体状况分析［J］．南方人口，2007，22（4）：45-51．

项目八
与死亡相关问题的心理照护

项目介绍

生与死是人生的两件大事。在我国的文化中，人们是比较忌讳谈论死亡的，与死亡相关的事常常被认为是不吉利的，与死亡相关的话题常常给人带来沉重和恐惧的感觉。但是，不谈论不代表不存在，忌讳死亡反而会带来更多隐藏的害怕、恐惧和悲观的情绪反应。事实上，死亡是一种客观的自然现象，正视死亡、直面死亡才能更好地生活，这对丧偶老年人更好地处理哀伤、重新适应生活非常有帮助。

本项目旨在介绍死亡焦虑的影响、触发因素、应对策略和临终老年人的特点及临终老年人的心理照护，让学生对与老年人死亡相关的心理护理方法有所掌握，对实践产生指导。

项目目标

知识目标

（1）了解什么是死亡焦虑、死亡焦虑的影响及触发因素、老年人死亡焦虑的心理护理策略。

（2）了解临终老年人的特点及临终老年人的心理照护方法。

能力目标

（1）能够运用专业方法对有死亡焦虑的老年人开展心理护理。

（2）能够运用专业方法对临终老年人开展心理护理。

素质目标

关注老年人面对死亡的态度，形成正确的生死观，养成积极引导老年人进行心理护理的自觉性。

任务一　死亡焦虑的心理照护

任务情境

李奶奶，65 岁，退休前是一名教师。她患乙肝已经两年了，到处求医，看过中医和西医，吃过各种中西药，可是都无济于事，病情始终未见好转。于是李奶奶开始怀疑自己患了肝癌，整天提心吊胆，害怕癌症会夺去自己的生命。晚上她也经常梦见两年前因病去世的老伴儿，烦躁不安，经常怨天尤人，无缘无故地发脾气。李奶奶的女儿特来求助社区居家养老护理工作人员小王。

任务目标

知识目标

(1) 了解常见的老年人人格评估工具。

(2) 了解什么是死亡焦虑、死亡焦虑的影响、死亡焦虑的触发因素、缓解死亡焦虑的方法。

技能目标

能够掌握对有死亡焦虑的老年人开展心理护理的方法。

素质目标

树立正确的生死观，正确看待死亡。

知识准备

在中国文化中，人们会尽量回避与死亡相关的话题，与死亡相关的事常常被认为是不吉利的，与死亡相关的话题常常给人带来沉重和恐惧的感觉，谈论死亡往往成为一种禁忌。而事实上，死亡是一种客观的自然现象，正视死亡、直面死亡才能更好地应对死亡带来的焦虑和恐惧。

一、死亡焦虑的概念

死亡焦虑的主要表现就是异常恐惧死亡问题，担心死亡，反复思考，甚至每天都在想自己以后面临死亡时该有多么痛苦，从而出现心慌、手抖、心情烦躁等问题，特别是心情每天都安稳不下来。从精神分析的角度来看，每个人都有可能存在生本能和死本能的问题；尤其是死本能的问题，每个人都会面临。

死亡焦虑有外显的死亡焦虑和内隐的死亡焦虑两种。外显的死亡焦虑是指单纯担忧自己或他人死亡时产生的不良情绪。内隐的死亡焦虑则是指那些隐藏在其他思想中的焦虑，如对掌控孩子人生的偏执和对传宗接代的固执。

二、死亡焦虑的影响

延续种族的生命和基因是一种生存本能。在这种原始本能的驱使下，人们自然会畏惧死亡和渴望长寿。与其他生物相比，人类思考得更多，社会身份更丰富，想控制的也更多。死亡不仅意味着生命的消逝，而且人生中所建立起的一切其他成就也将付诸东流。这种不可避免的损失和无法掌控的人生结局，更加剧了死亡带来的痛苦。

过度的死亡焦虑可能会让人失去生活的动力，对死亡的防御反应让人失去对生活的期待。常常表现为拼命抱住曾经拥有的东西，不肯撒手，或是不敢去尝试其他任何有风险的事物，固守城池，抑或企图控制子女的人生以此作为延续自己生命意义的途径，还可能发展为厌世，患上抑郁症。

当然，死亡焦虑不一定完全是负面的，也可能带来正面的影响，在了解了人类的限制性后，更要去发掘生命中的可能性。对死亡的恐惧促使人们进行反思，以活出更有意义和价值的人生。

三、死亡焦虑的触发因素

个体在成长过程中，任何有关死亡的线索，如工作或学习上的重大挫折、未能实现重要的目标、人际交往中的心碎经历等，都可能导致死亡焦虑浮出水面。不仅如此，人们还倾向于将某段时期的终结与死亡相联系，并因此遭受情感上的痛苦、悲伤等。

一是当自己身患疾病或发现自己的身体出现不适时，就会不断地担忧和焦虑，害怕自己患上恶疾，特别是在当今绝症患病率上升的年代，这本质上就是对死亡的焦虑。随着年龄不断增长，老年人身体机能下降，患病风险较高，更容易引发对死亡的焦虑。

二是得知他人患病和遭遇不幸，如意外事故、疾病、衰老，以及听闻他人的死亡等，也会破坏自己的安全感，引发对自身健康和安全的担忧，从而产生死亡焦虑。老年人常常要面对同龄人、配偶等亲友的去世，这些事情，也容易触发老年人的死亡焦虑。

三是那些能让个体意识到时间在流逝的事情，比如生日、节日和其他特殊场合，可能会唤醒个体在儿童时期第一次意识到死亡时被压抑的潜意识恐惧。

四、缓解老年人死亡焦虑的方法

1. 关爱陪伴

引导家人在老年人身体健康时多去看望老年人，与老年人多沟通，多陪伴他们，当老年人有死亡焦虑时，可以让老年人回到熟悉的环境中生活，让老年人有更多的安全感。

2. 谈论死亡

越是回避死亡的话题，越难以面对死亡带来的恐惧和焦虑。因此，可以在合适的情境下，与老年人谈论死亡，从而让他们能够更好地正视死亡、面对死亡。

由于文化的禁忌以及对死亡话题的讳莫如深，可以在和老年人讨论其他问题的时候，将与死亡相关的问题夹在其中，以减轻老年人对死亡话题的敏感性。可以问问老年人，假如你有能力预知到自己生命的终点，假设你能够掌控，你希望在多大年纪，以什么样的方式，在什么地方来面对自己的死亡。

3. 梳理清单

先让老年人谈谈自己一生的经历，通过录音、录像、照片等唤起老年人美好的回忆，让他们认识到自己的生命是有价值和意义的。然后通过和老年人一起探讨，梳理出一份老年人未完成事情的清单，从中挑选哪些是老年阶段还可以继续完成的，帮助老年人找到生活的方向。

4. 承担角色

一方面，老年人可以重新在家庭中获得部分角色，在自己力所能及的范围内，承担一些家庭任务。如接送孙辈上下学，买菜做饭等，充实自己的生活。

另一方面，可以帮助老年人重新获得社会角色，促进老年人发挥功能，提升生活质量，增强自我价值感。当代社会，很多老年人退休之后，仍然活跃在社会的各个领域，为社会做贡献。

任务实施

工作步骤	具体内容
开展访谈	与李奶奶及其家人开展访谈，了解其死亡焦虑的表现、死亡焦虑的触发因素

续表

工作步骤	具体内容
评估死亡焦虑程度	从认知、情绪、行为三个方面评估李奶奶死亡焦虑的严重程度
开展死亡焦虑辅导	与李奶奶及其家人讨论缓解死亡焦虑的具体方法，并指导李奶奶及其家人具体实施
评估	评估李奶奶对死亡的焦虑程度是否有所缓解

任务评价

工作步骤	评价标准	分值	自评分
开展访谈	（1）是否与老年人建立良好的专业关系 （2）对死亡焦虑的表现及触发因素资料的收集是否全面	20 分	
评估死亡焦虑程度	（1）是否充分从认知方面评估老年人死亡焦虑的严重程度 （2）是否充分从情绪方面评估老年人死亡焦虑的严重程度 （3）是否充分从行为方面评估老年人死亡焦虑的严重程度	20 分	
开展死亡焦虑辅导	（1）是否运用了良好的辅导技巧 （2）是否提供了具体的缓解死亡焦虑的方法	40 分	
评估	老年人的死亡焦虑程度是否有所缓解	20 分	

通关测评

回忆本任务涉及的核心知识点，并在方框中写下来。

知识点 1	死亡焦虑的概念及影响
具体内容	
知识点 2	死亡焦虑的触发因素
具体内容	
知识点 3	缓解老年人死亡焦虑的方法
具体内容	

任务拓展

案例情境

李爷爷72岁，患有慢性病，身体状况不太好。上个月李爷爷的好朋友王爷爷突然去世，这使李爷爷受到较大的冲击。他经常对自己的子女说："老王的身体状况比我好多了，结果说去世就去世，我的时日估计也不多了。"并且李爷爷开始怀疑自己的病越来越严重了，常常要求子女带自己去医院检查，虽然检查结果表明李爷爷的身体状况比较稳定，但是李爷爷还是不放心，天天唉声叹气。

实训任务

（1）判断李爷爷出现的心理问题是什么。

（2）应该如何对李爷爷开展心理护理。

任务二 临终关怀中的心理照护

任务情境

年近七旬的张爷爷从今年3月份开始逐渐感到全身疼痛难忍，无法正常生活，家人得知此情况后，立即将其送往医院检查，经诊断发现张爷爷已经是癌症晚期，预计仅有2~3个月的存活时间。在得知自己的病情之后，张爷爷整日以泪洗面，坐卧不安，拒绝接受任何治疗。其子女不忍心看到张爷爷如此痛苦，将其送往一家专门的康复护理机构。在张爷爷临终前的时间，护理人员应如何对张爷爷实施心理护理？

任务目标

知识目标

了解临终关怀、临终照护的含义，临终老年人常见的心理特征，临终老年人的心理照护。

技能目标

能够对老年人开展临终关怀服务。

素质目标

树立正确的生死观，正确看待死亡，关爱老年人。

知识准备

一、临终关怀的概念

临终关怀又称善终服务，是一种特殊的卫生保健服务，指由多学科、多方面的专业人员组成的临终关怀团队，对临终患者及其家属提供全面的医疗照护，使临终患者的生命质量提高，能够舒适、无痛苦、有尊严地度过生命的最后旅程。

临终关怀是一门以临终患者的生理、心理发展和为临终患者及其家属提供全面照护的实践规律为研究对象的学科，涉及临床医学、照护学、老年医学、心理学、伦理学、社会学、管理学等学科领域。在现阶段，临终关怀的含义为制定一套有组织的医疗照护方案，为现代医学治愈无望的患者解除痛苦，维护他们作为人的尊严，提高其对临终生理、心理状态的适应能力，帮助临终患者平静地走完生命最后的历程，以及对临终患者家属实施居丧期关怀的立体化社会卫生服务。其重点在于对临终患者症状的管理和情绪支持，以及对患者家属的心理辅导。

老年人的临终照护是指照护人员运用各种知识与技能对处于临终状态的老年人给予精心照顾，包括生理、心理、社会等方面的照护。临终照护的核心是“关爱”，其目的是尽最大努力、最大限度地减轻患者的痛苦，稳定患者情绪，缓解患者面对死亡的恐惧与不安，维护其尊严，提高其生命质量，使临终患者在亲切、温馨的环境中离开世界。

二、临终老年人常见的心理特征

临终老年人大多要经历否认、愤怒、忧郁、接受等复杂的心理变化过程。除有以上各种心理体验，还具有个性的心理特征。

（一）情绪波动较大

情绪波动包括冷漠、暴躁、懒惰、脆弱、依赖性增强、自我调节和控制能力差等。表现为异常敏感，猜忌多疑，对自己的病过于关心，而不关心其他事；遇到不顺心的事好生闷气、好发脾气；越来越被动，感情脆弱，甚至幼稚；当进入临终期时，身心日益衰竭，精神和肉体上忍受着双重折磨，感到求生不得、求死不能，这时心理以忧郁、绝望为主要特征。

（二）思虑后事，留恋亲友

大多数老年人倾向于个人思考死亡问题，比较关心死后的遗体是土葬还是火葬，器官是否被用于捐献移植；考虑家庭安排，财产分配；担心配偶的生活和子孙的工作、学业等。

三、临终老年人的心理照护

心理照护是老年人临终照护的重点，要使临终老年人处于舒适、安宁的状态，必须充分理解和关爱老年人，给予其心理支持和精神慰藉。

（一）陪伴和安慰

临终老年人在走到生命最后旅途的过程中难免会感到孤独不安，此时特别需要身边有人陪伴，陪伴者即使不说话，也能给予老年人极大的安慰和支持。因此，家属和照护人员应多陪伴老年人。触摸安慰也是大部分临终老年人愿意接受的一种交流方法。照护人员在照护过程中，针对不同情况，可以轻轻抚摸临终老年人的手、上臂、额头及胸、腹、背部，抚摸时动作要轻柔，手部的温度要适宜。通过触摸老年人能获得他们的信赖，减轻其孤独感和恐惧感，使他们有安全感和温暖感。

（二）耐心倾听和诚恳交谈

照护人员应鼓励老年人把愤怒、恐惧、悲哀、绝望等负面情绪倾诉、表达出来，同时认真、仔细地听老年人诉说，使其感到被关心、理解和支持。对虚弱而无力进行语言交流的老年人，要善于运用肢体语言，通过表情、眼神、手势表达理解和爱，并以熟练的照护技术操作取得老年人的信任和配合。通过交谈，及时了解老年人真实的想法和临终前的心愿，尽量照顾老年人的自尊心，尊重他们的权利，满足他们的各种需求，减轻他们的焦虑、抑郁和恐惧心理，使其没有遗憾地离开人世。

（三）帮助老年人保持社会联系

鼓励老年人的亲朋好友、同事等多探视和陪伴，不要将老年人隔离开来，以体现他们的生存价值，减少他们的孤独感和悲哀感。

（四）适时有度地开展死亡教育

尊重老年人的民族习惯和宗教信仰，根据老年人不同的职业、心理反应、性格、社会文化背景，在适当的时机，谨言慎语地与老年人及其家属共同探讨生与死的意义，肯定老年人的一生，有针对性地进行精神安慰和心理疏导，帮助老年人正确认识、对待生命和疾病，从对死亡的恐惧与不安中解脱出来，以平静的心情面对即将到来的死亡。

（五）重视心灵沟通

美国学者卡尔顿·福特·本顿（Carlton Fort Benton）对临终老年人精神生活的研究结果表明，接近死亡的人，其精神和智力状态并不都是混乱的，49% 的老年人直到死亡前都是很清醒的，22% 的老年人有一定意识，20% 的老年人处于清醒与混乱之间，且临终者最后消失的感觉是听觉。因此，不断对临终或昏迷老年人讲话是很重要且有意义的，照护人员应鼓励家属对老年人表达积极、明确、温馨的尊重和关怀，让临终者在亲情的呵护中安然辞世。

临终老年人的心理变化经历不同的阶段，在各个阶段都包含着“求生”的希望，临终阶段的种种心理变化，会导致他们精神上的崩溃、躯体症状的加重，甚至疾病恶化。他们真正需要的是脱离痛苦恐惧，获得精神上的舒适和放松。因此，临终心理照护的关键是照护人员及时了解临终老年人的心理状态，满足其身心需要，使他们在安静舒适的环境中以平静的心情告别人生。

任务实施

工作步骤	具体内容
心理护理评估	通过会谈、观察等方法从生理、心理、社会三个方面对张爷爷进行评估
心理护理诊断	根据张爷爷的评估情况，初步诊断张爷爷目前的情绪处于哪个阶段
心理护理计划	针对张爷爷的状况，制订心理护理计划
心理护理实施	通过抚触护理、音乐治疗、意义疗法等对张爷爷开展护理
心理护理评价	张爷爷心理情绪方面是否有所改善

任务评价

工作步骤	评价标准	分值	自评分
心理护理评估	（1）评估方法的采用是否正确 （2）评估过程是否规范 （3）资料收集是否全面	10 分	
心理护理诊断	是否能够准确诊断张爷爷目前处于哪个心理阶段	20 分	
心理护理计划	（1）制订的计划是否科学 （2）计划是否可行	20 分	
心理护理实施	（1）采用的方法是否适合张爷爷 （2）实施过程中张爷爷是否配合	30 分	
心理护理评价	张爷爷是否更加坦然地面对死亡，情绪方面是否有所缓解	20 分	

通关测评

回忆本任务涉及的核心知识点，并在方框中写下来。

知识点 1	临终关怀、临终照护的含义
具体内容	
知识点 2	临终老年人常见的心理特征
具体内容	
知识点 3	临终老年人的心理照护
具体内容	

任务拓展

案例情境

张奶奶，75 岁，癌症晚期，癌细胞已经转移到身体其他组织，情况不容乐观。张奶奶经过长期的治疗，身体状况比较差，最近一次病情恶化后，张奶奶坚决要求家人不要把自己送到医院，想要平静地离开这个世界。如果你是心理护理工作人员，你将如何对张奶奶开展服务。

实训任务

（1）判断张奶奶面临的问题是什么。

（2）应该如何对张奶奶开展心理护理。

参考文献

[1] 韦志中. 老年人心理服务与关怀［M］. 北京：西苑出版社，2021.
[2] 人力资源社会保障部教材办公室，华东政法大学社会发展学院. 老年人心理护理实用技能［M］. 北京：中国劳动社会保障出版社，2018.
[3] 梅陈玉婵，齐铱，徐永德. 老年社会工作［M］. 上海：格致出版社，2017.
[4] 高焕民，李丽梅. 老年心理学［M］. 北京：科学技术文献出版社，2017.
[5] 张志杰，王铭维. 老年心理学［M］. 重庆：西南师范大学出版社，2015.

项目九
老年人心理保健活动

项目介绍

活动理论认为老年人的生活满足感与活动之间有积极的联系。成功适应老年生活的人是能够保持活力，力争不从社会生活中退出的人。老年人如果能尽可能地保持中年时的活动，就能很好地调整和适应晚年生活，并对晚年生活感到满意。老年人可以找到其他活动来替代工作，用新环境中的人替代旧友。因此，主张老年人通过新的参与、新的角色来改善由于社会角色中断所引发的情绪低落，用新的角色取代因丧偶或退休而失去的角色，在社会参与中重新认识自我，从而把自身与社会的距离缩小到最短。社会活动是个体生活的基础，人到老年期同样需要活动，适应老化的基本原则是积极地与社会保持接触，继续以往的各种活动，在活动中建立积极的自我形象以及获得充实感与幸福感。

本项目旨在介绍如何运用音乐、绘画、园艺和叙事的方法和手段开展老年人心理保健活动。

项目目标

知识目标

(1) 掌握老年人音乐心理保健活动的定义、功能和方法。

(2) 掌握老年人园艺心理保健活动的定义、功能和方法。

(3) 掌握老年人绘画心理保健活动的定义、功能和方法。

(4) 掌握老年人叙事心理保健活动的定义、功能和方法。

能力目标

(1) 能够结合心理保健活动设计原理，设计老年人心理保健活动方案。

(2) 能够根据老年人个体需求分析，有针对性地设计老年人心理保健活动方案。

素质目标

（1）尊重、接纳、关注老年人。

（2）培养创新思维，养成求真务实、精益求精的进取精神。

任务一　老年人音乐心理保健活动

任务情境

王奶奶，80岁，工人退休，近半年来没有胃口，情绪低落，郁郁寡欢，现初到重庆市某养老机构入住，经常独自在居室内，不喜欢与人交流，同时睡眠质量差，王奶奶年轻时比较喜欢唱歌、跳舞和听音乐，身体无其他疾病。

任务目标

知识目标

掌握音乐治疗在老年人心理保健中的原理和方法。

技能目标

（1）运用量表对王奶奶的健康状况和失智程度进行评估。

（2）运用音乐疗法，结合王奶奶的生理、心理和行为现状，制定音乐治疗目标和方案。

素质目标

尊重、接纳、关注、理解老年人的需求。

知识准备

一、音乐治疗的定义

音乐治疗是一门年轻的应用学科，涉及学科广泛，应用领域庞杂，流派思想丰富，因此从音乐治疗学的发展状况来说，并没有一个统一的学科定义标准。这是因为音乐治疗学毕竟是一个比较年轻的学科，还因为不同国家、不同民族的音乐治疗师受不同的文化、历史、经济、政治、医疗条件等多方面因素的影响，加上各国专家开展音乐治疗的领域及治疗方法的不同，所以产生了不一致的定义。简单来说，音乐治疗就是运用音乐活动的各种形式，包括听、唱、演奏、律动等对人进行刺激与催眠并由声音激发身体反应，达到使人健康的目的。

本书将音乐治疗定义为：音乐治疗是以音乐的实用性功能为基础，按照系统的治疗程序，以音乐或音乐相关体验作为手段，治疗疾病或促进身心健康的方法。

二、音乐治疗的功能

音乐治疗的功能是多方面的，主要体现在心理、生理和情绪三个方面。

（一）在心理方面的功能

音乐能直接影响人的情绪。音乐治疗并不是单纯地从欣赏中取得疗效的，它是作为一种活动来达到治疗效果的。音乐和乐曲是由各种音符组成的、具有一定规律的节拍，并具有可操作的表演形式。想要参加音乐治疗的活动往往需要学习，参与者必须集中注意力并做出一定的努力，因此音乐活动有助于提高人们的专注力。同时，音乐活动还能促使人们掌握或恢复一些新的技能，如通过演唱掌握各种乐曲的旋律、音调、节奏，以及与人协调一致的能力等，或者通过乐器演奏掌握各种乐器的演奏方法和相互配合的能力等。这样就可以让人体验生活的乐趣和了解生活的意义，从而增加人对生活的能动性和自信心，有利于身心的健康。

（二）在生理方面的功能

音乐可以通过音响的作用来影响人体的生理功能。音乐作用于人体内的系统使之产生有益的共振，使各器官节奏协调一致。这种协调一致是影响身心健康的重要因素。国外用音乐代替麻醉药物做剖宫产和拔牙手术，绝不是单纯靠转移患者注意力或者暗示作用取得效果的。它像针刺一样，具有生理和生化效应。因此，不同节奏、旋律、速度的乐曲，可表现出镇静作用、镇痛作用、降压作用以及情绪调节作用等不同的效果。

（三）对人的情绪调节功能

大量的资料证明，人的健康与情绪状态是息息相关的。不同曲调、节奏、旋律的音乐，对人体可以产生不同的作用，并能与细胞共振，为细胞“按摩”，使人感到神清而气爽。临床也证明了音乐的治疗作用：古典音乐可帮助病人缓解痛苦；连续听《春之歌》可减轻失眠症患者的症状；让产妇听音乐，能解除其烦躁的心情，有利于分娩。音乐正是通过其独特的性能在情志方面起调节、抑制等多方面的作用，从而达到保健和治病的目的。

三、音乐治疗的形式

（一）个体音乐治疗

个体音乐治疗是指一对一的治疗模式——一个治疗师和一个来访者的个体治疗形式。治疗师通过共情、理解、支持，与来访者建立平等合作的关系。这种治疗形式个体性较强，可以根据个体特征进行得比较深入。来访者可以在相对隐秘的环境里获得安全感，从而能够开放和暴露个体的情结。这种治疗形式适用于所有需要治疗的人群，尤其针对的是安全感及社会功能低或者患孤独症的人群。就个体音乐治疗的目的而言，它更适用于较深层的心理分析和治疗，能够为患者提供一个开放和暴露自己内心深处情感和情结甚至隐私的安全环境。

（二）团体音乐治疗

团体音乐治疗也称为集体音乐治疗，是指一个带领者（由治疗师担任）带领整个团体进行的音乐治疗活动。团体治疗通过音乐活动与其他成员以及治疗师形成多层次的互动关系，并通过探索、提高社会化水平和沟通技术使团体成员受益。来访者可以研究自己如何与他人互动以及他人如何与自己互动，改善不良的心理状态。团体音乐治疗的威胁性较个体音乐治疗低，被治疗者是整个团体，很多人会从中获得安慰，也喜欢与大家一起活动，分享思想和理念。团体音乐治疗的目标定位于社会化、情感表达、解决问题与冲突等。

四、音乐治疗的方法

音乐治疗的方法有很多，大致分为三种：接受式、再创造式和即兴演奏式。

（一）接受式音乐治疗

接受式音乐治疗是一种被动的治疗方法，也是现今运用得最广泛的音乐治疗方法，强调聆听音乐以及聆听音乐所引起的各种生理、心理体验。接受式音乐治疗方法包括歌曲讨论、音乐回忆、音乐想象、音乐肌肉渐进放松训练等。这里只介绍歌曲讨论和音乐肌肉渐进放松训练。

1. 歌曲讨论

歌曲讨论是最常用的接受式音乐治疗的方法之一，多用于团体音乐治疗。治疗师和来访者一起聆听音乐，然后就音乐所传达的内容、情感进行交流和探讨。歌曲可以是来访者选择的，也可以是治疗师选择的，歌曲可以成为来访者对现实中实际存在的人的感情的投射物，也可以成为在现实生活中缺失的重要情感需要的投射物。根据治疗目标的不同，可以采用一对一个体治疗的形式，也可以采用团体治疗的形式。

歌曲讨论方法根据干预深度可以分为三个层次：支持层次的歌曲讨论、认知行为层次的歌曲讨论、体验和潜意识层次的歌曲讨论。

1）支持层次的歌曲讨论

这一层次的歌曲讨论的特点是就音乐谈音乐，不涉及音乐以外的任何内容，比如人生经历、情感或潜意识的内容。这一层次的歌曲讨论对于精神或者心理有明显障碍的来访者有重要的临床治疗价值。该层次的歌曲讨论适用于情绪严重不稳定的情绪障碍的病人、有严重心理创伤的受害者、认知功能和语言表达有困难的病人（如精神分裂症病人、智力发展障碍人士、孤独症病人等）。

支持层次歌曲讨论的临床治疗目标有：①减少社会性退缩和自闭行为，促进人际交往；②保持现实感和对“此时此地”的意识；③掌握与他人分享的社会技能；④促进非语言层面的交流；⑤缓解环境所带来的单调枯燥感；⑥缓解紧张、焦虑的情绪；⑦转移对神经症或对强迫性症状的关注；⑧控制冲动行为；⑨恰当并成功地参与集体活动；⑩增强团体凝聚力，将个体置于团体之中。

支持层次的歌曲讨论中，治疗师的语言技巧如下：①“告诉我这首歌好听在哪里？”②“我也很喜欢这个歌手的歌，尤其是……你的感觉呢？”③“很抱歉我不熟悉这首歌曲，能告诉我这种音乐的特点是什么吗？”④“这首歌让你的心里有什么样的感觉？”⑤“听了这首歌，你的身体有什么样的感觉？”⑥“刚才听了你带来的这首歌，我的心里感到非常舒服和放松……你的感觉呢？”

2）认知行为层次的歌曲讨论

认知行为层次的歌曲讨论就是利用对歌曲的歌词的讨论来引发来访者对思想、观念、信念、价值观、人生观等的思考和表达。歌曲成为治疗师了解来访者思想观念和价值体系的一个快捷而有效的工具。认知行为层次的歌曲讨论可以在个体治疗中使用，也可以在团体治疗中使用。

认知行为层次的歌曲讨论的治疗目标是：①促进用语言表达思想和情感的能力；②促进团体之间的思想交流和互动；③分享和澄清价值观和信念，促进认知的改变和提升；④解决当前面临的问题；⑤让来访者意识到自己的行为；⑥促进行为的改变。

认知行为层次的歌曲讨论中，治疗师的语言技巧如下：①“请告诉我你喜欢这首歌的哪段歌词？为什么？”②“你认同这首歌的歌词所表达的观念和想法吗？能讲讲你的想法吗？”③“你能给我们解释一下这首歌的歌词是什么意思吗？”④“如果让你改编这首歌的歌词，你会怎么写？”⑤“是哪一句歌词让你这样感动？”⑥“这首歌让你想到了什么？”

3）体验和潜意识层次的歌曲讨论

弗洛伊德首先提出了关于潜意识的学说，认为人的某些记忆和欲望不能够为超我所接受，从而引发了焦虑。为了缓解这些焦虑，这些记忆和欲望被压抑到了连自我都不能觉察到的地方，就成为潜意识。潜意识虽然不为自我所觉察，但对人的情绪和行为具有巨大的影响。音乐就是人类潜意识以声音作为媒介的一种表达形式，体验和潜意识层次的歌曲讨论就是治疗师通过音乐引导来访者展示自己的内心深层和潜意识的活动。

体验和潜意识层次的歌曲讨论的治疗目标是：①促进对自我人格的了解和探索；②促进对自我深层情感的体验；③探索潜意识的活动和内容；④促进被压抑情绪的表达和宣泄；⑤探索内部情感和需要的矛盾；⑥促进内部矛盾的解决和人格的改善；⑦促进团体成员之间深层的相互理解和支持。

体验和潜意识层次的歌曲讨论中，治疗的步骤和语言技巧如下。

（1）请来访者尽可能多地描述他对歌曲的感受和体验，可以这样提问：“这首歌曲给你带来怎样的感受？”“这首歌曲的什么地方让你喜欢？”

（2）治疗师帮助来访者将对音乐的体验和过去的经历、有重要关系的人联系起来，可以这样提问：“这种感受让你想到了什么？”“除了音乐之外，你在生活中还有没有体验到这种感受的时候？”“这种感受什么时候有过？是在童年还是成年？”“在你的生活中有什么人能给你这样的感觉？”“在你的生活中哪一段经历曾给你带来这样的感觉？”

（3）帮助来访者把对音乐的体验与自己现在的生活联系起来，可以这样提问：“你认为这首歌带来的这种感觉是你所渴望的东西吗？”“这首歌所带来的这种感觉对你来说很重要吗？”“你觉得这首歌所带来的这种感觉与你的现实生活有什么关系吗？”“你觉得这首歌让你想到的那些人生经历对你今天的生活有什么样的影响吗？”“你觉得这首歌让你想到的这个人对你今天的生活有什么影响吗？”

2. 音乐肌肉渐进放松训练

研究表明，人在听音乐的时候心跳会减慢，血压会降低，肌肉张力和皮肤电位会下降，皮肤电阻值会升高，血液容积会增加，肾上腺素会下降，肠胃活动会增加，血液中的内啡肽含量会上升。这些生理的变化都是机体进入放松状态的表现。

音乐肌肉渐进放松训练，属于接受式音乐治疗的一种方法，常用于帮助来访者放松身体，达到缓解紧张、焦虑的情绪，帮助改善睡眠的目的。音乐肌肉渐进放松训练分为主动式肌肉渐进放松训练和被动式肌肉渐进放松训练。

1）主动式肌肉渐进放松训练

主动式肌肉渐进放松训练区别于被动式肌肉渐进放松训练，首先要求来访者在安静的环境中躺下或者保持舒服的坐姿，然后给出如下指令：

“手握拳……保持住，1，2，3，4，放松，尽量放松……仔细体会双手放松的感觉。”重复一遍。

“让你的胳膊用力弯曲……保持住，1，2，3，4，放松，尽量放松……仔细体会胳膊放松的感觉。”重复一遍。

“低头，向胸部靠近（下巴向下接触到胸部）……保持住，1，2，3，4，放松，尽量放松……仔细体会脖子放松的感觉。”重复一遍。

“双肩向前用力耸起……保持住，1，2，3，4，放松，尽量放松……仔细体会肩部放松的感觉。”重复一遍。

“双肩向上用力耸起……保持住，1，2，3，4，放松，尽量放松……仔细体会胸部放松的感觉。”重复一遍。

“上身微微抬起（收紧腹肌）……保持住，1，2，3，4，放松，尽量放松……仔细体会腹部放松的感觉。”重复一遍。

“用力向下踢腿……保持住，1，2，3，4，放松，尽量放松……仔细体会双腿放松的感觉。”重复一遍。

“脚趾用力向里弯曲（脚趾用力抓地）……保持住，1，2，3，4，放松，尽量放松……仔细体会双脚放松的感觉。”重复一遍。

2）被动式肌肉渐进放松训练

被动式肌肉渐进放松训练是音乐治疗师常用的放松技术。首先要让来访者感觉舒适，平躺或者保持坐姿都可以。如果是在人数较多的团体活动中进行，没有平躺的条件，采取坐姿比较方便。

躺好或者坐好后，治疗师开始进行语言导入：“请你调整一下姿势，尽量让自己感到放松和舒适，然后闭上眼睛，开始深呼吸。想象一下，当你吸气时，把你身上的疲劳、紧张以及头脑中一切不愉快的念头和烦恼统统聚集起来；而当你呼气的时候，把这些疲劳、紧张和不愉快的念头统统呼出去。”这时候，治疗师仔细观察来访者的呼吸，当来访者吸气的时候就说“聚集起来……”，当来访者呼气的时候就说“呼出去……”，呼吸3～5次，然后说：“随着你的呼吸，你的身体变得越来越放松了……”

语言导入以后治疗师开始播放令人放松的音乐，同时开始对来访者进行放松的语言指导，指导语如下：

“请把全部注意力集中到你的双脚上，双脚放松了……放松了……越来越放松了……”停顿10秒钟。

“放松的感觉让你的双脚开始微微发热了……发热了……发热了……”停顿10秒钟。

“仔细体会双脚放松和发热的感觉。”停顿10秒钟。

“请把全部注意力集中到你的小腿上，小腿放松了……放松了……越来越放松了……”停顿10秒钟。

“放松的感觉让你的小腿微微发热了……发热了……发热了……”停顿10秒钟。

“仔细体会小腿放松和发热的感觉。”停顿10秒钟。

按照上面的模式继续进行引导：

“请把注意力集中到你的大腿上……”

“请把注意力集中到你的臀部上……”

“请把注意力集中到你的腹部上……”

“请把注意力集中到你的腰部上……”

“请把注意力集中到你的背部上……”

“请把注意力集中到你的胸部上……”

“请把注意力集中到你的双手上……”

“请把注意力集中到你的小臂上……”

“请把注意力集中到你的大臂上……”

“请把注意力集中到你的肩部上……”

“请把注意力集中到你的脖子上……”

“请把注意力集中到你的面部上……”

“请把注意力集中到你的头部上……”

“请把注意力集中到你的全身上，全身都放松了……都放松了……更加放松了……”停顿10秒钟。

“仔细体会全身放松和发热的感觉……”

在做身体的放松训练时，一定要尽量让来访者的注意力集中在身体的各种感受上，注意力越集中，放松得越快，效果越好。放松训练结束时，治疗师不要让来访者突然清醒和睁开眼睛，需要运用导出语缓慢逐步唤醒来访者，指导语如下：

“好，我们今天的放松练习就到这里，请感觉一下你身下的床、垫子或沙发……呼吸一下新鲜空气……活动一下双手……活动一下双脚……好，清醒了……不要着急，等你感到舒服的时候再慢慢睁开眼睛。”

（二）再创造式音乐治疗

1. 再创造式音乐治疗的定义和特征

再造式音乐治疗是一种主动式的创造性治疗技术，也被称为再造声音旋律技术，它要求来访者具有一定的艺术修养，能够完成音乐的创作部分。它要求被治疗者不仅仅是听，还要参与各种音乐活动，主要包括演唱、演奏和音乐技能学习。

创造行为可以帮助个体放松，在进行创作的过程中，来访者更能调节注意力来思考问题，集中精力完成手边的任务，来访者不会担忧和想到被关注，这是一种将自己从生活的压力里解脱出来的方式。当旋律形成时，治疗师要能找出来访者投射的自我生活与原生环境之间的共生模式，帮助来访者更深入地表达，帮助来访者找到应对焦虑、抑郁或恐惧的新方法，实现现实世界与非现实世界的沟通。在创作中，治疗师要善于鼓励来访者进行创造性思考，因为当一个人可以创造性思考时，他就获得了力量。通过创造性思考，来访者就能够从不同的视角观察生活，更好地与他人沟通，更有效地与家人和朋友建立关系。

2. 再创造式音乐治疗活动的分类

再创造式音乐治疗根据音乐活动分为以下几种。

（1）语言类活动。把歌曲、话语、歌谣加入节奏元素，并且配上器乐伴奏，还可以模拟各种动物和物体发出声音，变成多声部的合奏。

（2）声势。用身体的各个部位发出声音来打节拍，如拍手、拍腿、跺脚等。

（3）器乐。器乐独奏、齐奏，可以分组或者分声部演奏。

（4）肢体活动。包括运动和舞蹈，听到一定的声音指令或音乐时做出各种动作、姿势，或者跟随音乐舞蹈。

（三）即兴演奏式音乐治疗

1. 即兴演奏式音乐治疗的定义

即兴演奏式音乐治疗技术也是一种主动式的创造性治疗技术，它要求来访者主动参与到音乐中。来访者可以通过器乐演奏、打击乐器演奏或者歌唱的形式，以自己的方式表达问题、感受、恐惧以及关注，被隐藏起来的潜意识的内容会在音乐的进行中暴露出来。

这种技术需要治疗师具备某种乐器的即兴演奏技巧，能够随时跟随来访者的表达进行调整。比如对于一个焦虑的来访者，如果演奏某种打击乐器，节奏在一定程度上会不稳定，或者出现发泄性的无规律节奏等，此时就要求治疗师的共情和陪伴，用即兴的音乐演奏适时地调整。情绪的流畅性和音乐的流畅性会形成一定的对应关系，治疗师要能够从这些对应关系的表现中找到治疗进入的契机。如果进行即兴的团体治疗，比如音乐心理剧，会将乐器、打击乐、演唱、舞蹈等形式相结合，增强感觉刺激，为来访者带来更广阔的创造性表达空间；有剧情和角色的扮演可以让来访者深入探索内部情感和外部体验，让来访者有机会将情绪、关注点和想法投射在自己演绎的角色上，进而可能表现出被抑制的问题。

2. 即兴演奏式音乐治疗的技巧

即兴演奏式音乐治疗所采用的乐器多为简单的，不需经过学习训练即可演奏的节奏性和旋律性打击乐器，如各种不同类型的鼓、三角铁、木琴等。而治疗师多是用钢琴或吉他参与演奏。演奏可以是标题性的，如我的童年、我的妈妈、悲伤等，也可以是非标题性的，在一段无标题性的即兴演奏后让来访者为刚才演奏的音乐命名。

不论是集体合奏还是个体演奏，演奏之后都要在治疗师引导下进行讨论：为何我会选择现在使用的乐器？在演奏中我是怎么使用乐器的？对自己和他人演奏的感觉是什么？目前，主要的即兴演奏音乐治疗的模式有自由即兴演奏治疗模式、奥尔夫即兴演奏模式、音乐心理剧模式、人声即兴演唱治疗模式等。

任务实施

工作步骤	具体内容
准备	与王奶奶本人及其亲属沟通，了解其基本情况，签订服务协议
评估	能够运用 MMSE 等表格对王奶奶进行生理、心理、社会等综合评估
确定目标和方案	能够根据评估结果分析服务需求，并设计音乐心理保健服务目标和服务方案
效果评估	能够通过实施任务，运用测评量表和观察法，对服务效果进行评估

任务评价

工作步骤	评价标准	分值	自评分
准备	（1）基本情况了解是否全面 （2）是否按流程签订服务协议	20 分	
评估	（1）是否选择了合适的量表进行评估 （2）是否分析了评估结果	30 分	
确定目标和方案	（1）服务目标是否明确 （2）方案设计是否合理	20 分	
效果评估	（1）能否根据服务对象初评情况，制订合理的计划 （2）计划是否包含多种解决方案	30 分	

通关测评

回忆本任务涉及的核心知识点，并在方框中写下来。

知识点 1	音乐治疗的功能有哪些
具体内容	
知识点 2	音乐治疗的方法有哪些
具体内容	
知识点 3	如何运用接受式音乐治疗方法设计音乐心理保健活动
具体内容	
知识点 4	如何运用再创造式音乐治疗方法设计音乐心理保健活动
具体内容	

任务拓展

案例情境

某社区有很多退休老年人，他们退休前都是某高校教师，爱好唱歌和音乐，喜欢跳坝坝舞，但经常由于意见不统一，对坝坝舞的歌曲选择和动作编排有分歧，导致情绪激动、争吵和不愉快。如果你是该社区的社会工作者，你该如何解决这个问题？

实训任务

（1）分析上述案例中该社区老年人遇到的问题是什么。

（2）如何运用音乐治疗的方法介入处理案例中的问题？

任务二 老年人园艺心理保健活动

任务情境

张爷爷，76岁，高校教师退休，退休前喜欢种菜，打理阳台花园，近年来由于患有高血压等慢性病，情绪不稳定，易怒、敏感。现张爷爷初到重庆市某养老机构入住，由于不熟悉环境，不喜欢出门和参加娱乐活动。

任务目标

知识目标

掌握园艺治疗在老年人心理保健中的原理和方法。

技能目标

（1）运用量表对张爷爷的健康状况和情绪状态进行评估。

（2）运用园艺疗法，结合张爷爷的生理、心理和行为现状，制定园艺治疗目标和方案。

素质目标

尊重、接纳、关注、理解老年人的需求，保持中立的态度。

知识准备

一、园艺治疗的定义

园艺治疗是一种利用植物或园艺活动来增进个案社交，调适心理与生理，达到促进身心健康的过程。园艺疗法作为一种非药物疗法，已经被证实可在安养照护、健康管理、疾病疗愈等方面发挥显著功效，可以在老年人的生理层面、心理层面和社会层面发挥积极作用。目前，园艺疗法运用于一般疗育和复健医学方面的机构，例如精神病院、教养机构、老人和儿童中心、医疗院所或社区。

二、园艺治疗的功能

园艺治疗的功能是多方面的，主要体现在身体、精神和社会三个方面。

（一）身体方面

1. 刺激感官

植物的色、形对视觉，香味对嗅觉，可食用植物对味觉，植物的花、茎、叶的质感（粗糙、光滑、毛茸茸）对触觉都有刺激作用。另外，自然界的虫鸣、鸟语、水声、风吹以及雨打叶片声也对听觉有刺激作用。卧病在床的患者或者长久闭户不出门的人到室外去沐浴自然大气，接受日光明暗给予视觉的刺激，感受冷暖对皮肤的刺激，可称为自然疗法，也是园艺疗法的内容之一。白天进行园艺活动、接受日光浴，晚上疲劳后上床休息，有利于养成良好的生活习惯，保持体内生物钟的正常运转，这对失眠症患者有一定的疗效。

2. 强化运动机能

人的精神、身体如果不频繁地进行使用，其机能就会出现衰退现象。局部性衰退会导致关节、筋骨萎缩，全身性衰退会导致心脏与消化器官机能低下，易于疲劳等。园艺活动，从播种、扦插、上盆、种植配置等坐态活动到整地、浇水、施肥等站立活动，每时每刻都在使用眼睛，同时头、手、足都要运动，也就是说它是一项全身性综合运动。残疾人、卧病在床者以及高龄老年人容易引起精神、身体的衰老，而园艺活动是防止衰老的最好措施之一。

（二）精神方面

1. 消除不安心理与急躁情绪

在养老院或者社区居家养老服务中心周围种植草木，老年人于其中散步或通过门窗眺望，可使心态平静。相关研究表明，在可以看见花草树木的场所劳动，不仅可以减轻疲劳感，还可以使劳动者产生满足感。

2. 增强活力

投身于园艺活动，能使老年人忘却烦恼，产生疲劳感，加快入睡速度，起床后精力更加充沛。

3. 张扬气氛

一般来讲，不同颜色的花能营造不同的氛围，红花使人产生激动感，黄花使人产生明快感，蓝花、白花使人产生宁静感。鉴赏花木，可帮助老年人刺激大脑和调节情绪。

4. 培养创作激情

盆栽花木、花坛制作以及庭院花卉种植等各种园艺活动，是把具有自然美的植物材料按照自己的想象进行布置处理，使其成为艺术品。这种活动可以激发老年人的想象力和创作激情。

5. 抑制冲动

在自然环境中进行整地、挖坑、搬运花木、种植培土以及浇水施肥，在消耗体力的同时，还可抑制冲动，久而久之有利于帮助老年人形成良好的性格。

6. 培养忍耐力与注意力

园艺的对象是有生命的花木，在进行园艺活动时要求慎重并有持续性。例如，修剪花木时应有选择地剪除，播种时则应根据种粒的大小覆盖不同深度的土壤，这些都需要慎重与集中注意力。若在栽植花木的中途去做其他事情，等想起重来栽植时，花木可能已枯萎。因此，长期进行园艺活动，无疑会培养老年人的忍耐力与注意力。

7. 增强行动的计划性

何时播种、何时移植、何时修剪、何时施肥……植物种类不同，操作内容不同，则时间与季节亦不同。园艺活动，必须先制订计划，或书面计划，或在脑中谋划，因人而异。此项工作或爱好可以增强老年人与植物的感情，让老年人把握时间概念（早、晚、季节的变化等）。

8. 增强责任感

采取责任到人的方法，老年人必须清楚哪些是自己管理的盆花、花坛等。因为花木为有生命之物，如果管理不当或疏忽，就会枯萎。这可使老年人认识到哪些是自己不得不做的工作，从而产生与增强责任感。

9. 树立自信心

待自己培植的花木开花、结果时，会受到大家的称赞，自己的辛勤劳作得到人们的承认，老年人在自我满足的同时还会增强自信心。这对失去生活自信的老年人效果更佳。

（三）社会方面

1. 提高社交能力

参加集体性的园艺疗法活动，以花木园艺为话题，可以使老年人产生共鸣，促进交流，培养与他人的协调性，提高社交能力。

2. 增强公共道德观念

利用花木对自己的生活环境进行美化和绿化，或者自己所负责的盆花、花坛开出漂亮的花朵，在增强自信心的同时，老年人还能体会到自己为大家做了一件有益的事情。另外，为花坛除草、摘除枯萎花朵、扫除落叶等活动，可以培养老年人的环境美化意识和习惯，增强其公共道德观念。

三、园艺治疗的实施模式

（一）老年人园艺治疗活动方式

针对老年人的园艺治疗活动主要聚焦以下几个方面：通过参加园艺俱乐部等形式，参与同龄人的社交活动，减少孤独感，改善情绪；从事适度的园艺活动，如播种、定植、浇水、整枝、采收等，每次 10 ~ 30 分钟，维持和改善身体健康水平，包括体力、精细动作和大运动技能；通过植物的颜色、气味、质地等感官刺激和精神刺激，维持老年人的认知功能水平；通过园艺活动，如在秋天进行采摘，提高老年失智症患者感知现实生活的能力，让他们找回自我；通过种植老年人熟悉的传统植物，刺激和提高老年人的长期记忆能力。

（二）老年人园艺治疗案例

1. 小组阶段性计划

小组初期：此阶段是组员之间相互熟悉、相互了解的阶段。此阶段组员之间以及组员与社会工作者之间都没有形成信任关系，所以小组初期的目标就是社会工作者与组员相互熟悉了解，建立小组约定，消除小组成员之间的陌生感。

小组发展期：此阶段小组成员的陌生感基本消除，接下来的目标是增强对小组的认同感与归属感，逐步使小组的凝聚力增强，使组员关系日益紧密，相互熟悉，促进组员的社会交往能力的提升。组员之间能够讨论园艺过程中的经验以及遇到的难题。

小组成熟期：本阶段小组已具有较强的凝聚力，但同时小组成员也具有自身主观性，小组成员在园艺小组和生活中的关系都很紧密，来往日益频繁，已经完全建立信任，并对小组具有较强的认同感。

小组后期：此阶段是巩固已取得的成果，已接近尾声，组织成员退出小组。小组成员离开小组时，已具有成就感，并且焦虑情绪有所缓解，小组成员的社交网络也从小组转移到现实生活中。

2. 活动设计大纲

小组介入共分为6个单元，围绕小组目标，根据组员的具体情况制订介入计划，安排恰当的活动内容，循序渐进地推动小组的发展，并逐步促进组员的积极改变。小组介入计划的内容如表9-1所示。

表9-1　小组介入计划的内容

活动次数	活动题目	活动目的	作用效益	需要的物资
第1次	亲近植物，感受自然力量	（1）让组员对小组有初步认识 （2）让组员对本次小组活动的开展以及园艺是什么、需要做什么有初步了解，并激发他们参与的兴趣	心理层面	碳素笔、签到表
第2次	种植植物，勾勒愿景	（1）对组员此时的内心情况进行初步探索 （2）让组员之间彼此熟悉，为以后工作的持续开展奠定基础	生理效益、社交效益	长寿花、海棠花和相关种植工具等
第3次	移栽定植，团结共进	促进肢体锻炼，强壮身体	生理层面、社会层面	彩色笔、相关种植工具、肥料
第4次	施肥保护			
第5次	向植物倾诉	带领组员去小区大树下收集大树枝叶，感受枝叶纹路和饱经风霜的枝干，领略生命的意义。引导组员由己及树、自己不正是饱经风霜逐渐成长的吗？看着自己呵护的植物慢慢长大，领悟其传达的生命内涵，帮助组员释放负面情绪	心理层面	碳素笔、A4纸、袋子
第6次	多彩花园	利用多彩石头唤起老年人对生活的希望，分享本次活动的收获，促进情感的表达，并使组员的交流沟通日益紧密	心理层面	记录本、碳素笔、多彩石头

任务实施

工作步骤	具体内容
准备	与张爷爷本人及其亲属沟通，了解其基本情况，签订服务协议
评估	能够运用焦虑自评量表等表格对张爷爷进行评估
确定目标和方案	能够根据评估结果分析服务需求，并设计园艺心理保健服务目标和服务方案
效果评估	能够通过实施任务，运用测评量表和观察法，对服务效果进行评估

任务评价

工作步骤	评价标准	分值	自评分
准备	（1）基本情况了解是否全面 （2）是否按流程签订服务协议	20 分	
评估	（1）是否选择了合适的量表进行评估 （2）是否分析了评估结果	30 分	
确定目标和方案	（1）服务目标是否明确 （2）方案设计是否合理	20 分	
效果评估	（1）能否根据服务对象初评情况，制订合理的计划 （2）计划是否包含多种解决方案	30 分	

通关测评

回忆本任务涉及的核心知识点，并在方框中写下来。

知识点 1	园艺治疗的功能有哪些
具体内容	
知识点 2	如何结合小组工作方法设计老年园艺心理保健活动
具体内容	
知识点 3	如何针对不同老年人的个性心理特征设计园艺心理保健内容
具体内容	

任务拓展

案例情境

某社区有很多退休老年人，他们退休前都是某高校教师，爱好种菜和养花，喜欢参加老年花艺小组，有的老人是空巢老人，情感孤寂。如果你是该社区的社会工作者，将如何结合园艺治疗的理论和方法，策划老年花艺小组活动？

实训任务

（1）分析上述案例中该社区老年人的需求是什么。

（2）如何运用园艺治疗的模式和方法介入处理案例中的问题和需求？

任务三　老年人绘画心理保健活动

任务情境

刘奶奶，78 岁，退休前是一名出色的建筑设计师，平时没有什么业余爱好，性格比较内向，不喜欢结交朋友，有轻度抑郁，近年来患有高血压，现初到重庆市某养老机构入住，由于不熟悉环境，不喜欢参加团体活动。

任务目标

知识目标

掌握绘画治疗在老年人心理保健中的原理和方法。

技能目标

(1) 运用量表对老年人的健康状况和情绪状态进行评估。

(2) 运用绘画疗法，结合老年人的生理、心理和行为现状，制定绘画治疗的目标和方案。

素质目标

尊重、接纳、关注、理解老年人的需求，保持中立的态度。

知识准备

一、绘画治疗的定义

绘画治疗是一种结合艺术学、心理学和医学的跨学科心理治疗方式，其主要以心理投射理论和人类大脑半球分工功能理论为依据。心理投射理论是指人们会不自觉地将自己的潜意识、欲望、缺陷、情绪等信息呈现在画面中。人类大脑半球分工功能理论是指人类大脑的左半球和右半球分别掌管着理性（包括思考、推理、语言等）和感性（包括图画、情感、想象等）两部分工作。绘画治疗着重于感性，也就是利用大脑右半球，将潜意识、心理创伤、负面情绪等信息以图像的形式进行表达和宣泄。简而言之，绘画治疗是一种以绘画为载体，用来疗愈作画者心理疾病的治疗方法。绘画治疗可以通过自主、自由绘画的方式使作画者发泄心中的负面情绪，也可以使心理工作者在对作画者进行引导和对绘画作品进行解读分析的过程中，发现问题、诊断问题、解决问题。

二、绘画治疗的功能

人类先有图画后有文字，儿童也是先学绘画再学文字的。一幅图画胜过千言万语——因为图画传递的信息比语言更丰富，读图是最简单、最能直接了解人们内心世界的方法。作者的任何一个涂鸦、画幅的大小、用笔的轻重、空间配置、颜色、构图等都有着特定的代表意义，都在传递着他的个体信息。绘画治疗作为一种评估心理健康状况和疗愈心身疾病的非语言干预手段，能够对老年人的身心健康产生正面影响，主要体现在以下几方面。

（一）绘画治疗贴合老年人的身心特征

第一，绘画治疗对老年人的认知水平、文化背景、宗教信仰兼具包容性，且实施方式简单易行，作画者只需要纸、笔等工具即可自行进行绘画表达。

第二，绘画治疗是一种静态疗法，能照顾到老年人脆弱的身体状况。在绘画创作中，创作者的头部、肩部、手部、腰部等部位需要细微地协同发力。在创作构思时，老年人的思维创造能力得到锻炼，内心趋向平和，长此以往，可达到修身养性、辅助病体康复的效果。

第三，绘画治疗的过程其实是吐露心声的过程。在绘画时，看似毫无联系的草草几笔，却是内心情绪、潜意识、缺陷等信息的直观表达。老年人尤其是城市空巢老人，可能会因为好强、无知心朋友、不被理解或不想麻烦子女等因素，拒绝表达内心的真实感受。绘画治疗则是以图像的形式与真实的自己“促膝长谈”，而谈话内容就是纸上的图画。

（二）绘画治疗能够涵养人的精神

第一，绘画治疗是一个追求美与创造美的过程。绘画能够帮助老年人宣泄内心情绪，促进老年人与外界进行沟通，同时也是一个追求美、创造美的过程。在绘画过程中，创作者不断发现生活中的美好事物，不断享受美好事物所带来的感动，绘画治疗能够起到排解情绪、抚慰创伤的效果。

第二，绘画治疗是一个完善自身人格的过程。在绘画创作时，老年人的意识与潜意识会融入从绘画构思到绘画表达的全过程，并通过图画抒发意识中的美好向往或不良情绪，显现潜意识里的非语言信息，进而认识自我、反思自我、重建自我。

第三，绘画治疗是一个弘扬正能量的过程。老年人具有独特的文化素养和丰富的生活阅历，在特定时代文化的熏陶下，形成了一套完整的审美价值体系和审美判断标准。他们大多具有鲜明的爱国主义传统和崇高的革命精神，他们的人格品质通常具有朴实无华、简单大方、健康向上、美丽高雅等特征。如果能将这些美学元素融入日常生活和绘画创作中，以图像的力量向年轻一代传递敬业奉献、艰苦朴素、吃苦耐劳、团结勇敢等中国传统美德，那么老年美育也能为培养中国特色社会主义事业的合格建设者和可靠接班人贡献一份独特的精神力量。

三、绘画治疗的实施方法

（一）绘画治疗分类

绘画治疗根据不同分类标准可以分为不同类型，如不做任何要求的自由涂鸦；

规定主题的画（如自画像、房-树-人等）；团体作画或者对未完成的绘画进行增补的完形绘画（如添加人物、绘画接力等）。其中，经典主题画包括树木画、房屋画、人物画、房-树-人组合画，非经典主题画包括随意画、风景画、多维添加画、画安全岛等。

（二）老年绘画治疗案例

1. 小组初期：建立成员间的信任关系

社会工作者帮助小组成员之间建立友好关系，相互熟悉，引导成员说出爱好，既便于提升彼此的亲密度，也便于记住彼此的特征，同时达到破冰的目的。社会工作者向老年人介绍生命故事成长绘本的作用，带领老年人绘画和记录自己生活中的重要成长历程，完成生命历程绘本的制作。

（1）破冰小组生命成长绘本制作。为了给全社会老年人提供一个共同交往、互动的平台，并建立老年朋辈支持网络，社会工作者要创设和谐良好的组织气氛，以减少老年人的疑虑，并创建一个小组。

（2）“房-树-人”投射画前测。小组活动的主要目标是让每一位老年人独立绘画，完成一张“房-树-人”投射画。活动开始，社会工作者带领老年人一起做热身运动，热身结束后教老年人绘制“房-树-人”投射画。在投射画中，房子、树木和人物三者的位置、大小和颜色都可作为老年人内心世界的反射。其中，房子代表家庭，树代表自己的成长经历，人物反映自我意识以及对自己的认知。首先，社会工作者讲述“房-树-人”的画面构成，接下来让老年人以“房-树-人”为题，独立完成一幅作品。在绘画过程中，老年人不必考虑绘画的专业性，只要将心中所想的“房-树-人”的画面呈现出来即可。在绘画过程中社会工作者可建议老年人避免发出声音或交流，以免影响其他成员。社会工作者要给老年人留有充足的创作时间，全体成员绘画完毕后进行分享，社会工作者随机挑选作品表达感受。小组成员将本次绘画内容保存起来，作为“房-树-人”投射画的前测样本。

2. 小组中期：小组成员生命历程的回顾

通过“画出生命的形象”小组活动，引导小组成员感悟生命的意义，体会自己的独特性，找到生命的价值。

（1）画“说”心愿。小组成员思考“心愿”对于生命的意义；小组成员在生命历程绘本上绘制心愿画，用绘画的方式表达自己目前最想要达成的心愿、最迫切完成的事或需求。绘画完成后将本次绘画内容保存起来，借用绘画作品进行交流，加深成员之间的了解。

（2）画出“生命”的形象。社会工作者带领小组成员观看“人与自然”生命意义系列视频，引导小组成员感受生命对于动物的价值，思考生命对于人和动物的意义；在观影前社会工作者提出“什么是生命？生命的意义是什么？”问题，让老年人带着对生命的思考观看影片。让老年人分享自己对“生命”的理解，并随时在生命历程绘本上绘制“心情树”。

（3）时光穿梭，品味人生。在回忆童年经历的小组活动中，社会工作者可带领老年人一同观看黑白电影短片，观影后让小组成员绘画出童年让人记忆深刻的经历或者荣誉。老年人在绘画中可以自行选择是否运用宫格分区域绘画的方式。在回忆童年后，社会工作者可带领小组成员继续回忆青少年时期的经历，让小组成员绘画出青少年时期懵懂的经历或者重要的记忆。

3. 小组后期：成果巩固与结案

小组后期的主要目标是让每位老年人独立绘画完成一张“房-树-人”投射画，和前测的“房-树-人”投射画进行对比，成员进行观察、对比后由社会工作者进行分析。在“房-树-人”投射画中，房子、树木和人物三者的位置、大小和颜色都可作为老年人内心世界的反射。社会工作者要给老年人留出充足的创作时间，全体成员绘画完毕后，将“房-树-人”投射画的前测作品与本次“房-树-人”投射画作品进行对比观察。

社会工作者对小组满意度和小组效果评估分别进行评估，通过对量表前后测与小组满意度反馈表的数据，分析小组工作的成效，对老年人的“房-树-人”投射画进行对比分析，同时采用生命意义量表对干预效果进行前后测比对，总结老年人的变化，并通过比较老年人在干预前后的认知、情绪和行为，得出该群体的干预效果。

任务实施

工作步骤	具体内容
准备	与刘奶奶本人及其亲属沟通，了解其基本情况，签订服务协议
评估	能够运用抑郁自评量表等表格对刘奶奶进行评估
确定目标和方案	能够根据评估结果分析服务需求，并设计绘画治疗目标和服务方案
效果评估	能够通过实施任务，运用测评量表和观察法，对服务效果进行评估

任务评价

工作步骤	评价标准	分值	自评分
准备	（1）基本情况了解是否全面 （2）是否按流程签订服务协议	20 分	
评估	（1）是否选择了合适的量表进行评估 （2）是否分析了评估结果	30 分	
确定目标和方案	（1）服务目标是否明确 （2）方案设计是否合理	20 分	
效果评估	（1）是否能根据服务对象初评情况，制订合理的计划 （2）计划是否包含多种解决方案	30 分	

通关测评

回忆本任务涉及的核心知识点，并在方框中写下来。

知识点 1	绘画治疗的方法有哪些
具体内容	
知识点 2	绘画治疗的分类有哪些
具体内容	
知识点 3	如何结合小组工作方法设计老年绘画心理保健活动
具体内容	
知识点 4	如何针对不同老年人的个性心理特征设计绘画心理保健内容
具体内容	

任务拓展

案例情境

某社区有很多企业退休老年人，退休后自我价值感较低，平时喜欢待在家里看电视，不喜欢参与社区活动，常常感叹生活没有意义。如果你是该社区的社会工作者，将如何结合绘画治疗的理论和方法，提升该社区老年人的生命价值感？

实训任务

（1）分析上述案例中该社区老年人的问题和需求是什么。

（2）如何运用绘画治疗的模式和方法介入处理案例中的问题和需求？

任务四　老年人叙事心理保健活动

任务情境

周奶奶，82 岁，某小学教师退休，老伴儿去世后一直独居，近期入住了养老机构，经常跟社会工作者感叹自己的人生充满了遗憾，自己有很多心愿还没有实现，感觉自己很失败，经常唉声叹气，情绪低落。

项目目标

知识目标

掌握叙事治疗在老年人心理保健中的原理和方法。

技能目标

（1）运用量表对老年人的心理情绪状态进行评估。

（2）运用叙事疗法，结合老年人的心理情绪状态，制定叙事治疗的目标和方案。

素质目标

尊重、接纳、关注、理解老年人的需求。

知识准备

一、叙事治疗的定义

叙事就是案主讲述自身经历的过程，也就是我们平时说的讲故事，但又不仅仅是讲故事，而是让讲故事的人表述自己对人生的理解。与传统的社会工作方式相比，叙述疗法并不只是作为一种“工具”或者“手段”来进行治疗，而是通过对故事的再叙述、再解构，使当事人和社会工作者对生命的意义进行反思，调整、明确人生的方向，从而重写生命的故事。

叙事疗法是指通过倾听患者的故事，运用适当的方法，帮助患者找出遗漏片段，使问题外化，从而引导患者重构积极故事，以唤起患者发生改变的内在力量的过程。叙事疗法可以改善患者的负面情绪，增强患者的依从性，帮助患者依靠自己的能力解决不良生活方式带来的问题，积极参与疾病的治疗和控制。该疗法主要用叙事的方式，帮助来访者重新理解生命，并发掘生命中的支线故事，从而达到解构问题、建构新的自我认同的目的。

二、叙事治疗的功能

很多学者和科学家都已明确表示，叙事最主要的心理学功能就是整合与治疗。故事可以治愈人们破碎和受伤的心灵，帮助人们应对危机和释放压力，甚至可以促使人们走向心灵的成熟，达到自我实现。叙事本身就有疗愈效果，老年人较年轻人而言，生命经验更加丰富，对生命价值会有更加深刻的体验，能够从生命叙事中获得力量，以自己的生命智慧引燃生命激情，感悟生命的价值，实现自我疗愈。

（一）叙事治疗模式有效缓解案主心理困境

叙事治疗的实质就是让案主讲述自身的故事，说出那些原本压抑的或者存在问题的故事，将其进行外化，与案主分离开。同时，激发案主个人应对、处理问题的能力，自行寻找解决问题的方法，明确问题所波及的范围，达到帮助案主自己找回权力，改进看问题的角度，进而修复案主自身心理困境的目的。

（二）叙事治疗模式有效促进案主重新融入社会

老年群体，尤其是高龄独居老年人，由于长期独居且与社会脱离关系，身边很少或者几乎没有能够与之沟通交流的人。因此，多数老年人会下意识地将自己压抑的情绪积压在心底，久而久之就会形成心理困境。运用叙事疗法结合一对一的交流更能让案主敞开心扉，主动将自己的问题表露出来，也更利于社会工作者进行介入治疗。老年群体的心理状态其实是渴望有他人陪伴、与他人诉说的，但由于种种原因而不能实现。叙事治疗模式在治疗过程中，能够在一定程度上帮助案主忘掉眼前的不愉快，并通过回顾生命中的重大事件，梳理案主的一生，发现生命中曾经出现过的美好瞬间，重新体会生命中原有的美好经历。案主在叙述中也能重构人生态度和新的想法，建立起继续追求美好生活的信心，克服既有的困难，重新接受融入社会。

三、叙事治疗的理念

（一）问题才是问题，人本身不是问题

人与问题的关系是叙事治疗中极为关注的话题，也是叙事治疗的精髓所在。生活中，人们总是将从外界得知的信息构建到个体已有的认知架构中，当个体构建了不合理的认知架构时，问题就会接踵而至。当个体以内化了的不合理的价值观和人生观去看待周围的事物和人时，往往会使积极的事件采用消极的意义诠释，从而对个体的自我成长产生负面影响。问题与问题的影响力有一种互相依赖的关系，问题的影响力可以视为问题的生存条件，叙事治疗要做的就是将人与问题分开。在实际咨询中我们不难发现，传统的心理治疗往往通过一些既定的标准将来访者自身存在的问题予以诊断，而这种诊断结果往往会导致来访者将问题内化，给自己贴上问题的标签，使来访者产生人本身就有问题的观念，容易使来访者感到筋疲力尽，不利于问题的解决，这也是叙事疗法对传统疗法的批判之处。

（二）问题来自主控叙事与生活经验的重要部分之间的冲突

叙事治疗认为，生活中我们每个人都有自己的主控叙事，主控叙事是诠释我们生活意义的重要依据，也是指导个体生活方式的重要“真理”。只有自己生活经验的重要部分和主控叙事互相矛盾，人才感受到问题。主控叙事产生于个体与社会的互动并受社会历史文化的影响，是个体深深内化了的自我认同的故事，它在个体的生活故事中享有支配性力量的权力。人的生活经验是非常丰富的，主控叙事会有选择性地建构主流文化所允许的部分生活经验，在这一建构的过程中有主动性，也有被动性，然而当个体的主控叙事与自己生活经验的重要部分产生矛盾时，心理问题就会产生。

（三）工作者与服务对象之间是合作治疗的关系

传统的心理咨询往往会表现出这样的一种特点，那就是咨询师是专家。传统的心理治疗效果是值得肯定的，然而这种咨询师是专家的态度往往让许多来访者在咨询的过程中产生被动依赖的情绪，我们也经常在咨询中看到这样的情况：来访者仿佛把自己全部交给咨询师了，希望咨询师能帮其解决所有问题，因为咨询师是专家。然而，这种专家的态度容易使来访者过于依赖咨询师而难以挖掘自身的能量。在叙事治疗的过程中，工作者与服务对象建立的关系更多的是一种合作治疗的关系，并且应该认为来访者才是“专家”，因为没有人能比服务对象本人更了解他的人生故事，只有服务对象本人才能真正地帮助自己打开新的视窗，而工作者在这一过程中是服务对象的合作者。

四、叙事治疗的方法

叙事治疗的方法有很多，这里列举三种主要的方法

（一）编排和诠释

叙事治疗主要是让当事人先讲出自己的生命故事，以此为主轴，再通过治疗者重写，丰富故事内容。对一般人来说，说故事是为了向别人传达一件自身经历或听来的、阅读来的事情。不过，心理学家认为，说故事可以改变自己。因为我们可以在重新叙述自己的故事甚至重新叙述与自己无关的故事的过程中，发现新的角度，产生新的态度，从而产生新的重建力量。简单地说，好的故事可以使那些本来模模糊糊的感觉与生命力得以彰显出来，为自我所强烈地意识到。面对日常生活的困扰、平庸或者烦闷，把自己的人生、历史从不同的角度来“重新编排”，编写一个描述自己的积极的故事，这样或许可以改变盲目与抑郁的心境。

哲学家萨特说过：人类一直是一个说故事者，他总是活在他自身与他人的故事中。他也总是透过这些故事来看一切的事物，并且以好像在不断地重新述说这些故事的方式生活下去。可以说，故事创造一种世界观，一种人生价值。

好的故事不仅有助于治疗心理疾病和精神扭曲，而且可以让人从中获得自信和认同感。透过令人愉悦、感动的隐喻故事，我们可以重新找到面对现实烦恼状况的方法，正视我们的过去，并且找到一个继续努力、正向发展未来的深层动机和强大动力。

叙事治疗的故事所引发的不是封闭的结论，而是开放的感想。有时在故事中还需要加入“重要他人”的角色，从中寻找新的意义与方向，让当事人能够清楚地看到自己的生命过程。例如，有一个寻求帮助的当事人，他因觉得自己不受他人重视而感到挫折、沮丧、自卑。当他讲述自己的生命故事时，觉得自己一无是处。但咨询师要求他回忆过去生命中哪个人对他“还不错”，原本脑中空白的当事人，勉强回忆起一个小学老师的名字。治疗师鼓励他打电话给老师，结果却得到一个“意外的惊喜”。这位老师虽然已经忘了他的姓名和长相，但还是向他连连道谢，并且表示，因为当事人的电话，让他觉得自己的存在是有意义的，对教学工作已经深感疲惫的他又重新获得了动力。通电话的结果是：当事人不仅帮助了老师，也意识到了自己的生命原来也是这么重要。

（二）问题外化

叙事治疗的另一个特点是“外化”，也就是将问题与人分开，把贴上标签的人还原，让问题是问题、人是人。如果问题被看成和人是一体的，要想改变就相当困难，

改变者与被改变者都会感到相当棘手。问题外化之后，问题和人分开，人的内在本质会被重新看见与认可，转而有能力与能量去解决自己的问题。

（三）由薄到厚

一般来说，人的经验有上有下。上层的经验大多是成功的经验，形成正向积极的自我认同；下层的经验大多是挫折的经验，形成负面消极的自我认同。一个学生如果累积了比较多的积极自我认同，做事较有自信，所思所为就会上轨道，不需要教师、父母过多地操心。相反，如果一个学生消极的自我认同远远多于积极的自我认同，就会失去支撑其向上的力量，使他沉沦下去。叙事治疗的辅导方法，是在消极的自我认同中，寻找隐藏在其中的积极的自我认同。

叙事治疗的策略，有点像中国古老的太极图：黑色区域中有一个白点，白色区域中有一个黑点。其实，白和黑是共生的。在人的内心中，如果白点由点被扩大到一个面的程度，整个情形就会由量变到质变。找到白点之后，如何让白点扩大呢？叙事治疗采用的是“由薄到厚”的策略。

叙事疗法认为，当事人积极的自我认同有时会被自己压缩成薄片，甚至视而不见。如果将薄片还原，在意识层面加深自己的觉察，这样“由薄而厚”就能形成积极有力的自我观念。

五、老年叙述治疗心理服务案例

某机构社会工作者针对有意愿参加的10～13名老年人设计和开展了“生命回顾”小组活动。小组活动开设了6节，每节设定特定的主题和环节，通过社会工作者的带领和组员之间的互动与分享，协助参加的组员们完成自己生命故事的回顾与叙说。

第1节：生命回顾之人生历程——促进组员之间及组员与社会工作者之间相互认识，制定小组契约，讲解小组目的，见表9-2。

表9-2 生命回顾之人生历程

用时	目标	内容	所需物资
5分钟	现实导向	认识天气、日期、星期等	
10分钟	让组员之间及组员与社会工作者之间互相认识	（1）介绍本节的小组目的及流程； （2）热身游戏“左右手”，当社会工作者说右手时，组员需举起左手，说左手时，组员需举起右手，出现错误的组员进行自我介绍或表演一个节目，以此类推	

续表

用时	目标	内容	所需物资
10 分钟	告知组员小组目的及制定小组规则	告知组员本节的小组目的和意义，与组员们一起制定小组规则	
30 分钟	学习有关生命回顾的知识	通过视频一起了解生命发展的历程和阶段，了解生命回顾的意义，讨论和分享自己的生命历程	计算机
5 分钟	约定下节小组时间	本节小组结束，约定下节小组时间	

第 2 节：我眼中的成功——通过回忆分享自己生活中最成功或最快乐的事情，让组员了解成功和快乐掌握在自己的手中，提升组员的满足感和幸福感，增强团队凝聚力，见表 9-3。

表 9-3　我眼中的成功

用时	目标	内容	所需物资
5 分钟	现实导向	认识天气、日期、星期等	
5 分钟	介绍小组目的及流程并热身	（1）介绍本节的小组目的及流程； （2）热身游戏“击鼓传花”：播放音乐，音乐响起后开始传小球，当音乐停止时，手上有小球的人进行自我介绍；介绍完继续播放音乐、传球，音乐停止时手上有小球的人进行自我介绍，以此类推	
45 分钟	我眼中的成功	通过图片和文字的形式，引导组员讨论和分享自己生活中最成功或最快乐的一件事，回顾以往，整合正能量	
5 分钟	约定下节小组时间	本节小组结束，约定下节小组时间	

第3节：快乐晚年——学习如何让晚年充满欢乐和期待，见表9-4。

表9-4　快乐晚年

用时	目标	内容	所需物资
5分钟	现实导向	认识天气、日期、星期等	
5分钟	介绍小组目的及流程并热身	（1）介绍本节的小组目的及流程； （2）组织组员进行简单的热身活动，活跃气氛	
45分钟	学习如何让晚年充满欢乐和期待	通过学习认识晚年阶段的生活生命特征、面临的困境和挑战，以及如何应对等，引导组员从以往的生活经历中整合正能量，提高自我应对晚年生活挑战的能力	
5分钟	约定下节小组时间	本节小组结束，约定下节小组时间	

第4节：我的人生我做主——组织组员回顾人生中较有意义的时光，重拾正能量，放眼未来，见表9-5。

表9-5　我的人生我做主

用时	目标	内容	所需物资
5分钟	现实导向	认识天气、日期、星期等	
5分钟	介绍小组目的及流程并热身	（1）介绍本节的小组目的及流程； （2）热身游戏“你画我猜”：通过画出简单图案，让组员猜出名称，加强组员关系	
45分钟	回顾生活历程，重拾正能量	通过观看微视频《光辉》，引导组员一起回顾自己人生中的辉煌时光，重拾自信和正能量，分享彼此的经历，展望未来	计算机
5分钟	约定下节小组时间	本节小组结束，约定下节小组时间	

第5节：夕阳无限好——总结过往，享受当下，憧憬未来，见表9-6。

表9-6 夕阳无限好

用时	目标	内容	所需物资
5分钟	现实导向	认识天气、日期、星期等	
5分钟	介绍小组目的及流程并热身	（1）介绍本节的小组目的及流程； （2）通过大风吹游戏进行放松互动，活跃气氛	
45分钟	总结人生，展望未来	每个组员选择一种代表自己人生经历的事物，总结描述过往经历，并对未来进行展望	
5分钟	约定下节小组时间	本节小组结束，约定下节小组时间	

第6节：我的回忆——回顾小组，巩固小组成果，见表9-7。

表9-7 我的回忆

用时	目标	内容	所需物资
5分钟	现实导向	认识天气、日期、星期等	
5分钟	介绍小组目的及流程并热身	（1）告知小组目的及流程； （2）通过简单的运动进行热身放松	
45分钟	回顾小组内容	与组员一起回顾小组所学到的内容，分享收获和见解；进行意见收集等	
5分钟	结束小组	向组员宣布结束本小组	

任务实施

工作步骤	具体内容
准备	与周奶奶及其亲属沟通，了解其基本情况，签订服务协议
评估	能够运用老年心理评估相关量表对周奶奶进行评估
确定目标和方案	能够根据评估结果分析服务需求，并设计叙事治疗目标和服务方案
效果评估	能够通过实施任务，运用测评量表和观察法，对服务效果进行评估

任务评价

工作步骤	评价标准	分值	自评分
准备	（1）基本情况了解是否全面 （2）是否按流程签订服务协议	20 分	
评估	（1）是否选择了合适的量表进行评估 （2）是否分析了评估结果	30 分	
确定目标和方案	（1）服务目标是否明确 （2）方案设计是否合理	20 分	
效果评估	（1）能否根据服务对象初评情况，制订合理的计划 （2）计划是否包含多种解决方案	30 分	

通关测评

回忆本任务涉及的核心知识点，并在方框中写下来。

知识点 1	什么是叙事治疗
具体内容	
知识点 2	叙事治疗的理念有哪些
具体内容	
知识点 3	如何结合小组工作方法设计老年叙事心理保健活动
具体内容	
知识点 4	针对不同老年人的个性心理特征如何设计叙事心理保健内容
具体内容	

任务拓展

案例情境

某社区有很多高校退休老年人，他们退休后经常在一起聊天、散步，经常谈论自己的家长里短，感叹自己不如别人幸福，羡慕别人的生活。如果你是该社区的社会工作者，你将如何结合叙事治疗的理念和方法，帮助这些老年人重新看待自己的过去，发现生命的意义？

实训任务

（1）分析上述案例中该社区老年人的问题和需求是什么。

（2）如何运用叙事治疗的模式和方法介入处理案例中的问题和需求？

参考文献

[1] 余运英. 老年心理照护［M］. 北京：机械工业出版社，2022.

[2] 人力资源社会保障部教材办公室，华东政法大学社会发展学院. 老年人心理护理实用技能［M］. 北京：中国劳动社会保障出版社，2018.

[3] 张志杰，王铭维. 老年心理学［M］. 重庆：西南示范大学出版社，2015.

Project 1
Overview of psychological care for the elderly

Project introduction

With the development of society, the birth rate has declined, the life expectancy has increased, and the aging problem has become increasingly prominent. According to the National Bureau of Statistics of China, by the end of 2021, China had 267 million people aged 60 or above, accounting for 18.9% of the total population. The population of 65 years and over was 201 million, accounting for 14.2% of the total population. According to the latest prediction from the China Population and Development Research Center, the elderly aged 60 and above will reach 3.21 billion in 2025 and exceed 400 million in 2032; the elderly aged 65 and above will reach 221 million in 2025 and exceed 300 million in 2033. It means that China will move from the mild aging stage to the moderate aging stage. Caring about the physical and mental health of the elderly and improving their quality of life have gradually become a problem of the whole society.

With the change of physical and mental development, the adjustment of social role, and the change of social environment, the elderly face great challenges. Paying attention to the physical and mental health of the elderly, strengthening the mental health education of the elderly, carrying out scientific measurement and evaluation, and actively carrying out psychological care services will help to improve the health level of the elderly.

This project aims to comprehensively introduce the physiological and psychological development characteristics of the elderly and the basic knowledge of psychological care for the elderly, so that students can have a more objective and comprehensive understanding of the elderly, and form a preliminary understanding of the work of psychological care for the elderly.

Project objectives

Knowledge objectives

a. Understand the physiological and psychological development characteristics of the elderly.

b. Master the psychological health standards of the elderly.

c. Master the concept, principles and methods of psychological care for the elderly.

Ability objectives

a. Be able to use the psychological health standards to analyze the psychological health status of the elderly.

b. Be able to use psychological care methods to conduct effective psychological communication with the elderly.

Quality objectives

a. Establish the correct concept of physical and mental health of the elderly.

b. Develop the habit of actively paying attention to the psychological status of the elderly, consciously respect and care for the elderly, and provide psychological support for the elderly.

Task 1 Physical and mental development characteristics of the elderly

Task context

Lili works as a trainee in an elderly care institution. A few days ago, Grandpa Zhang who is about 68 years old moved into the institution. Grandpa Zhang is a retired worker, who can basically take care of himself. He keeps to himself, and does not communicate much with other elderly people. And he has no interests. In order to take care of Grandpa Zhang better, Lili is ready to have interview with Grandpa Zhang and make records.

Task objectives

Knowledge objectives

Understand the characteristics of the physical and psychological development of the elderly.

Skill objectives

Figure out the physical and psychological development status of the elderly.

Quality objectives

Establish a correct view of the elderly, cultivate the quality of caring for the elderly.

Knowledge

1 How to treat the elderly today

Objectively understanding and treating the elderly is the basis and premise of providing psychological care for the elderly. When it comes to the elderly, the words coming to mind are usually negative words, such as disease, aging, etc. In addition to the occurrence of individual misconduct of the elderly in the society, people's understanding to the elderly is biased or even distorted.

In general, we should not only recognize the problems existing in the elderly, but also see the resources and advantages of the elderly, and correctly understand and treat the needs of the elderly.

(1) Resources and advantages of the elderly

Old age is a gift from nature to human beings. Compared with animals, only human beings have a long period of old age, which can be used for leisure, active participation in social activities, self-improvement, etc.

The elderly have rich life experience and have accumulated a lot of life wisdom. The elderly play an important role in promoting the development of the society and the younger generation.

The existence of the elderly is the spiritual pillar of the family. If a family has old people, the cohesion and centripetal force of the whole family will increase, which contributes to the stability of the family.

(2) Restrictions and challenges of the elderly

The elderly have to face further physiological decline, the decline of organ function, the trouble of chronic diseases, and the psychological impact brought by physiological changes, which all need to be faced with correctly by the elderly.

Older people need to adapt to their role shifts after retirement. As an important turning point in life, retirement makes the elderly face great adjustments in their lifestyle and social communication.

The elderly face many possible losses. They need to deal with death-related problems and maintain function and interest of themselves facing with the losses of partners, siblings and other peers.

Older people need to overcome the challenges posed by the changes of society. As knowledge and technology update more frequently, older people face greater re-socialization tasks, such as learning how to use electronics, how to adapt to a rapidly changing society, and so on.

2 Physiological and psychological development characteristics of the elderly

(1) Physiological development characteristics of the elderly

With the development of science and technology and the progress of medical treatment, people's awareness of maintenance is enhanced. Through balanced nutrition and strengthening exercise, senility can be delayed to a certain extent. But as they get older, the process of gradual aging of their organs and physiological functions will start.

① **Sensory system**

In auditory aspect, the hearing threshold of middle and high tones will increase, and the elderly are prone to senile deafness. Olfactory nerve fibers will decrease with age, resulting in decreased function. Taste buds on the tongue are only about 20% left, causing the food to taste tasteless. In visual aspect, the lens becomes yellow and opaque, reducing the ability to adapt to darkness. The adjustment ability of lens become weakened. The elderly are prone to senile cataract, vitreous turbidity, retinal atrophy, glaucoma, etc.

② **Cardiovascular system**

The degree of coronary atherosclerosis gradually aggravates, the blood vessel wall and valve thicken, harden and lose elasticity, and the vascular lumen is narrow. Therefore, the elderly are prone to myocardial infarction. The heart is brown and atrophied with pericardial fat deposition, bad vascular elasticity, less cardiac output, and mesh fiber hyperplasia within and around the sinus node. Fibrosis, sclerosis and calcification occur in some conduction bundle branches for long-term strain, ischemia, compression, causing abnormalities in the heart conduction system, leading to arrhythmia, tachycardia, bradycardia, premature systole, atrial fibrillation, etc.

③ **Respiratory system**

The lung ventilation function of the elderly is reduced. Their ventilation capacity is only 50%-60% of the young people, and the oxygen supply to the tissue is only 50% of the young people. The regulation activity of hypoxia and acid-base imbalance of the elderly is reduced. Respiratory tract defense function of the elderly and immune function of the elderly are significantly decreased, which makes the elderly are prone to respiratory system infection.

④ **Digestive system**

Due to teeth defects, the elderly face the problems of atrophy of oral mucosa, reduced saliva secretion, slack sphincter muscles, weakened gastrointestinal motility, delayed emptying, and loss of appetite. About 35% of elderly people will have reduced or no gastric acid, leading to digestive disorders, iron absorption disorders, and anemia. They also face the problems of reduced liver volume, reduced blood flow, and reduced protein synthesis of liver cells. These problems can cause hypoproteinemia, declined immune function, weakened enzyme activity, and declined detoxification function.

⑤ **Urogenital system**

The ovarian function of the elderly women will gradually decline and completely disappear in the end. The epithelial atrophy becomes thinner. The glycogen content in epithelial cells decreases. The cervical atrophy becomes shorter, the texture is hard, and the elastic fiber and smooth muscle components in the stroma are reduced. These problems can cause inflammation and cancer. The prostatic hyperplasia may occur, causing urination resistance to increase, leading to obstruction of the lower urethra, which makes the elderly man are prone to renal impairment.

⑥ Nervous system

The brain cells in the elderly begin to decrease, the brain tissue begin to atrophy, and the speed of nerve conduction is also greatly reduced, resulting in the general slow movement, unstable state, movement disorders, poor response ability and other poor action characteristics.

⑦ Endocrine system

The hypofunction of secretory cells in endocrine gland of the elderly results in abnormal functional structure or synthesis of hormones and hormone precursors, showing the termination of reproductive function and the decline in the adaptability to the outside world.

⑧ Musculoskeletal system

With the decline of visceral function and muscle atrophy, the muscle strength of the 70-year-old is only half of the 30-year-old, resulting in the elderly unable to withstand strenuous exercise. Due to calcium loss and reduced bone density, the elderly are easy to fracture, and hard to heal after fracture.

(2) Psychological development characteristics of the elderly

① Cognition

The nervous system of the elderly degenerates and the sensory organ sensitivity of the elderly declines. Their cognitive ability changes a lot. Their thinking activities and reactions are slow, and their memory and cognitive functions are reduced. With the increase of age, the fluid intelligence of the elderly will gradually decrease, such as perception, memory, computing speed, etc., while the crystal intelligence will not decrease with the age, and even improve, such as the ability related to the learned knowledge, culture and experience.

② Emotional aspects

Due to physiological aging, social role change, social interaction reduction and psychological change and other subjective and objective reasons, some elderly people develop negative emotions, such as tension, fear, loneliness, useless loss, depression and anxiety.

a. Feeling of loss. The change of social and family roles, the increase of economic burden, disease and other factors will make the elderly have the feeling of loss due to psychological discomfort, so the elderly may be silent or irritable.

b. Loneliness. Lack of communication with family members, changes in urban neighborhood relations, living independently, widowed, and being unable to conduct outdoor activities due to illness will make the elderly feel lonely, and easy to feel neglected, hoping to get the care and recognition of the family and society.

c. Depression. After retirement, the elderly have less opportunities to contact the society, less time to communicate with people, less source of information, and the communication barriers caused by aging, which will make the elderly feel depressed. The elderly who face the problems are indifferent to things and people around them, and don't love to talk.

d. Anxiety. Many elderly people worry about illness, the decline of self-care ability, and increasing the burden of their children. The worries will worsen with aging and disease, so that the elderly feel anxious and afraid, indifferent and impatient.

③ Personality

With the growth of age, people's personality is characterized both stability and fluctuation. Generally speaking, stability is more than fluctuation. The elderly are likely to be self-centered, stubborn, conservative, suspicious, narrow-minded and so on. Experts identify the following 4 common types of elderly people in personality. (a) Well-integrated elderly people. They are satisfied with their life. They are mature, and have the ability to face new life. (b) Defensive elderly people. They pursue unrealistic goals deliberately, deny the fact of having been old, and are not willing to face and accept facts. (c) Passively dependent elderly people. They show excessive dependence on others, hope others can provide help and compassion, and lack interest in the outside world. (d) Poorly-integrated elderly people. They have obvious psychological problems. They need family care or organizational help to live.

3 Psychological health standards of the elderly

Psychological health refers to all aspects of psychology and activities in a good and normal state. The ideal state of psychological health is to maintain good character, normal intelligence, correct cognition, appropriate emotion, reasonable will, positive attitude, appropriate behavior and good adaptation. For the psychological health problems of the elderly, different scholars at home and abroad have put forward different standards.

Chinese elderly psychologist Wu Zhenyun summarized the standards of elderly psychological health into the following five main aspects. (a) Sound personality, and being cheerful and optimistic. (b) Emotional stability, and being good at adjustment. (c) Good social adaptation with the ability to deal with various stress events. (d) Enjoying harmonious interpersonal relationship with a certain communication ability. (e) Basically normal cognitive function.

Wan Sumei believes that the standards of mental health of the elderly can be defined from the following five aspects. (a) Normal feeling and perception, thinking normally, and good memory. (b) Sound personality, a stable mood, and a strong will. (c) Good interpersonal relationship, willing to help others, and to accept the help of others. (d) Being able to correctly understand the society, consistent with the psychological activities of most people. (e) Be able to maintain normal behaviors, adhering to the normal life, work, study, entertainment and other activities.

Center on Aging Psychology, Institute of Psychology, Chinese Academy of Sciences, maintains that human psychology is composed of psychological process (knowledge, emotion, and meaning) and personality psychological characteristics. They conducted in-depth study of geriatric psychology for more than 20 years and believed that the psychological health standards of the elderly involve five aspects: (a) normal cognitive function; (b) positive and stable mood; (c) appropriate self-evaluation; (d) harmonious interpersonal communication; (e) good adaptability.

Although there are some differences in the standards proposed by different experts, there are also some common points which all emphasize the ability to live a normal life and adapt to the society.

4 Main factors affecting the psychological health of the elderly

(1) Aging and disease

With the decline of physical function, the sense of control over their life of the elderly is weakened. Due to the physical discomfort and pain brought by various diseases, they have to rely on the help of their family, thus producing a sense of attachment. Plus the fear of illness and death, the impact of the death of relatives and friends, the elderly are likely to be worried.

(2) Role transformation

After retirement, the elderly lost their role both in society and in the family, such as caring for their grandchildren. On one hand, the elderly should adjust the possible sense of worthlessness due to the loss of social role. On the other hand, they should learn to solve the contradictions and conflicts of intergenerational family roles.

(3) Adaptation to the environment

With the development of society and the intensified change of daily life style, the elderly face more and more challenges, such as paperless payment, network social networking, medical treatment and travel in electronic way. These challenges require the elderly to constantly socialize and adapt to modern social life, which brings them considerable pressure.

Task implementation

Working procedure	Content
Prepare	Communicate with Grandpa Zhang's relatives, understand his basic situation, and determine the interview outline
Interview	Preliminarily assess the needs and problems of Grandpa Zhang based on the mental health standards of the elderly
Establish records	According to the data collected by communication with Grandpa Zhang's relatives and interview with Grandpa Zhang, establish a file of elderly care
Make a plan	According to the interview information, make a care plan together with Grandpa Zhang and his family to effectively meet Grandpa Zhang's needs

Task assessment

Working procedure	Evaluation criterion	Score	Self-rating score
Preparation	(a) Whether the preliminary data collection is comprehensive (b) Whether to make a reasonable interview outline according to the situation of the service object	20	
Interview	(a) Whether to establish a good professional relationship with the service object (b) Whether to use reasonable interview skills	30	
Establish records	(a) Whether the information record of the service object is comprehensive and accurate (b) Whether to initially understand the main needs of the service objects	20	
Make a plan	(a) Whether a reasonable plan can be made according to the preliminary evaluation of the service object (b) Whether the plan includes multiple solutions	30	

Consolidation exercise

Recall the key points involved in this task and write them down in the box.

NO. 1	How to treat the elderly today
Content	
NO. 2	Physiological and psychological development characteristics of the elderly
Content	
NO. 3	Psychological health standards of the elderly
Content	
NO. 4	Main factors affecting the psychological health of the elderly
Content	

Task expansion

Case situation

Grandpa Li is the leader of a thousand-person enterprise, and he is to the retirement age this year. Considering that Grandpa Li is in good health, and has strong working ability and rich experience, the enterprise leadership decides to rehire Grandpa Li as the technical consultant of the enterprise. After not assuming leader, Grandpa Li finds that the employees are not as enthusiastic about him as before. Some people do not even say hello, so Grandpa Li feels very upset. Because of the habit of being a leader over the years, Grandpa Li is "nosy" when he becomes a technical consultant. When the workers' performance is not very good , Grandpa Li always cannot help but criticize them. His colleagues don't take him seriously. It makes Grandpa Li very angry and unhappy when be goes home.

Exercise

a. Analyze the challenges that Grandpa Li encountered in the above cases.

b. Analyze the causes of these problems.

Task 2 Basic cognition of psychological care for the elderly

Task context

A few days ago, Lili, an intern, conducted a preliminary interview with Grandpa Zhang, who was newly admitted to the elderly care service center. She set up health records for Grandpa Zhang. Lili's internship instructor, Aunt Wang, carried out psychological care for Grandpa Zhang. Lili observed carefully and learned the procedures and precautions of Aunt Wang's work of psychological care for Grandpa Zhang.

Task objectives

Knowledge objectives

a. Understand the concept and significance of psychological care.

b. Learn the procedures of psychological care for the elderly.

Skill objectives

Learn to design psychological care procedures for the elderly according to the specific problems of the elderly.

Quality objectives

Have an accurate professional understanding of the psychological care work for the elderly.

Knowledge

1 Concept of psychological care

With the development of society, people are increasingly aware of the importance of the status of psychological health. As elderly caregivers, how should we provide psychological care to the elderly?

Psychological care refers to the provision of professional support and intervention for individuals experiencing mental, emotional, or behavioral challenges. It encompasses a wide range of therapeutic approaches and techniques aimed at promoting psychological well-being, enhancing coping skills, and facilitating personal growth and development. In recent years, psychological care has gradually developed into a perfect science, mainly studying the psychological problems in clinical care, including helping service objects to relieve tension, anxiety and other negative emotions, adapt to the hospital environment, and establish new interpersonal relationship, especially the doctor-patient relationship.

2 Significance of psychological care

Contemporary research of medical psychology proves that the psychological activities of patients and the psychological impact exerted by caregivers on patients directly affect the treatment effect. Psychological care has a positive effect on the rehabilitation of patients.

The rapid development of modern medicine reveals that many organic lesions in human beings are directly related to psychological factors. The complex factors leading to psychosomatic diseases are gradually understood by human beings. Physical and mental conditions affect each other and psychological problems may lead to physical symptoms. At the same time, physical diseases may also lead to a series of psychological changes, affecting the treatment and rehabilitation of the disease. The traditional mode of care couldn't meet the needs of the care for patients, so psychological care came into being.

In addition to its clinical application, psychological care has also been widely used in families, schools and various social institutions. Its service objects are not limited to patients with mental illness. Psychological care and mental health care can also be applied to ordinary people with psychological distress to maintain their mental health.

3 General procedures of psychological care

The procedure of psychological care is a process of carrying out psychological care services to help service objects solve problems on the basis of scientific evaluation of their problems.

(1) Collect information

Collecting information does not merely mean mechanically asking personal information about the elderly. Rather, the main purpose of collecting information is to establish good professional relationship with the elderly. Caregivers should talk with the elderly and their family and friends to learn about the basic situation of the elderly and their behaviors, measures once taken and the effect of them, the expectations of the elderly to solve his/her problems, expenses allotted, etc.

① Content of information collection

a. Personal information. It mainly includes native place, age, gender, education level, marital status, occupation, income status and other basic information.

b. Physical condition. It mainly includes the understanding of the medical history, disability, genetic diseases and long-term chronic diseases.

c. Psychological status. It mainly includes intelligence level, cognitive ability, personality characteristics, self-concept, emotion and behavior mode.

d. Social environment. It mainly includes the problems related to the environment where the elderly live. The family environment, peer environment, community environment and work environment of the elderly matter much to them, including the relationship with family members, internal family rules, family history, interpersonal relationship status, and the social support that they can get.

e. Efforts made to solve problems. Have the service object and his/her family taken corresponding measures after problems arise? Are the measures effective? Have they sought professional help? What changes have the measures brought about?

f. Needs of the service objects. What are their views of diseases? What treatment do they want to get? What do they want to adjust and change? What do they expect from mental care services?

② Methods of information collection

a. Direct information collection refers to the method of information collection through which caregivers converse directly with the elderly to understand their psychological status, the factors affecting their psychological status, the occurrence and development of their psychological conditions. In general, if the elderly want to ask for help, they will take the initiative to tell the information related to their problems.

b. Indirect information collection refers to the method of information collection through which various information about the psychological changes of the elderly is obtained by talking with their partners, children, friends and other relevant persons. If psychological caregivers can not establish a solid relationship of mutual trust with the elderly, or the elderly themselves have some concerns, the elderly will not directly say some information related to their problems, which is so important to understand their problems. In this case, indirect information collection is a good option. Psychological caregivers can get relevant information about the elderly through talking to their relatives or neighbors.

(2) Evaluate problem

The evaluation of the problems of the service object is a dynamic process that runs through the whole process of the service.

① Concept of problem evaluation

Problem evaluation, also referred to as case conceptualization, is to understand the process of the formation of the problems of elderly people, analyze their problems, and make preliminary judgment about the problems based on the information collected.

② Main purpose of problem evaluation

Problem evaluation is helpful to identify the subjective and objective situation of the problems of the service object, identify the causes of the problems and the factors that will probably lead to the continuation of the problems, and find the positive factors in the service object and the environment, so as to decide the contents and ways of the service.

③ Main task of problem evaluation

a. Understand the problems existing in the service object, such as the nature, causes, degree of the problem and the impact on the service object.

b. Understand the personal life experience and behavior characteristics of the service object, including their personality characteristics, ability, advantages and weaknesses.

c. Understand the interaction between the service object and the environment, and their understanding of their own problems and their motivation and ability to change the situation.

d. Understand the environment and system status of the service object, and find out the factors that are conducive to and are not conducive to the change of the service object.

Some scholars have proposed a model for conceptualizing problems with seven domains, as shown in Table 1-1.

Table 1-1 Patterns of conceptualizing problems of the elderly

Domains	Explanations
Action	Assess whether the behavior of the elderly is excessive or insufficient, like crying, insomnia, nagging, silence, withdrawal and so on
Feeling	Assess older adults' emotions, such as sadness, anger and so on
Sensation	Five main sensory conditions are evaluated, namely, vision, touch, hearing, smell and taste
Imagination	Assess the various psychological imagery affecting the elderly, such as whether the elderly will constantly imagine their friends lying in bed after learning that their friends have cancer
Cognition	Evaluate the ideas and perspectives of the elderly such as their perception of the problem and how the problem is attributed
Interpersonal relation	Assess the interpersonal status of the elderly, such as observing their interaction with others through the self-statement
Substance	Evaluate whether the elderly are addicted to drugs, and analyze the effects of drugs on the neurobiochemical processes, cognition and behavior of the elderly

④ Main principles of problem evaluation

a. The principle of individuality and cooperation. Everyone has his own uniqueness, so the psychological care staff should find out the characteristics of the service object under the premise of cooperation with the service object, so as to improve the service efficiency. In this way, the service provided can meet the needs of the service object.

b. The principle of avoiding one-sided and simple attribution. In order to avoid one-sided attribution, caregivers should adopt various ways to collect information before evaluating the service object. To avoid simple attribution, caregivers should be able to identify the emergence, evolution and development of the problems of the service object, and identify the complex relationship between the nature and causes of the problems.

c. The principle of taking into account the weaknesses and advantages of the service object. Understanding the advantages of the service object can provide the psychological caregivers with the resources to solve the problem and the entry point of intervention. Understanding the weaknesses of the service object can let the psychological caregivers know the crux of the problem of the service object.

⑤ Skills to determine problems

When the problems of the elderly are relatively simple, it is easier to determine. When multiple complex problems are intertwined, limited by the ability and energy of caregivers, it is difficult to solve all the problems at the same time. It's necessary to determine the key problems of the elderly, which is directly related to the effect of psychological care.

a. Discuss the problems together.

Caregivers should adhere to the principle of orienting their work to the needs of the elderly, discuss more with them and strategically deal with the problems. They are expected to consider the ability of the elderly to solve problems and the way they look at problems and stick to the principles that are conducive to solving problems at the same time. For example, an elderly man asks a psychological caregiver for help about the parent-child relationship, but the psychological caregiver finds that the parent-child relationship is mainly caused by the marital relationship. Under the circumstance, solving the marital relationship is the key. However, if the elderly man thinks that the problem of parent-child relationship is the most urgent, the caregiver should solve the problems step by step. The caregiver shouldn't force him to solve the problem of the relationship between husband and wife first, but should try to find a way to solve the marital problems in the process of solving the problem of parent-child relationship.

b. Find the core problem from multiple problems.

Sometimes, the elderly think they suffer a lot, but it is not clear what is the main problem. At this time, psychological caregivers may need to discuss with the elderly to find a major problem. For example, an old gentleman is ill, and his wife is also in hospital. His two children work in other cities so they couldn't come to take care of him. The elderly gentlemen himself still has a job to do. At this time, psychological caregivers and the old gentleman should explore the focus of the problem together. If his disease is very serious, the caregivers should first ask the elderly person to receive treatment as soon as possible.

c. Start with the easiest problem to solve.

In some cases, both the elderly and the psychological caregiver are aware of the root cause of the problem, but due to the ability or other conditions, they can only solve the easiest problems. For example, an old woman often has quarrels with her husband. The old woman complains that her husband has poor living habits and prefers the younger son. She often disputes with him because of these things in life, which is very unhappy. On the one hand, she felt unable to control her temper. On the other hand, she worries that it would affect the relationship. Through interviews with the old woman, the psychological caregiver finds that she is aware of her problems and wants to do something to change the situation. So, psychological caregiver can teach her some techniques to avoid arguments to reduce the frequency of arguments as soon as possible.

(3) Determine work objectives

① Explain the meaning of setting goals to the elderly

Psychological caregivers need to explain to the elderly why goals are set, and what the main meaning of the setting goals is. For example, tell the elderly, "After setting the goals, I know what effect you want to achieve and decide what to do next."

② Further identify the needs and problems of the elderly

The psychological caregivers should repeat the understanding of the problems and needs, so that the goals ave recognized by the elderly and the elderly are ready to work with the psychological caregivers to actively solve the problems.

③ Establish appropriate goals together with the elderly

First, the goals need to be screened. The psychological caregivers and the elderly should work together to find out the initial goals and discuss each goal, so as to choose and decide the specific goal. The psychological caregivers can write out all possible goals together with the service object, and then filter the goals one by one. When the goal cannot be determined, using scales from 1 to 10 to rate specific goals, and find the most urgent goal.

Secondly, the goals must be defined. After the goals are screened out, they must be clearly defined. The goals of psychological care are to be defined with specific and operational indicators so as to facilitate the implementation of the goal.

Some guiding words can be used to help elderly people identify their goals. Such as "If we succeed, what will you do?" or "What do you expect from the work?" Grand Aigen proposed that the criteria for effective goals should include the following seven aspects: (a) they should be described in the form of results; (b) they should be stated in clear, detailed words; (c) they should have measurable or verifiable words; (d) they should have a chance of actual success; (e) they should be able to improve the status quo if reaching the goals; (f) they should be consistent with the values and culture of the elderly; (g) they should have a schedule for completing the goals.

④ Discuss the feasibility and pros and cons of the goals with the elderly

The psychological caregivers can ask the elderly, " If you follow your goal now, what do you think will affect you? What factors can help you achieve this goal? Are there any obstacles?"

⑤ Determine the goals and the order of them

In this process, the efforts should be avoided by the psychological caregivers themselves. The psychological caregiver can ask, "What is your first step?" or "In the current situation, where do you find it easier to start from?" By asking these questions, the people are encouraged to turn expectations for the future into the present.

(4) Formulate work plans

The formulation of work plans is an important step and content of psychological care. The service plan is not formulated at will. It should consider the most appropriate services for the elderly, the resources and help of psychological caregivers, the ability of psychological caregivers, and the understanding and mastery of resources. On this basis, the work is divided into different stages according to the determined work objectives, and the methods and resources that need to be used in each stage are designed. Psychological caregivers should consider a variety of solutions as far as possible, and take into account the learning ability, thinking habits and communication skills of the elderly, so that the methods used can be accepted by the elderly.

(5) Carry out plans

In the process of psychological care, the methods to solve problems vary greatly, and various working methods and theories have their own set of interventional methods. Psychological caregivers should provide the following basic help for the elderly. In the process of intervention, they should express respect, trust and acceptance through language and non-language, and give timely encouragement for every progress. They should assist the elderly to review their views and attitudes towards things and establish a more reasonable way of thinking in several ways, such as confrontation, summary, self-exposure and irrational concepts. They should also help the elderly to reduce or eliminate anxiety through role play, reward and moderate punishment, and to establish new behavior patterns. It's important to improve the micro, meso and macro environment situation of the elderly and provide some information and resources to the elderly.

(6) Conduct the evaluation

Evaluation is to assess the effectiveness of the service to the elderly. Whether the goals are achieved is evaluated through the summary. The technology, methods and strategies that the psychological caregivers used, the attitude of the psychological caregivers, the relationship between the elderly and psychological caregivers, etc. are assessed according to the working process. Evaluation is to improve the quality of psychological care to meet the demands of older people.

Task implementation

Working procedure	Content
Collect information	Understand Grandpa Zhang's basic information, physiological conditions, psychological characteristics, and try to solve his problems
Evaluate problems	(a) Understand the problems of in Grandpa Zhang, and the nature, cause, degree and influence of the problems (b) Understand the situation of Grandpa Zhang's interaction with the environment and his understanding of his own problems and the motivation and ability to change (c) Understand the environment where Grandpa Zhang is, and find out the factors that are conducive to and not conducive to Grandpa Zhang
Determine work objectives	Communicate with Grandpa Zhang, and determine the priority problems and goals
Formulate work plans	Make a care plan together with Grandpa Zhang and his family
Carry out plans	Conduct services according to the plan
Conduct the evaluation	Evaluate the service effectiveness

Task assessment

Working procedure	Evaluation criterion	Score	Self-rating score
Collect information	Whether the information collection is comprehensive	10	
Evaluate problems	Whether the question evaluation is scientific and reasonable	20	
Determine work objectives	Whether the work goals are reasonable and feasible and whether they are established together with the care object	20	
Formulate work plans	Whether the plans are reasonable and whether they are respond to questions of the care object	20	
Carry out plans	Whether the service conducted is consistent with the service plan	20	
Conduct the evaluation	Whether the service is effective	10	

Consolidation exercise

Recall the key points involved in this task and write them down in the box.

NO. 1	Concept of psychological care
Content	
NO. 2	Significance of psychological care
Content	
NO. 3	General procedures of psychological care
Content	

Task expansion

Case situation

Grandpa Li is 70 years old. He is a retired worker and is in good health. Last year, three of Grandpa Li's colleagues and friends died of illness. After attending their funeral, Grandpa Li was always in a low mood. The pain of his friends being unable to speak and take care of themselves during their death was deeply imprinted in his mind. After the Spring Festival this year, Grandpa Li often felt breathless. He felt he had chest tightness. He suspected that his heart, lung and other viscera were problematic. He always thought that his life would be in danger at any time so he worried for his health all day long. His children accompanied him to seek medical treatment everywhere. During this period, he went to the internal medicine department, neurology department and brain department, and had B ultrasound, electroencephalography, nuclear magnetic resonance and other tests, and the results were normal. The doctors all think Grandpa Li was healthy, but he always refused to believe, and strongly asked to be hospitalized. He was hospitalized for 3 months. More than 10, 000 yuan was spent, but chest tightness and other conditions were not eliminated. Later, Grandpa Li even asked to seek medical treatment in Beijing, Shanghai, Guangzhou and other places. He even thought he would not live for long and told his family how to conduct his funeral affairs.

Exercise

a. Analyze and judge the psychological problems of Grandpa Li.

b. Master the principles to be followed when providing psychological care for Grandpa Li.

c. As a caregiver, please provide reasonable psychological care to Grandpa Li.

References

[1] WU Z Y, XU S L, LI J. The construction of mental health inventory for Chinese elderly [J]. Chinese journal of clinical psychology, 2002, 10 (1): 1-3.

[2] WAN S M. Psychology and life quality of the elderly [J]. Journal of Hubei Normal University (Natural science), 2006, 26 (4): 54-56.

[3] YU Y Y. Psychological care for the elderly [M]. Beijing: China Machine Press, 2022.

[4] FU J P, ZHANG J. Psychological care for the elderly [M]. Wuhan: Huazhong University of Science and Technology Press, 2020.

[5] Teaching Materials Office of the Ministry of Human Resources and Social Security of the People's Republic of China, School of Social Development of East China University of Political Science and Law. Practical skills of psychological nursing for the elderly [M]. Beijing: China Labor and Social Security Press, 2018.

Project 2
Psychological assessment tools for the elderly

Project introduction

Psychological assessment (or psychological evaluation) can provide an important basis for psychological caregivers to diagnose the problems of the care object. Psychological assessment refers to the measurement, analysis and evaluation of specific qualities through scientific, objective and standard measurement means. The broad psychological assessment not only includes the assessment of psychological test as a tool, but also includes the assessment of observation method, interview method, questionnaire method, experimental method, psychophysics method and other methods.

Psychological assessment is to help diagnosis and analysis. If caregivers have a clear view of the problems of the care object through consultation or interview, there is no need to abuse the psychological assessment. At the same time, the psychological assessment should choose the correct evaluation tools. Every evaluation tool has a certain range of adaptation. Beyond a certain range, the validity and reliability of the evaluation is not reliable. In addition, the evaluation process must also be rigorous, such as in a standard guidance language and with a unified scoring method, not varying from person to person. The caregivers should try their best to dispel the concerns of the care object, and truthfully complete the evaluation project.

This project mainly introduces three categories of commonly used evaluation tools, to help learners understand the application of various evaluation tools, evaluation precautions, so as to use the corresponding tools in practical work, to carry out the work smoothly.

Project objectives

Knowledge objectives

a. Understand the common techniques of psychological assessment for the elderly.

b. Master the steps to implement the methods of psychological assessment for the elderly.

Ability objectives

Be able to skillfully use the elderly psychological assessment tools to carry out the corresponding assessment for the elderly.

Quality objectives

Establish a scientific concept of the physical and mental health of the elderly.

Task 1 Personality assessment tools for the elderly

Task context

Grandma Song, 56, is divorced. Grandma Song's parents were divorced when she was in primary school. She then lived with her mother and took the responsibility to take care of the family since childhood. Therefore, she is very independent. She feels angry to see that some rich children cannot live a self-disciplined life. She hates extravagance and waste. Grandma Song says that she is friendly and warm to people and willing to communicate with friends. However, some aspects of her character worries her. She is emulative. It's not easy for her to accept advice from other people. She insists some things stubbornly if she thinks it is correct. She is easy to get worried when encountering something. For example, she will immediately check whether her purse is safe when she sees someone drop something. She sometimes likes to play a joke. She enjoys it a lot, while it makes others annoyed. She realizes that she is wrong, but it is hard for her to make some changes.

Task objectives

Knowledge objectives

Learn about the common personality assessment tools for the elderly.

Skill objectives

Be able to skillfully use the personality assessment tools to carry out the assessment.

Quality objectives

Observe carefully, find problems in time, and seek truth from facts.

Knowledge

There are two common methods of personality assessment: one is self-rating scale; the other is projective test.

Self-rating scale, also known as self-rating questionnaire, is the most commonly used tool to measure personality. The self-rating method is to compile a set of scientific test questions for the personality characteristics , let the subjects answer, and evaluate the characteristics of the subjects from their answers. There is a problem with the self-rating scale: sometimes we are not sure whether the subject has answered the questions frankly and truthfully. Some subjects often choose to answer the questions according to how they are expected by the society, so as to make themselves look better, resulting in the deviation of the evaluation results. In addition, individual behavior may change over time, affecting the assessment results. Therefore, personality tests are less stable than ability tests. Although the personality test has the above disadvantages or limitations, but its scoring is more objective, more easy to explain, highly operable, so it is very widely used.

The projective test is mainly to present a standardized set of vague (or abstract) stimuli, and ask the subjects to express themselves freely in an unrestricted situation. Personality characteristics of the subjects can be inferred by experts through analyzing the results of the response. The measurement goals of the projective test is covert and the subjects do not know how his response is explained, thus reducing the possibility of camouflage. However, the projective test requires high professionalism for the examiner.

1 Minnesota Multiphasic Personality Inventory (MMPI)

(1) Introduction to MMPI

Minnesota Multiphasic Personality Inventory, MMPI, was developed in 1943 by Hathaway and Mckinley from the University of Minnesota. The advent of this test is an important milestone in the history of the personality test, which has had a huge impact on the progress of the personality test. So far, it has been translated into over 100 written versions.

The questionnaire was developed to evaluate normal people and mental patients separately to determine which items are significantly different between normal people and mental patients, so the test is most commonly used to identify mental diseases. Professor Song Weizhen from the Institute of Psychology, Chinese Academy of Sciences, introduced the MMPI test into China in the 1980s, and revised it according to the relevant situation in China. The MMPI test includes the clinical scale and validity scale, with 566 questions, but actually 550 questions, because 16 of them are repeat questions. Only the first 399 questions must be completed, if only for the diagnosis of mental illness. The test time is generally 45-60 minutes, and sometimes it can be more than 2 hours. It can be completed in several sessions and be given by reading questions for the special subjects. Those aged over 16 years old, having primary school education level or above, and having no physical defects affecting the measurement, are available for MMPI test. The caregivers must be familiar with all aspects of the test (introduction, instruction, specific content, etc.) and understand the situation of the subject (literacy, understanding and physical condition, etc.). Before the test, the caregivers have to read to the subject about the instruction and explain how long it would take to complete the test.

(2) MMPI scales and their significance

There are 14 scales (research scale is not included), including 10 clinical scales and 4 validity scales. All the scales are concentrated in the first 1-399 questions.

① Clinical scales

a. Hypochondriasis (Hs) scale: There are 33 questions in the scale. This scale was designed to assess a neurotic concern over bodily functioning. The items on this scale concern physical symptoms and well-being. It was originally developed to identify people displaying the symptoms of hypochondria, or a tendency to believe that one has an undiagnosed medical condition. People with high scores always feel themselves unhealthy even if they're healthy, showing the tendency of suspected disease, and have clinical manifestations such as somatization disorder, hypochondria and neurasthenia.

b. Depression (D) scale: There are 60 questions in the scale. This scale was originally designed to identify depression, characterized by poor morale, lack of hope in the future, and general dissatisfaction with one's own life situation. Very high scores may indicate depression, while moderate scores tend to reveal a general dissatisfaction with one's life.

c. Hysteria (Hy) scale: There are 60 questions in the scale. This scale was originally designed to identify those who display hysteria or physical complaints in stressful situations. Those who are well-educated and of a high social class tend to score higher on this scale. Women also tend to score higher than men on this scale. Those who scored high are more dependent, naive, exposed, childish and narcissistic.

d. Psychopathic Deviate (Pd) scale: There are 50 questions in the scale. Originally developed to identify psychopathic individuals, this scale measures social deviation, lack of acceptance of authority, and amorality (a disregard for morality). This scale can be thought of as a measure of disobedience and antisocial behavior. Those who score high tend to deviate from social ethics, despise social customs, or have the idea of revenge, and cannot learn from punishment.

e. Masculinity-Femininity (Mf) scale: There are 60 questions in the scale. Today, this scale is used to assess how much or how little a person identifies how rigidly an individual identifies with stereotypical male and female gender roles. Men with high scores are often sensitive, beauty-loving, passive, and feminine. Women with high scores tend to be masculine, such as good aggression, self-confidence, lack of emotion, and insensitivity. In extreme cases of high scores, homosexual tendency and homosexual behavior should be considered.

f. Paranoia (Pa) scale: There are 40 questions in the scale. This scale was originally developed to identify individuals with paranoid symptoms such as suspiciousness, feelings of persecution, grandiose self-concepts, excessive sensitivity, and rigid attitudes. Those who score high on this scale tend to have paranoid or psychotic symptoms. People who score more than

70 points may have paranoid delusions, especially the people whose score will increase when Pa scale combines with F scale and Sc scale. Those with extremely high scores may have paranoid psychosis.

g. Psychasthenia (Pt) scale: There are 48 questions in the scale. This scale was originally used to measure excessive doubts, compulsions, obsessions, and unreasonable fears. The symptoms described on this scale are more reflective of anxiety, depression, and obsessive-compulsive disorder. Those with high scores are nervous and anxious. They often blame themselves, and consider themselves inferior to others.

h. Schizophrenia (Sc) scale: There are 78 questions in the scale. This scale was originally developed to identify individuals with schizophrenia. Those who score high often live in unusual or divisive lifestyles, such as inappropriate emotional responses, little language, special posture, weird behavior, behavioral withdrawal, and emotional vulnerability. People with very high scores (more than 80 points) show delusions, hallucinations, depersonalization and other mental symptoms and behavioral abnormalities.

i. Hypomania (Ma) scale: There are 46 questions in the scale. Those who score high often associate too much and too fast. Their ideas are wandering. Their emotions are high. Their emotions are changeable. People with exceptionally high scores may show emotional disorders, capricious, impulses, or delusions. People who score more than 90 points can be considered with mania or bipolar affective disorder.

j. Social Introversion (Si) scale: There are 70 questions in the scale. Those with high scores are introverted, timid, withdrawn, unsociable, yielding, nervous, stubborn and self-guilty. People with low scores are extroverted, sociable, expressive, aggressive, talkative, impulsive, uninhibited, capricious, artificial, and disingenuous in social relationships.

② Validity scales

a. Question (Q) scale: It reflects the tendency of the subject to avoid the problem. Scores are based on the items where people either do not answer or answer both "yes" and "no". The score of the Q scale is the score of invalid response. Those with high scores have a tendency to escape reality. If the original score of the first 399 questions is more than 22 points, the conclusion of clinical scale cannot be trusted.

b. Lie (L) scale: There are 15 questions in the scale. The subject sometimes has a deceptive behavior, hoping that others will regard him/her as a better person than he/she really is. Thus, the subject deliberately chooses the options that meet the public's expectations when choosing answers. Those with high scores often have the possibility of lying. When the original score of the L scale exceeds 10 points, the evaluation results may not be reflected truth.

c. Fraud disease (F) scale: There are 64 questions in the scale, most of which are weird or ridiculous. Essentially, people who score high on this scale are trying to appear worse than they really are, they may be in severe psychological distress, or they may be just randomly answering questions without paying attention to what the questions say. If the test is valid, the F scale is a good indicator of psychosis, with higher scores suggesting heavier levels of psychosis.

d. Correction (K) scale: There are 30 questions in the scale. It is a measure of test attitude. It has two purposes: one is to determine whether the attitude of the subject is concealed or defensive; the other is to modify the score of the clinical scale, that is, to add a certain proportion of the points of K scale to the clinical scale.

③ Evaluation of MMPI

MMPI is one of the most widely used personality tests in the world. It is a very practical tool for both clinical work and theoretical research. Each subscale of MMPI is compiled according to the empirical method. In the compilation process, the normal and abnormal subjects were used as samples, and the interpretation of the scores was also based on experience and more objective. Therefore, this scale is used to identify patients with various mental disorders, which has a high compliance rate with clinical diagnosis. In addition, MMPI can not only provide medical diagnosis, but also be used for the personality evaluation of normal people.

The MMPI first included the validity scale in the personality test and included it as a component of the interpretation process, greatly improving the diagnostic value of the test. However, MMPI has many questions and the test takes a long time, so many patients cannot finish the test or barely finish the test, affecting the results. Therefore, psychologists are thinking and trying to simplify it, but they worry that the simplified scale is not accurate enough. The authors are against the use of simplified scales. But there are still some psychologists who tried to simplify the scale and have achieved better results. For example, Vanson and his colleagues compiled MMPI-168 after decades of efforts. They found that MMPI-168 had a better diagnostic value compared with the original scale, and some people even thought that MMPI-168 was better than the standard version. In 1980, Professor Song Weizhen, a Chinese psychologist, introduced MMPI into China. He revised it, and put it on trial nationwide. After more than ten years of research, scholars agree that the use of this scale in China has a high reliability and validity. However, due to the large cultural differences between China and western countries, the understanding of some topics is also different. The original scores of D scale and Sc scale of normal people in China are significantly higher than those of western countries. This result is very consistent with the results of other eastern countries, especially Japan. Therefore, when using MMPI, we must consider the cultural background of the subjects and draw corresponding conclusions according to the norm of the groups they belong to.

2 Eysenck Personality Questionnaire (EPQ)

Eysenck Personality Questionnaire (EPQ) is a self-study scale developed by British psychologist H. J. Eysenck.

The questionnaire was developed in the late 1940s, first published in 1952, and officially named in 1975. The questionnaire is divided into adult questionnaire and child questionnaire. The Eysenck Personality Questionnaire is designed to measure the three factors posited by Eysenck: extraversion (E), neuroticism (N), and psychoticism (P). It also measures dissimulation tendencies, or lying (L). There are men and women models. In general, the scores of P scale, E scale and N scale decrease with age, while the score of L scale increase with age. Mental patients tend to have high scores of P scale and N scale, and extremely high score of L scale. The revised Chinese version is also divided into children and adults questionnaires, but the number of items has changed from 97 and 107 to 88 and 88, respectively.

Professor Eysenck collected a large number of related non-cognitive characteristics, and summarized three orthogonal dimensions through analysis, thus proposing three basic factors that determine personality: extraversion (E), neuroticism (N), and psychoticism (P). People's different tendencies and different degrees of performance in these three aspects constitute different personality characteristics.

Extraversion: High score means particularly oriented. Those with high score may be good at communicating, desire for stimulation and adventure, and are hotheaded. Those with low score are introverted, may be quiet and rich in introspection. In addition to close friends, they are cold to others, and do not like stimulation. They also like an orderly lifestyle in a stable mood.

Neuroticism: Those with high score are more likely to be anxious, worried and depressed, so that they have the irrational behavior. Those with low score is mild, stable, gentle, and good at self-control.

Psychoticism: It doesn't mean an allusion to mental disorders. In fact, it exists in all people, but to different degrees. If it is very obvious, it is easy to develop into behavioral abnormalities. Those with high score are lonely and don't care about others. They are difficult to adapt to the external environment, and they are unfriendly to others. They like to do strange things, and are insensitive and regardless of danger. Those with low score can get along with people normally, and can adapt to the environment well. They are gentle and considerate.

In addition to the above three factors, the complete Eysenck Personality Questionnaire also includes the masking factor (L scale). If the score of L scale is higher than 18 points, the participant has a tendency to hide something and the test result may be distorted.

3 Cattell 16 Personality Factor Questionnaire (16PF)

The Cattell 16 Personality Factor Questionnaire (16 PF) was developed by American psychologist R. B. Cattell using factor analysis based on the personality trait theory. Cattell 16 Personality Factor Questionnaire has 187 items, containing 15 personality factors and 1 general intelligence factor, for people over 16 years old and with an primary school education or above.

The Cattell 16 Personality Factor Questionnaire is to determine and measure basic personality traits of normal individuals.

The 16 personality factors are independent and have little correlation. The measurement of each factor can have a clear and unique understanding of the personality characteristics of the subject, and can further evaluate some secondary personality factors, so as to comprehensively evaluate the whole personality of the subject. The 16 personality factors are warmth (A), reasoning (B), emotional stability (C), dominance (E), liveliness (F), rule-consciousness (G), social boldness (H), sensitivity (I), vigilance (L), abstractedness (M), privateness (N), apprehension (O), openness to change (Q_1), self-reliance (Q_2), perfectionism (Q_3), and tension (Q_4). A description of the 16 factors is found in the test instruction.

Task implementation

Working procedure	Content
Select the evaluation tool	The evaluation tool must meet the purpose of the evaluation
Prepare before the test	Communicate with Grandma Song and her family members, prepare the scale, answer sheet, prepare pen and other materials in advance, and get familiar with the requirements and steps of the test before the test
Implement the test	Tell Grandma Song the instructions, arrange a quiet assessment environment, and participate in the test
Analyze the test results	The results are obtained strictly according to the scoring method of the scale, and the test results are preliminarily analyzed

Task assessment

Working procedure	Evaluation criterion	Score	Self-rating score
Select the evaluation tool	Whether the evaluation tool selected is appropriate	10	
Prepare before the test	Whether the preparation is adequate	10	
Implement the test	Whether the evaluation steps are scientific	50	
Analyze the test results	Whether a preliminary judgment and a follow-up plan according to the evaluation situation are made	30	

Consolidation exercise

Recall the key points involved in this task and write them down in the box.

NO. 1	Minnesota Multiphasic Personality Inventory (MMPI)
Content	
NO. 2	Eysenck Personality Questionnaire (EPQ)
Content	
NO. 3	Cattell 16 Personality Factor Questionnaire (16PF)
Content	

Task expansion

Case situation

Grandma Xiong has relatively low requirements in life and does not pay much attention to food, clothing, shelter and transportation. She has traditional moral concepts and a strong sense of justice. She has high expectations for children. Setbacks often make her anxious and worried.

She is serious about the safety and health of the family. She often goes to hospital and consults experts to avoid misdiagnosis. In life, she has little communication with her family, and is somewhat conservative. She loves her relatives in her own way. As her physical conditions are deteriorating, she has experienced emotional anxiety, suspicion and dependence on medical treatment, but the treatment results can's meet her demand. In recent years, what she talks most with her family is about her illness. Because there is no clear treatment plan, her family is helpless and shrouded by her gloomy mood, and feel tired and exhausted. For 20 years, Grandma Xiong has often criticized her husband and complained about the unfair comments on her relatives in-laws. At present, her husband says he can't stand her.

Exercise

a. Analyze the challenges that Grandma Xiong encountered in the above case.

b. What kind of method should be used for Grandma Xiong's problem? What is the procedure for this measurement method?

Task 2 Cognitive assessment tools for the elderly

Task context

Grandma Li, 72 years old, has been in an elderly care institution for 5 years. She behaved abnormally in the past year. She often loses her temper. She sleeps during the day, walks around at night, and often forgets where she puts her things and what she has just done and said. She often has conflicts with other elderly people. The psychological caregivers need to make a preliminary judgment on her problems and conduct a psychological evaluation.

Task objectives

Knowledge objectives

Learn about the common cognitive assessment tools for the elderly.

Skills objectives

Be able to skillfully use cognitive assessment tools to conduct the assessment.

Quality objectives

Keep a scientific, rigorous and pragmatic attitude.

Knowledge

5% of the elderly over 65 years old suffer from Alzheimer's disease. The core symptom of Alzheimer's disease is intelligence loss. Although standardized intelligence examinations, such as the Wechsler Adult Intelligence Test, can be applied in the examination, they require intensive manpower and time, and it is not difficult to obtain the cooperation of the elderly.

Mini-Mental State Examination (MMSE) is the most influential screening tool for cognitive impairment, which has various advantages. MMSE is fast and simple, with low requirements for the examiners, who only need to undergo simple training. It is suitable for the community and grassroots, and can provide a basis for further examination.

1 Project and evaluation criteria

MMSE has 19 items and 30 questions. Cognitive ability of time is tested in NO. 1-5 items. Cognitive ability of location is tested in NO. 6-10 items. There are 3 questions in NO. 11 item, which is about language immediate memory. There are 5 questions in NO. 12 item, which is about attention and calculation. NO. 13 item, related to short-term memory, is divided into 3 questions. NO. 14 item, related to names of objects, is divided into 2 questions. NO. 15 item is about language repetition. NO. 16 item is reading comprehension. NO. 17 item, related to language comprehension, is divided into 3 questions. NO. 18 item expression ability by asking the subject to say a sentence. NO. 19 item is to test the is about graphic drawing.

1 point is scored for a correct answer or operation, 5 points for an error, and 9 or 7 points for refusal or saying "I don't know."

2 Results analysis

The main statistical indicators of MMSE are the total score of all items (subitems) with 1 point, that is, the number of items (subitems) with correct answers or operation, with the range of 0 to 30 points. The domestic study on the test results of 5, 055 community-based elderly people proves that the total score of MMSE is closely related to the level of education, so the cut-off value of education level is proposed: for the illiterate group, the total score (uneducated) is 17 points, and for the primary school group (6 years of education), it is 20 points, and for the middle school and above group (over 6 years of education), it is 24 points.

3 Notes for assessment

a. The examiner is only allowed to explain once for NO. 11 item, and the subject is not required to answer in the order of items. If the subject answers wrong for the first time, score for him/her first. Then tell the subject where he/she is wrong. Ask him/her to recall until he/she is correct, but he/she can only "learn" 5 times.

b. NO. 12 item is a test of "minus 7 continuously", and checks the attention of the subject, so do not repeat the subject's answer, and the subject is not allowed to calculate with the pen.

c. NO. 17 item requires an accurate order.

The Mini-Mental State Examination (MMSE) is shown in Table 2-1.

Table 2-1 Mini-Mental State Examination(MMSE)

Name: ______________ Age: ______________________ Education level: _______________

Sex: ________________ Anamnesis: _________________ Evaluation time: _______________

Number	Project	Content	Questions	Score
1	Orientation	Let the subject answer the corresponding questions according to the actual situation	What is the year?	
			What is the season?	
			What is the month?	
			What day is it today?	
			What is the day of the week?	
			Which city are we in?	
			Which street or township are we in?	
			Which hospital/community/nursing home are we in?	
			Which floor is this?	
2	Registration	Let the subject repeat these three things that the has said	Rubber ball	
			National flag	
			Trees	
3	Attention and calculation	Let the subject answer the group of questions	100 - 7 = ?	
			93 - 7 = ?	
			86 - 7 = ?	
			79 - 7 = ?	
			72 - 7 = ?	
4	Recall	Let the subject repeat the three things that the caregiver just mentioned	Rubber ball	
			National flag	
			Trees	

(Continued)

Number	Project	Content	Questions	Score
5	Naming	Show the subject a common object, such as a mobile phone	What is this?	
		Show the subject a common object, such as a pen	What is this?	
	Repetition	Let the subject repeat it	44 Lions	
	Reading	Let the subject do what is required on paper	Please close your eyes	
	3-stage command	Let the subject do what the caregiver required with the paper given by the caregiver	Now hold the paper with your right hand	
			Fold it in half with two hands	
			Place it on your left leg	
	Writing	Let the subject write a complete sentence spontaneously	Such as "I am from China"	
	Copying	Let the subject draw two drawings as required	Such as two pentagon patterns with a small quadrangle at the intersection	
Assessment result		Normal	From 26 to 30 points	
		Mild cognitive impairment	From 13 to 25 points	
		Moderate cognitive impairment	From 5 to 12 points	
		Severe cognitive impairment	From 0 to 5 points	
Each correct answer is to be given 1 point and each wrong answer is to be given 0 point.				

Task implementation

Working procedure	Content
Select the evaluation tool	The evaluation tool must meet the purpose of the evaluation
Prepare before the test	Communicate with Grandma Li and her family members, prepare the scale, answer sheet, prepare pen and other materials in advance, and get familiar with the requirements and steps of the test before the test
Implement the test	Tell Grandma Li the instructions, arrange a quiet assessment environment, and participate in the test
Analyze the test results	The results are obtained strictly according to the scoring method of the scale, and the test results are preliminarily analyzed

Task assessment

Working procedure	Evaluation criterion	Score	Self-rating score
Select the evaluation tool	Whether the evaluation tool selected is appropriate	10	
Prepare before the test	Whether the preparation is adequate	10	
Implement the test	Whether the evaluation steps are scientific	50	
Analyze the test results	Whether a preliminary judgment and a follow-up plan according to the evaluation situation are made	30	

Consolidation exercise

Recall the key points involved in this task and write them down in the box.

Knowledge	Mini-Mental State Examination (MMSE)
Content	

Task expansion

Case situation

Grandpa Liu, 85 years old, lost his memory in 2021. He can't understand something completely even if it is repeated many times. He can't remember he has eaten his meal. He can't find the way home after going out. A year after he lost his memory, he became more and more irritable, accompanied by behavior changes. He throws his favorite books and clothes out of the window. Every night he gets out of bed to walk, sometimes saying that he would go to get his salary, and sometimes saying that he would go fishing. He has occasional hallucinations and delusions. He can't identify himself from the mirror. He doesn't brush his teeth, and sometimes resists bath and changing clothes.

Exercise

a. Analyze the challenges that Grandpa Liu encountered in the above case.

b. What steps should caregivers take to help Grandpa Liu? What is the specific procedure?

Task 3 Emotional assessment tools for the elderly

Task context

Grandpa Wang, 60 years old, has just retired from work. In the past half a month, the family observed that Grandpa Wang was depressed for more than 2 weeks. He is listless and depressed. He feels lonely, and sometimes cries, accompanied by anxiety, irritability and hostility. According to the method of psychological evaluation for the elderly, which type of evaluation scale can be used to analyze the psychological problems existing in Grandpa Wang? List the evaluation process and items needing attention, and analyze the results.

Task objectives

Knowledge objectives

Learn about the common emotional assessment tools for the elderly.

Skill objectives

Be able to skillfully use the emotion assessment tools to conduct the assessment.

Quality objectives

Sympathize the elderly, and improve the quality of caring and understanding the elderly.

Knowledge

1 Self-rating Depression Scale

Self-rating Depression Scale (SDS) was developed by Zung in 1965. This scale is one of the scales recommended by the United State Department of Health, Education and Welfare for mental health assessment. It is easy to use and can directly reflect the subjective feelings of the patients. At present, it has been widely used in crude screening, emotional status assessment, investigation and scientific research of outpatients.

(1) Items and evaluation criteria

The SDS contains 20 items. According to the frequency of symptoms, each item is evaluated by four levels: a little of the time, some of the time, a good part of the time, most of the time. For forward questions, the scores are 1, 2, 3, and 4, respectively; if they are reverse questions, the scores are 4, 3, 2 and 1, respectively.

(2) Results analysis

The main statistical indicator of SDS is the total score, but the raw scores need to be converted. After the assessment, add up the scores of each of the 20 items to get the raw total score. And then convert it through the formula, that is, multiplying the raw score by 1.25, take the integer part, and get the standard total score. It can also be converted through the table, which is more convenient. The raw total score of normal people in China is 33.46 ± 8.55, and the standard total score is 41.88 ± 10.57. Sex and age have no influence on the scores of SDS. In conclusion, the demarcation value of the raw total score of SDS is 41, and the demarcation value of the standard total score is 53.

(3) Notes for assessment

The SDS is shown in Table 2-2, which shall be completed by the assessment subjects themselves. Before the assessment, make sure the subjects understand the meaning of each question, and then make the subjects finish the assessment by themselves. The assessment is based on the subjects' performance over the past week.

Table 2-2 Self-rating Depression Scale (SDS)

Name: ____________ Sex: ____________ Age: ____________ Evaluation time: ________________

Statement	A little of the time	Some of the time	A good part of the time	Most of the time
a. I feel down hearted and blue	1	2	3	4
* b. Morning is when I feel the best	4	3	2	1
c. I have crying spells or feel like it	1	2	3	4
d. I have trouble sleeping at night	1	2	3	4
* e. I eat as much as I used to	4	3	2	1
* f. I still enjoy sex	4	3	2	1
g. I notice that I am losing weight	1	2	3	4
h. I have trouble with constipation	1	2	3	4
i. My heart beats faster than usual	1	2	3	4
j. I get tired for no reason	1	2	3	4
* k. My mind is as clear as it used to be	4	3	2	1
* l. I find it easy to do the things I used to	4	3	2	1
m. I am restless and can't keep still	1	2	3	4
* n. I feel hopeful about the future	4	3	2	1
o. I am more irritable than usual	1	2	3	4
* p. I find it easy to make decision	4	3	2	1
* q. I feel that I am useful and needed	4	3	2	1
* r. My life is pretty full	4	3	2	1
s. I feel that others would be better off if I were dead	1	2	3	4
* t. I still enjoy the things I used to do	4	3	2	1

Note: * means points scored in reverse order.

2 Self-rating Anxiety Scale

Self-rating Anxiety Scale (SAS) was developed by Zung in 1971. It is very similar to SDS with respect to structure and evaluation method. It is used to assess the subjective feelings of anxious patients. According to the results of the assessment conducted in China, the upper limit of the raw total score of normal people is 40, and the upper limit of the standard total score of normal people is 50.

(1) Items and evaluation criteria

There are 20 items in SAS, and each item scores 1-4. Same as SDS, for forward questions, the scores are 1, 2, 3, and 4, respectively; if they are reverse questions, the scores are 4, 3, 2 and 1, respectively.

(2) Results analysis

The main statistical indicator of SAS is the total score. After the assessment, the scores of the 20 items are added to get the raw total score, multiplied by 1.25. Then the integer part is taken as the standard total score. The research involving 1, 158 normal Chinese subjects were carried out. The results show that the average raw total score of 20 items is 29.78 ± 10.07. The upper limit of the raw total score of normal people is 40 and the upper limit of the standard total score is 50, slightly higher than 30 and 38 abroad.

(3) Notes for assessment

SAS and SDS. The SAS can reflect the severity of anxiety, but cannot distinguish various types of neurosis. Other self-rating scales must be applied simultaneously to facilitate the clinical classification of neurosis.

The SAS is shown in Table 2-3.

Table 2-3 Self-rating Anxiety Scale (SAS)

Name: ______________ Sex: ______________ Age: ______________ Number: ______________

Statement	A little of the time	Some of the time	A good part of the time	Most of the time
a. I feel more nervous and anxious than usual	1	2	3	4
b. I feel afraid for no reason at all	1	2	3	4
c. I get upset easily or feel panicky	1	2	3	4
d. I feel like I'm falling apart and going to pieces	1	2	3	4
* e. I feel that everything is all right and nothing bad will happen	4	3	2	1

(Continued)

Statement	A little of the time	Some of the time	A good part of the time	Most of the time
f. My arms and legs shake and tremble	1	2	3	4
g. I am bothered by headaches, neck and back pains	1	2	3	4
h. I feel weak and get tired easily	1	2	3	4
* i. I feel calm and can sit still easily	4	3	2	1
j. I can feel my heart beating fast	1	2	3	4
k. I am bothered by dizzy spells	1	2	3	4
l. I have fainting spells or feel faint	1	2	3	4
* m. I can breathe in and out easily	4	3	2	1
n. I get feelings of numbness and tingling in my fingers and toes	1	2	3	4
o. I am bothered by stomachache or indigestion	1	2	3	4
p. I have to empty my bladder often	1	2	3	4
* q. My hands are usually dry and warm	4	3	2	1
r. My face gets hot and blushes	1	2	3	4
* s. I fall asleep easily and get a good night's rest	4	3	2	1
t. I have nightmares	1	2	3	4

Note: * means points scored in reverse order.

Scoring and interpretation: Add up the scores of 20 questions to get the raw total score. Then multiply the total score by 1. 25 and take the integer part as the standard total score. The standard total score of 50 and over suggests the possibility of anxiety neurosis. The score of 50-59 suggests mild anxiety disorder; the score of 60-69 suggests moderate anxiety disorder; the score of 70 and over suggests severe anxiety disorder. The higher the score is, the more severe the anxiety disorder is.

Task implementation

Working procedure	Content
Select the evaluation tool	The evaluation tool must meet the purpose of the evaluation
Prepare before the test	Communicate with Grandpa Wang and his family members, prepare the scale, answer sheet, prepare pen and other materials in advance, and get familiar with the requirements and steps of the test before the test
Implement the test	Tell Grandpa Wang the instructions, arrange a quiet assessment environment, and participate in the test
Analyze the test results	The results are obtained strictly according to the scoring method of the scale, and the test results are preliminarily analyzed

Task assessment

Working procedure	Evaluation criterion	Score	Self-rating score
Select the evaluation tool	Whether the evaluation tool selected is appropriate	10	
Prepare before the test	Whether the preparation is adequate	10	
Implement the test	Whether the evaluation steps are scientific	50	
Analyze the test results	Whether a preliminary judgment and a follow-up plan according to the evaluation situation are made	30	

Consolidation exercise

Recall the key points involved in this task and write them down in the box.

NO. 1	Self-rating Depression Scale (SDS)
Content	
NO. 2	Self-rating Anxiety Scale (SAS)
Content	

Task expansion

Case situation

Mr. Zhang is in his 60s and can't help feeling anxious because his father died when he was 63. He has a happy life, and his daughter has a successful career. However, he can't feel happy. He often feels unwell and thinks he is terminally ill. Detailed examinations were conducted in several hospitals, and the results showed that he is healthy. But he did not believe it and still sought medical treatment everywhere. He pays excessive attention to his health and overreacts even if he catches a cold. Mr. Zhang is quite emotional and easily gets excited. He often quarrels with his family for something trivial, so his family dare not to provoke him. He is growing more and more depressed, listless, and lonely, and he is unwilling to speak. He loses interests in almost everything that he shows interest in. He feels himself too old and unable to do anything. He is becoming more and more pessimistic and feeling useless.

Exercise

a. Analyze the challenges that Mr. Zhang encountered in the above case.

b. What kind of measuring tool will you choose to solve Mr. Zhang's problem? What is the measurement procedure for this measurement work?

References

[1] FU J P, ZHANG J. Psychological care for the elderly [M]. Wuhan: Huazhong University of Science and Technology Press, 2020.

[2] ZHANG Z J. Operation guide for the neuropsychological scale of the elderly brain health physical examination [M]. Beijing: People's Medical Publishing House, 2020.

Project 3

Psychological care skills for the elderly

Project introduction

Case counseling and group counseling are the mature methods in the field of elderly services. The two methods combine the knowledge of sociology, psychology and others, and have been widely used in practice. Case counseling is suitable for the individual with the problems which are more obvious and complex. Group counseling is suitable for groups with common problems or similar needs. The two service methods have respective advantages. In the process of practice, caregivers should choose the proper method according to the specific situation of the elderly. Caregivers can also use two methods of mutual integration to enhance the effectiveness of the service.

This project aims to fully introduce the concept, implementation steps and skills of case counseling and group counseling, so that students can master the relevant theoretical knowledge and provide systematic and professional services for the elderly according to the specific procedures and intervention skills of case counseling and group counseling.

Project objectives

Knowledge objectives

a. Understand the basic concept of the case counseling and group counseling.

b. Master the service steps and skills of case counseling and group counseling for the elderly.

Ability objectives

a. Be able to use the case counseling methods to provide systematic individualized services for the elderly.

b. Be able to use the group counseling methods to provide group services on different topics for the elderly.

Quality objectives

a. Establish a correct view of personality needs and common needs of the elderly, and understand the relationship between the individual needs of the elderly and the environment.

b. Form a good habit of respecting and caring for the elderly so as to lay a foundation for later service for the elderly.

Task 1 Case counseling methods for the elderly

Task context

Xiao Zhang, a social worker, finds that Grandma Li, an old woman living alone, is often in abnormal mood. Grandma Li who is 90 years old, has two sons and a daughter who are all married. Her eldest son lives nearby and is responsible for her daily life. He purchases daily necessities for Grandma Li every four days. Although the distance is close, there is little communication between Grandma Li and her eldest son. The second-born son who lives in the county but 200 kilometers away from Grandma Li usually goes to visit her on holidays. The younger daughter settles out of town and has little contact with Grandma Li. Xiao Zhang finds that Grandma Li is not good in hearing and slow in movement. She is very disappointed with life and wishes to die soon because of ill health, lack of caregivers around and little contact with her kids.

Task objectives

Knowledge objectives

a. Understand the concept of the case counseling for the elderly.

b. Be familiar with the practical principles of case counseling for the elderly.

c. Master the service steps and skills of the case counseling for the elderly.

Skill objectives

Provide targeted case counseling services for the elderly according to the practical principles and service steps of the case counseling for the elderly.

Quality objectives

Build a comprehensive awareness and be able to analyze of the problems of the elderly in their context and seek solutions.

Knowledge

1 Concept and practical principles of case counseling for the elderly

(1) Concept of case counseling for the elderly

There are many different views about the definition of the case counseling for the elderly. Generally speaking, all of them contain the following contents.

a. Case counseling for the elderly uses a one-on-one approach to provide support and services for the elderly.

b. Case counseling for the elderly is not only limited to the elderly themselves, but also includes the micro, medium and macro environment of the families and communities in which the elderly are located.

c. The goal of the case counseling for the elderly is to improve the well-being of the elderly.

In summary, the book defines the case counseling for the elderly as a professional process that, under the guidance of professional values, provides professional and package services for the elderly and their families in an individualized manner, to assist the elderly and their families in improving and recovering social functions by using their potentials and social resources. Thereby the quality of life of the elderly is improved finally.

(2) Practical principles of case counseling for the elderly

① Person-in-environment

According to the system theory and the core thought of social psychological mode and ecological mode, "person-in-environment" mainly includes three elements: person, environment and interaction between person and environment. Among them, the "person" mainly refers to the individual inner psychological system; "environment" mainly refers to individual social network and material environment, institutional environment and cultural environment, etc.; "interaction between person and environment" refers to the impact of the two in the interaction. Therefore, the purpose of the case counseling for the elderly is to promote the interpersonal relationships of the elderly and good interaction between the elderly and the environment, and reduce and solve the imbalance between the elderly and the environment.

"Person-in-environment" can explain the problems existing in the elderly and provide guidance for solving the problems. This principle puts the elderly and their behaviors in the environment for thinking, and thinks that environmental factors have diversified influences on the behaviors of the elderly. Therefore, in practice, it is necessary to analyze the interaction between the elderly and environment, and make a scientific and reasonable service plan with the help of the available resources in the environment, so as to effectively solve the problems encountered by the elderly.

② Acceptance

The principle of "acceptance" requires that caregivers treat the elderly with different genders, ages, incomes and health status in the same way and fully respect the ideas of the elderly and meet their reasonable needs. For caregivers, "acceptance" does not mean that they fully agree with the value judgment and behavior choice of the elderly. It is not to deny their original value system in order to accept the elderly, but to understand the environment in which the elderly are located with a positive attitude and believe that the elderly have the potential to change themselves.

With the changes in physiological functions and economic incomes, the elderly are prone to negative emotions such as loss, loneliness and gap, and are more sensitive to the evaluation of others than normal people. Therefore, the caregivers must pay attention to accepting the discourse, expression and behavior of the elderly. Even when the opinions or ideas of the elderly are not good, caregivers should avoid condemnation and criticism, because a critical attitude will only make the elderly adopt defense mechanisms, thus undermining the professional relationship and hindering the service process. The feasible method is to actively listen and empathize, understand the reasons behind the behavior of the elderly, and give positive response and support to everything they do.

③ Self-determination

The principle of "self-determination" refers to the working principle of treating the elderly as independent individuals, providing them with opportunities to understand their own potential, helping them analyze the current situation, and encouraging them to make their own decisions on the premise of respecting their values and being convinced that they have the ability to change. In practice, the caregivers should admit that the elderly have the right and need to make their own choices and decisions, and help them make their own choices and decisions by using resources. However, when the decisions made by the elderly causes potential or obvious harm to themselves, others and social interests, and the elderly themselves lack the ability to make their own decisions, this principle should be bound.

④ Confidentiality

The principle of "confidentiality" refers to keeping the information provided by the elderly confidential in the service process. It is not only the embodiment of respecting the rights of the elderly, but also the professional ethics that caregivers should abide by. In practice, the principle of "confidentiality" mainly involves the following four aspects. First, ensure that the elderly are informed. At the beginning of the service, the caregivers should explain the confidentiality to the elderly. Second, keep the information confidential. In the process of service, there will be a lot of information, such as the basic personal information of the elderly, service record, etc. The caregivers should keep the information confidential. Third, use the information reasonably. If it is really necessary to use the information due to work needs, the information should be displayed in a limited way according to the actual needs, and the name, company, address and contact information of the elderly shall not be disclosed unless the consent of the elderly is obtained. Fourth, sign a service agreement. After clarifying the relevant information, the caregivers need to formally sign a service agreement with the elderly to deal with emergencies in the service process and protect the legitimate rights and interests of the elderly and caregivers.

However, the principle of "confidentiality" is not absolute. If the elderly meet the following three conditions, the regulation of this principle can be broken through.

First, the elderly or others will suffer from serious, foreseeable and imminent harm. When the caregivers find that the elderly are prone to suicide or hurt others, they have to disclose the information of the elderly to avoid the occurrence of injury.

Second, the law requires disclosure. If an old man/woman has committed a homicide, plans to commit murder, plans to commit suicide, abuses others, or commits other serious crimes, the caregivers must report to the police, and disclose the necessary and directly related information.

Third, the elderly authorize the disclosure of information orally or in writing. For example, to meet the needs of training and discussion, the relevant information of the elderly must be used. At this time, the caregivers have to inform the elderly the information used, specific use and possible risks, and use the information in strict accordance with the agreed scope of authorization.

2 Steps of case counseling for the elderly

Case counseling for the elderly is a process to response to the problems faced by the elderly. It consists of a series of service processes, which begins with the individual needs, problems, and troubles faced by the elderly and ends with the achievement of goals or the termination of professional relationships. Generally speaking, the process of case counseling for the elderly consists of six parts: acceptance, estimation, planning, intervention, evaluation and settlement.

(1) Acceptance

Receiving the case is the beginning of the case counseling. At this stage, the caregivers should make a preliminary judgment on the needs and problems of the elderly through initial communication, so as to decide what services can be provided for them.

For the caregivers, pre-referral preparations are very important. The preparations before receiving the case include sorting out the information obtained from contacts or phone calls with the elderly, getting information from people close to the elderly, and determining the time and place to talk with the elderly.

a. Clarifying expectations. The caregivers should help the elderly to reduce anxiety before the interview. The caregivers can start with self-introduction, and then invite the elderly to introduce themselves. At this stage, the caregivers are required to clarify a number of issues with the elderly. The first is the scope of services, i. e. what services will be provided. Referrals are made when the elderly are not suitable for the scope of services. Secondly, both sides should actively participate in the process, and the settlement of the issue requires cooperation and efforts by both sides.

b. Preliminary assessment of the needs and problems of the elderly. The elderly may have different motivations for seeking services. The caregivers need to be aware of their aspirations, listen attentively to their demands, make brief assessments and determine the urgency of their service needs. The caregivers should have an overall understanding of the elderly. The caregivers need to be aware of the following questions to make a preliminary assessment.

What is the willingness of the elderly to seek help? Is it active or passive?

What is the pressing problem of the elderly? How does it come about? What goals do the elderly expect to achieve?

What solutions have the elderly tried? How did they work?

Can the capacity and resources of the caregivers and the institution meet the needs of the elderly?

After the initial confirmation of the above issues, the caregivers should share the conclusions with the elderly to ensure the accuracy of the information.

c. Establishing professional relationship. The success of establishing professional relationship directly affects whether the elderly have the motivation and confidence to seek further help, which is a very important work in the case-accepting stage. In the process of initial communication and consultation with the elderly, the caregivers should listen to the elderly carefully, express empathy and acceptance of the elderly through summing up and responding, encourage the elderly to express themselves courageously and freely, and avoid the elderly from defining themselves as having problems.

(2) Prediction

Prediction refers to the process of collecting detailed information related to the elderly, and understanding the causes and development process of the problems, and then find the breakthrough point to solve the problem. It mainly includes data collection, problem evaluation and problem diagnosis.

① Data collection

Data collection refers to the process in which the caregivers investigate, sort out and analyze the basic characteristics of the problems of the elderly as well as the causes, development and changes of the problems through their own observations and contacts, and talks with people around the elderly. The following options are available. (a) Face-to-face meetings. The caregivers should guide the elderly make self-statements, ask questions and answer them through this way. (b) Questionnaire. The caregivers can use structured questionnaire and non-structured questionnaire. This method is especially suitable for collecting data about privacy or inconvenience to express in front of others, such as the widowed experience of the elderly. (c) Observation. It includes both participatory and non-participatory observation, and is particularly useful for collecting data related to personal life scenarios and interactive communication, such as patterns of communication between the elderly and their children. (d) Existing information. It includes those retained in homes, communities and other institutions (such as hospitals and training schools).

② Problem evaluation

After a comprehensive collection of information on the elderly, it is necessary to understand the expectations of service objectives, identify the subjective and objective factors that lead to the problem and the link between the problem and the environment, and use the information to sort out the problems of the elderly, in order to make service plans. After the data collection is completed, the caregivers need to further analyze the causes, development and change process of the problems of the elderly, and come to the logic of the formation and change of the problems of the elderly. The problem evaluation mainly focuses on the following three aspects. (a) The personal system evaluation of the elderly, including the elderly's strengths, motivation to solve the problems, and the resources. (b) The family system evaluation of the elderly. It starts from the family, the main living environment of the elderly, the caregivers need to deeply understand the family structure, family communication mode, family rules, family members' division, family power structure and family resources. (c) The social support system evaluation of the elderly which is divided into the formal social support system and the informal social support system. Formal social support system refers to the social resources provided by formal social institutions and social organizations, such as public welfare organizations, schools and hospitals. Informal social support system is formed in social interaction of the elderly, such as family members, relatives, friends and peers.

③ Problem diagnosis

After completing the problem evaluation of the elderly, it is necessary to make a diagnosis of the problems of the elderly, infer the causes of the problems from a professional perspective, and make suggestions on areas that need improvement. The diagnosis is mainly carried out from four aspects: the main manifestations of the problem, the causes of the problem, the ability of the elderly and the resources they have in the environment, and the suggestions for implementing intervention, which lays the foundation for the next stage of planning.

(3) Planning

After fully understanding and evaluating the situation of the elderly, the caregivers can make a service plan based on the estimated data. The formulation of service plan mainly includes three aspects: identifying service objectives, formulating a service plan and signing the service agreement.

① **Identifying service objectives**

Service objectives should be identified on the premise of comprehensively considering the problems and needs of the elderly, the capacity of the caregivers, and other factors. The caregivers can assist the elderly in setting goals through the following three steps. (a) Identify and prioritize problems with the elderly. (b) Help the elderly determine effect. (c) Determine the long-term goals and short-term goals, respectively. The long-term goals refer to the effect of service to be achieved, while the short-term goals refer to specific quantitative indicators for work and a series of tasks set up to achieve the long-term goals. In this stage, the caregivers need to set goals together with the elderly, adhere to the principle of participation, and each content needs to be approved and confirmed by the elderly.

② **Formulating a service plan**

Once service objectives have been identified, the caregivers are required to make a plan to achieve these objectives. The following three topics need to be considered in making a specific service plan. First, the choice of intervention system. The caregivers can intervene from different systems for different problems of the elderly. The caregivers need to consider indirect intervention services for the family system if the psychological problems of the elderly stem from issues such as relationships with children and family disputes. If it is only the personal psychological distress of the elderly, the caregivers can focus on direct intervention into the personal system of the elderly. Generally speaking, intervention can be made from three systems—individual system, family system and community system, in which individual system and family system are the main intervention systems. Second, clear intervention. For different problems, the caregivers can choose different interventions. Common interventions include crisis intervention, resource integration, resettlement services, family mediation, hospice care, grief counseling, etc. Third, the proposed intervention steps. Following the identification of interventions, the caregivers are required to develop clear and detailed intervention steps to provide good service.

③ **Signing the service agreement**

After reaching an agreement on the service content and method with the elderly, in order to clarify the responsibilities and obligations of both parties, and to enhance the motivation of the elderly to change the status quo, the caregivers need to sign a service agreement with the elderly. Service agreements usually include the basic information of the elderly, service objectives, service content and method (including service time, location, duration and frequency), and the rights and obligations of both parties, including the signature of both parties.

(4) Intervention

After the service plan is confirmed, it officially entered the service stage. Under normal circumstances, the intervention is carried out step by step according to the service plan. While, in actual work, it is inevitable that unexpected situations will disrupt the original plan, such as the elderly refusing to cooperate and finding new available resources in the service, and the caregivers need to adjust according to the changes.

The following five principles should be followed when intervening. First, people-oriented service, and respect the self-determination of the elderly. Interventions should put the elderly at the center and should be the result of consultations between the elderly and caregivers. Although in reality, most of the time the elderly will ask the caregivers to make decisions for them, it's necessary to enable the elderly to gain self-confidence and motivation through self-determination, thus promoting the solution of the problems of the elderly. Second, insist on the principle of individuation. Only by taking intervention actions according to the particularity of the situation of the elderly can help to solve the problems. For different service objects, the caregivers should take individual intervention actions. Third, consider the life stages and characteristics of the elderly. For the elderly who are in their prime and face a conflict of self-adjustment and despair, the caregivers should help them to adjust and integrate themselves. At the same time, the physical and mental characteristics of the elderly should be fully considered. Fourth, insist on the principle of goal orientation. The caregivers' ability and energy are limited. At the same time, a case counseling can't solve all the problems. So intervention should always around the key goal, in order to provide the best intervention service. Fifth, consider the economic benefits. For the caregivers, services will be subject to restrictions from themselves, the time conflict of the elderly, limited resources, and so on. Therefore, when intervening, the caregivers need to consider the economic benefits of services, to maximize the effectiveness of services with the least cost.

(5) Evaluation

Evaluation is an essential component of case counseling and is an assessment of the effectiveness of the services for the elderly. Generally speaking, the evaluation can be carried out from the following three perspectives. First, the perspective of the elderly, such as how satisfied the elderly are, whether the problem has improved, and so on. Second, the perspective of the specific service, such as which theories and techniques are used, the role theories and techniques play, whether to achieve the goal. Third, the perspective of the caregivers, such as whether through this service is conducive to personal growth, what the inspiration for future work is.

(6) Termination

The closure of the case is a process to address the end of the professional relationship between the caregivers and the elderly. Generally, the caregivers may initiate closure proceedings when faced with: first, closure of the case where the objective has been achieved;

second, the case where the relationship has to be terminated because the elderly are unwilling to continue receiving the service, such as the case where the elderly are dissatisfied with the caregivers; third, the case where there are objective and practical reasons for not achieving the goals, such as the issue of the elderly which is beyond the capacity of the caregivers; fourth, the case where there is a change in the status of the caregivers or the elderly, such as the removal of a caregiver from his or her post or the death of an old person.

Closing a case is a process. In this process, the caregivers need to complete the following tasks: (a) decide the closing time; (b) check the completion degree of the target; (c) review progress with the elderly; (d) solve the emotional reaction that may appear in closing the case with the elderly; (e) invite the elderly to evaluate the service of the caregivers; (f) refile a case or make an appropriate referral for new or unsolvable problems of the elderly.

The elderly may develop emotional responses to the termination of the case, which may be positive or negative. Positive reactions are usually manifested as a sense of achievement for problem solving and self-growth, gratitude to the caregivers and confidence in future life. Negative reactions include sadness, loss, conflict, pain, rejection and anger, and when they occur, the elderly tend to be overly dependent on the caregivers and unwilling to close the case. In response to the negative reactions of the elderly, caregivers can take the following measures: (a) inform in advance so that the elderly can be psychologically prepared for the end of the service; (b) consolidate the changes and progress made by the elderly in the service process; (c) further explore the factors affecting the solution of the problem with the elderly, so as to prepare the elderly for facing the problem independently after the case is closed; (d) encourage the elderly to express their emotions and discuss follow-up services after the case with them.

Closing the case does not mean the end of the service. The caregivers also need to arrange follow-up services according to the situation of the elderly. The helping relationship will end after the change of the elderly is stable. Follow-up services mainly include three tasks. (a) According to the situation of the elderly, arrange training after the case, consolidate the change the elderly have made and improve their ability to face problems independently. (b) Mobilize the resources of the elderly and enhance their social support. (c) Continuously evaluate the effectiveness of services.

Task implementation

Working procedure	Content
Acceptance	(a) Communicate with Grandma Li and her relatives to further sort out their basic situation (b) Preliminarily assess the needs and problems of Grandma Li (c) Establish good professional relationship with Grandma Li

(Continued)

Working procedure	Content
Prediction	(a) Use interviews, observation tables, observation and other methods to collect information on Grandma Li (b) According to different systems, assess the problem of Grandma Li
Planning	(a) Identify service objectives and service plans (b) Sign the service agreement with Grandma Li
Intervention	Intervene according to service objectives and service plans
Evaluation	Assess from the perspective of the elderly, specific services and the caregivers
Termination	(a) Inform the closing matters in advance (b) Deal with the negative emotions and behaviors that the elderly may have at this stage

Task assessment

Working procedure	Evaluation criterion	Score	Self-rating score
Acceptance	(a) Whether communication is smooth (b) Whether the service object can be judged preliminarily according to the collected information (c) Whether to establish a good professional relationship with the service object	10	
Prediction	(a) Whether the data collection is comprehensive and specific (b) Whether the problem assessment is accurate and specific	20	
Planning	(a) Whether the service object participates in the determination of service objectives and plans (b) Whether to sign a standardized service agreement	25	
Intervention	(a) Whether to carry out the service plan step by step (b) Whether to provide the service around the target (c) Whether appropriate adjustments are made for temporary conditions	25	
Evaluation	(a) Whether the service object is satisfied with the service (b) Whether the service target is achieved (c) Whether the caregivers make good progress	10	
Termination	(a) Whether to inform the specific matters of the case in advance (b) Whether to carry out standardized follow-up services	10	

Consolidation exercise

Recall the key points involved in this task and write them down in the box.

NO. 1	Concept of case counseling for the elderly
Content	
NO. 2	Practical principles of case counseling for the elderly
Content	
NO. 3	Steps of case counseling for the elderly
Content	

Task expansion

Case situation

Grandma Feng is 76 years old this year. She was widowed in her early years. Before she retired, she was an employee of a state-owned enterprise and enjoys a pension of about 1, 500 yuan per month. Grandma Feng has four brothers and sisters, all settling in the surrounding. They often associate and are in harmonious relationship. Grandma Feng has a daughter, and her daughter cannot take care of herself due to a severe mental illness. For a long time, Grandma Feng has been solely responsible for her daughter's daily life and household chores, which often makes Grandma Feng feel exhausted. Half a month ago, her daughter died suddenly due to cerebral hemorrhage. Grandma Feng is very sad and conflicted. On the one hand, she is relieved physically and mentally from having to take care of her daughter day and night. On the other hand, she is saddened by the loss of her next of kin. According to the feedback from neighbors, she seldom goes out recently and is less enthusiastic when meeting acquaintances. Neighbors are very worried about her.

Exercise

a. What psychological distress does Grandma Feng face in the above case?

b. According to the steps of the case counseling for the elderly, make a counseling plan for Grandma Feng.

Task 2 Group counseling methods for the elderly

Task context

Xiao Wu who is a social worker finds that there are a number of elderly people living alone in the community during the early visit. Most of them have little social contact and few interests and hobbies. Therefore, Xiao Wu gathers 13 old people to carry out group counseling service through public recruitment. The activity is making handicrafts. At present, seven events have been held and the interaction among the members has been good. A partnership of trust has been established. Besides the events, members often go out for fun. According to Xiao Wu's evaluation, it's the time for the group dissolution. Xiao Wu decides to start preparing to end the group.

Task objectives

Knowledge objectives

a. Understand the concept of group counseling for the elderly.

b. Be familiar with the applicable topics of group counseling for the elderly.

c. Master the steps and skills of group counseling for the elderly.

Skill objectives

According to the applicable scenarios and service steps, provide the group counseling service to the elderly.

Quality objectives

Cultivate the consciousness of service, and actively pay attention to the living situation of the elderly.

Knowledge

1 Concept of group counseling for the elderly

Group counseling for the elderly refers to the promotion of group members' observation, learning, experience, sharing and communication through interpersonal interaction within the group around one or more topics under the leadership of the caregivers, so as to help group members to further understand and accept themselves, improve interpersonal relationships and develop new ways of communication. Eventually, they will be able to face various life events more flexibly and flexibly. A group is a dynamic organism that exhibits a pattern of sequential and continuous change. Group counseling creates a situation close to daily life, which can realize multi-directional communication among members of the group. It is a "one-to-many" counseling process. Group members can achieve the purpose of solving psychological problems and relieving psychological pressure through discussion, training, and guidance. Members can fully understand themselves in a safe and relaxed group. They can also learn a constructive behavior pattern through group interaction and sharing. At the same time, they can provide emotional and behavioral support for other members. The change of members in the group and the experience they gained can be transferred to real life, and the effect of group counseling is better and easier to consolidate.

2 Theme of group counseling for the elderly

According to the different states of the elderly, the elderly can be divided into the elderly who are about to retire or have retired recently, the elderly living alone, and the elderly with chronic diseases.

First, group counseling on life adjustment should be provided for retired old people. The group counseling aims to let the elderly in a good state of mind, so that the elderly can learn to correctly view and accept the changes after retirement, learn effective ways to deal with the situation in advance, and take countermeasures in advance to alleviate the existing pressure and avoid and reduce the negative effects of retirement on the elderly.

Second, group counseling with interpersonal communication as the theme is conducted for the elderly living alone. The common psychological states of the elderly living alone are loneliness and helplessness, and they are also prone to depression and anxiety, thus accelerating the decline of physical function and psychological function. Through group counseling on the theme of interpersonal communication, the social activities of the elderly can be enriched, so that the elderly can make new friends, get more opportunities to talk and listen. Thus, they can obtain more material or emotional resources from other elderly people, obtaining strong psychological support. It's helpful to effectively establish a social support system different from that of families. Moreover, the experience they learn in groups can be applied to daily life.

Third, group counseling with the theme of chronic disease management is carried out for the elderly with chronic diseases. Elderly people suffering from chronic diseases may have psychological and behavioral problems such as decreased self-confidence, stubbornness, dependence and decreased communication with the extension of illness, and psychological problems will seriously affect the treatment of diseases. On the basis of medical treatment, applying the theory and technology of group counseling to provide patients with targeted psychological support and guidance on coping skills plays an important role in improving their mood, enhancing their confidence in rehabilitation and drug compliance, and enhancing their perseverance in disease resistance.

3 Stages and tasks of elderly group counseling

Generally speaking, group counseling includes preparation stage, formation stage, maturation stage and concluding stage. In different stages, the caregivers and group members can solve the problems by completing the related tasks.

(1) Preparatory stage

① Develop a work plan

Group counseling for the elderly is a professional activity and a professional behavior with plans and purposes. Therefore, the caregivers need to make plans before the activities. The caregivers can clarify the ideas, control the direction rhythm according to the corresponding plans. At a more detailed level, the work plan can meet the needs and expectations of group members in a targeted manner, fully mobilize the available resources, ensure the quality of group counseling work, and improve work efficiency.

② Recruit members

In the process of recruiting members, there are usually two recruitment methods, i. e., public recruitment and targeted invitation. The core difference between the two methods lies in whether the elderly participate actively or passively. Public recruitment information can be published via traditional media (television, radio, newspapers, etc.), new media (WeChat, Weibo, etc.), and the relevant community posters or announcements. The elderly or their family members submit the registration information. Targeted invitation means the caregivers invite the elderly who have the same needs and have the ability to participate in group activities by understanding the participation will of the elderly through telephone contact or face-to-face meeting. Basic information such as the theme, goal, time and place of the event, and contact information of the sponsor and staff should be provided for both public recruitment and targeted invitation. Since not all old people who volunteer to participate in group activities are suitable for the topic of group counseling, the caregivers should select suitable members according to the characteristics or objectives of the group counseling.

③ Coordinate resources

Coordinating resources is an indispensable task in the preparatory stage, because the smooth development of group counseling is not only dependent on a leader or a work team, but also other resources, including the staff themselves, the institution, government departments related to the elderly and counseling services. They can provide authoritative chronic disease publicity materials and retirement policies. Fully mobilizing all resources in the field can enhance the professionalism and effectiveness of group counseling.

④ Select the places and facilities

Different from people at other age levels, in the group counseling for the elderly, the selection of activity places and facilities should follow the principle of aging, that is, with strong safety and convenience. When choosing the places, the staff should try to choose the places with moderate distance and no accident during the journey. For activities within the community, the community elderly service center is the best choice. Before the activities, the staff can play roles or invite senior volunteers to rehearse in the places to ensure that there are no potential risk factors. The staff should consider whether the ground is wet, whether there are handrails in the corridor, etc. , and check the size and comfort of the places. The selection of facilities should also fully consider the physiological structure of the elderly, such as whether there are sharp objects, and whether the volume of the audio equipment can meet the hearing conditions of the elderly.

(2) Formation stage

The formation stage refers to the time from the first meeting to the formation of the group. This is also the initial stage when members identify with the group and the staff, and the relationship between staff and members and between members. It is the basis for the smooth development of the activities. The staff at this stage need to set the tone for the group, which will have a decisive impact on the conduct of subsequent activities. The staff should show respect, sincerity and acceptance to the elderly in the group, so that the elderly have a sense of identity and belonging to the group. At the same time, it's helpful to form a relaxed and pleasant atmosphere within the group.

The formation phase is generally composed of previous group activities, of which the first activity is particularly important. In the first activity, the staff have to complete the following tasks.

① Self-introduction of the staff

The staff are required to introduce themselves, especially when there is no communication with group members. Even if there is interaction with members during previous interviews, the staff are required to re-introduce themselves and clearly state the objectives of group counseling, especially in some ambiguities. For example, for the support group for chronic diseases of the elderly, its goal is not to prevent or cure chronic diseases, which can be easily understood by some elderly as a therapeutic group. Its core goal is to provide multi-faceted support for the elderly with chronic diseases.

② Members' knowing each other

Knowing each other is the basis of building a sense of security. Due to the memory decline and slow response of the elderly, the mutual understanding stage of group members will encounter some problems and last for a long time, which needs to be repeated and strengthened. Members can be invited to introduce themselves around their names, addresses, hobbies, occupations before retirement and other basic information. There are many ways to introduce members. For example, they can introduce themselves in pairs. When returning to the group, members will introduce the friends they just met. The staff can also classify and integrate the information that needs to be introduced in advance, so that the elderly can choose. This method is simpler and easier.

③ Establishing group norms

It is important to establish group norms. Group norm is an agreement that staff and members discuss together and are willing to abide by. It can be achieved orally or in writing, that is, what can and cannot be done in a group, how to express and how to participate in a group. The five most common group norms are: be punctual; be honest; be committed and do not things that have nothing to do with the group; don't criticize and don't blame, and respect each member's personal characteristics; keep secrets, which refers to not disclosing the personal information of group members outside the group, but sharing the harvest in the group. The establishment of group norms can effectively promote the establishment of members' sense of security and trust, guide members' behavior, and improve the degree of internal standardization.

④ Facilitating interaction among members

The staff need to guide the members to conduct positive interaction. Only in the process of interaction, can the members' familiarity be deepened, the connection be established, and the group cohesion be formed. For example, to reflect the characteristics of the group when naming the group, "sunflower group" means every member is very sunshine, brave, full of hope for life. Group norms require each member to make suggestions and sign their names, because it can let members feel the process of co-creation and enhance their self-confidence. Through active participation and interaction, members will find the group is mine, and will produce a sense of identity. In the process of interaction, members can also learn to listen to others and cooperate. This is a very good process of connection and participation.

(3) Maturation stage

At this stage, the relationship among the members are stable, the activities are in good working condition, members are more willing to know and be known, and they are more willing to accept, cooperate and support each other. The suggestions or plans put forward are closer to reality, which indicates that the group has entered the maturity stage. During this stage, the staff are required to complete the following tasks.

a. Maintain good and effective interaction of the group. Staff's demonstration and guidance, such as self-disclosure, summary, questioning, feedback, etc., can make members' behavior and interaction more effective and make the relationship more close.

b. Assist members to obtain new cognition from the group. The staff can assist members to analyze and review possible unreasonable cognition, and reconstruct reasonable cognition system during interaction.

c. Assist members to turn cognition into action. Through self-reflection and feedback from others, members gain a new understanding of themselves, such as cognition, confusion, situation and environment. However, it is not enough to stay at the cognitive level. The staff should also assist members to turn their cognition into practical actions to help members achieve the purpose of progress.

d. Assist members to solve relevant problems. The staff should assist the members to clarify the relevant issues, assist the members to establish reasonable objectives through analysis and consultation, and integrate resources within the group to jointly find solutions to the problems and put them into practice.

(4) Concluding stage

The concluding stage of the group is the final stage of the group, and entering this stage indicates that the goal has been achieved. This stage refers both to the period and process of the final end of the group, such as the last gathering or event, and to staff's follow-up services to some members after the end. The staff's main concern is to deal with members of the parting mood and maintain members of the existing changes. During this stage, the staff are required to complete the following tasks.

① Deal with the members of the parting emotions and feelings

Before the final gathering of the concluding stage, it is necessary for the staff to inform each member of the closing date so that members are psychologically prepared to accept the facts gradually. At the same time, the staff should also discuss with members and deal with their inner contradictions and sadness at this time, to help them understand the necessity and positive significance of leaving the group and entering the real life.

② Assist members to maintain learned experience

Staff should assist members in maintaining changed behaviour and apply the growth experience gained in the group in daily life. The main methods are as follows.

a. Do simulation exercise. Simulate the real life situation, help members practice what have learned and cognitive system, etc.

b. Establish confidence. Observe the changes, encourage and affirm the changes, and make members have full confidence in their life after leaving the group.

c. Seek support. Help members seek support from their families, communities, or others around them to sustain the changes that have occurred within the members.

d. Encourage independence. Members are encouraged to complete the work independently and gradually reduce their dependence, so as to avoid excessive dependence on the group and other members.

e. Provide follow-up services, such as referrals, follow-up parties, arrangement of visits, etc. Among them, follow-up parties are usually arranged between two months and half a year after the group.

③ Complete the assessment

Evaluation runs through the whole process of group counseling. At the end, the staff should make an overall evaluation of group counseling. The evaluation methods mainly include self-evaluation of staff, self-evaluation of members and the evaluation of observer/supervisor. The self-evaluation of staff includes work content (whether the goal is achieved) and work performance (the skill of staff in leading the group and the interaction process with members). There are three aspects in the self-evaluation of members as follows. (a) Have the goals been achieved? In what ways have the elderly improved? (b) How do the elderly feel about participating in the group counseling process? (c) How is the effectiveness of group counseling? The evaluation of observer/supervisor is generally divided into two parts: observation and evaluation of members; evaluation of effectiveness.

Task implementation

Working procedure	Content
Deal with the members of the parting emotions and feelings	(a) Inform the concluding stage of the specific arrangements (b) Discuss later life planning with members
Assist members to maintain learned experience	(a) Do simulation exercise (b) Establish confidence (c) Seek support (d) Encourage independence (e) Provide follow-up services
Complete the assessment	(a) Self-assessment of staff (b) Self-assessment of members (c) Evaluation of observer/supervisor

Task assessment

Working procedure	Evaluation criterion	Score	Self-rating score
Deal with the members of the parting emotions and feelings	(a) Whether to inform the concluding matters in advance (b) Whether to inform the details of the concluding matters in detail, such as time, content, etc (c) Whether to pay attention to each member's emotional response (d) Whether to intervene the negative emotions of group members	40	

(Continued)

Working procedure	Evaluation criterion	Score	Self-rating score
Assist members to maintain learned experience	(a) Whether the corresponding methods are used (b) Whether the methods used are appropriate and normative	30	
Complete the assessment	(a) Whether the self-assessment of staff is objective and fair (b) Whether the self-evaluation of members focuses on the two aspects of participation feelings and goal achievement (c) Whether the evaluation of observer/supervisor is reasonable and professional	30	

Consolidation exercise

Recall the key points involved in this task and write them down in the box.

NO. 1	Concept of group counseling for the elderly
Content	
NO. 2	Theme of group counseling for the elderly
Content	
NO. 3	Tasks in the preparatory stage of group counseling for the elderly
Content	
NO. 4	Tasks in the formation stage of group counseling for the elderly
Content	
NO. 5	Tasks of in the maturation stage of group counseling for the elderly
Content	
NO. 6	Tasks in the concluding stage of group counseling for the elderly
Content	

Task expansion

Case situation

Community A is a community with pure commercial houses composed of high-rise buildings and foreign-style houses. There many old people living in the community, with the proportion of the elderly reaching 22. 5% . Many old people in the community suffer for chronic diseases, with hypertension, diabetes and gout being the most common. The only method that the elderly with chronic diseases in the community take for their diseases is going to the hospital to get their medicines and take them. Some of the elderly sometimes forget to take their medicines, and they lack the related knowledge of chronic diseases. Caregivers realize that the elderly in the community need to learn about the scientific knowledge on chronic disease, and at the same time form a scientific and continuous chronic disease management awareness and have the ability to improve the quality of their lives in their later years.

Exercise

Develop a group counseling program for the elderly with hypertension in the case.

References

[1] JIANG T. Social work basis and practice [M]. Beijing: China Social Press, 2016.

[2] JING S J. Social work for the elderly [M]. Beijing: China Renmin University Press, 2020.

[3] FAN F M. Group counseling and crisis psychological intervention [M]. Beijing: China Machine Press, 2021.

[4] FAN M L. Social work theory and practice [M]. Shanghai: Shanghai University Press, 2007.

Project 4
Common psychological problems and care for the elderly

Project introduction

Psychological problems are different from physiological diseases. Psychological problems are a series of problems caused by people's inner mental factors, precisely the central nervous control system of the brain. They will indirectly change people's character, world outlook and emotions. With the growth of age, people into old age may have psychological problems, such as depression, anxiety and suicide, which need timely attention from the society. This project comprehensively introduces the depression, anxiety, suicide and dementia problems that the elderly may encounter, and discusses the nature, causes and care methods.

The psychological problems that people encounter when they enter the old age are related to the aging of body and mind to a certain extent, but they will also be affected by the environment, family, society, interpersonal relationship, etc. The elderly are often plagued by psychological problems, such as depression, anxiety, fear, loneliness, and paranoia. It is urgent to take care of the elderly with effective scientific care methods which can improve the mental health and life satisfaction levels of them. In this project, the psychological problems faced by the elderly are divided into four tasks: depression and care for the elderly, anxiety and care for the elderly, suicide and care for the elderly, and psychological care for the mentally retarded elderly. Each task is discussed in the hope of improving the psychological care level of the elderly in a targeted and effective manner.

Project objectives

Knowledge objectives

a. Be able to determine what is depression, anxiety, suicide and dementia.

b. Understand and master the causes, early symptoms and influencing factors of depression, anxiety, suicide and dementia in the elderly, and how to carry out reasonable psychological care.

Ability objectives

a. Master the reasonable and effective care methods for elderly patients with depression and anxiety.

b. Take good care of the elderly who tend to commit suicide, and take meticulous care of the elderly who are mentally retarded.

Quality objectives

a. Actively pay attention to the status quo of depression, anxiety, suicide and dementia in the elderly, and establish a correct concept of care.

b. Consciously respect and care for the elderly, so that they can obtain more social and psychological support, form the concept of assisting these elderly people with rehabilitation training and make actions.

Task 1 Depression and care for the elderly

Task context

Mr. Wang, 72 years old, used to be cheerful and warm-hearted. Half a year ago, he had a little conflict with a chess friend, and later he stopped joking. When it comes to the conflict, the old man often cries and feels aggrieved. He has suffered from insomnia and dreaminess. He lost his former interest in chess and cards. His appetite gradually declined and he became thinner. He often complains that there is no point in living. Mr. Wang's wife is very introverted. She doesn't talk much at ordinary times and she is in poor health. She has suffered from diabetes, hypertension and hyperlipidemia for a long time and doesn't have much energy to take care of Mr. Wang. Mr. Wang's son is very filial, but after getting married and having children, he seldom goes home to visit his parents. Since Mr. Wang's appearance of the above changes, his son felt helpless and hired a nanny to take care of his parents. However, the nanny cannot substitute for relatives. Mr. Wang's symptoms are getting worse.

Task objectives

Knowledge objectives

a. Be able to determine what is depression and its causes, early symptoms and progression.

b. Master the communication skills with elderly patients who suffer from depression.

c. Master the related knowledge of cognitive behavioral therapy and supportive psychotherapy.

Skill objectives

a. Know how to reasonably judge whether the elderly suffer from depression.

b. Know how to reasonably and effectively care for the elderly suffering from depression.

Quality objectives

a. Establish the correct concept of caring for the elderly, consciously care for and cherish the elderly suffering from depression, and treat the elderly well at all situations.

b. Form the concept of helping the elderly suffering from depression with rehabilitation training.

Knowledge

1 Definition of senile depression

Depression is a common psychological and mental disease characterized by low spirit, slow thinking and decreased willpower. Patients are irritable, hot-tempered and unhappy. They have a bad memory and are slow. They have difficulty in concentrating, and lose interest in activities that they used to like, so that they feel that life is boring. They eat less or overeat, and sleep less or more with less language and less movement. Almost all patients find it painful to live, and would rather die. Their abilities to work and learn decline. People with these symptoms lasting more than two weeks can be diagnosed with depression. Most patients have the tendency of suffering from recurrent symptoms, and most patients can be relieved after each attack, while some symptoms may remain or make patients suffer from chronic depression.

The generalized senile depression patients refer to the depression patients over 60 years old, which include not only the primary depression that occurs in youth or adulthood and recurs in old age, but also various secondary depression in old age. In the narrow sense, senile depression patients refer to the primary depression patients who are over 60 years old and have the disease for the first time. They are in depressed mood and lack of interest. These conditions are related to the characteristic of old age. The elderly with depression may have experienced some traumatic events, or they are in poor health. Clinically, it is often divided into mild depression, moderate depression and severe depression, whose harm cannot be ignored. Failure to visit doctor in time is likely to cause problems such as decreased quality of life, poor interpersonal relationship and decreased personal insight, and may also increase the illness risk and death risk of psychosomatic diseases. Through medication and psychological treatment, the prognosis is generally good.

2 Inducing factors of senile depression

The attack of senile depression may be related to genetic, biochemical and psychosocial factors. These factors have great influence on the life, emotion and interpersonal relationship of the elderly.

(1) Genetic factors

According to the former research, most of the elderly patients with depression have a family history. Relatives of the elderly patients with depression, especially immediate family members, have a higher risk of depression than the general population. According to the research on the genetic factors of emotional disorders in the elderly in China and abroad, it has been found that people who suffer from depression for the first time in old age are less likely to pass it on to their offspring than those who have suffer from the disease early in life. There is no conclusion on the genetic mechanism of geriatric depression at present, but most scholars believe that depression is passed down through genes.

(2) Biochemical factors

The data from neurotransmitter metabolism studies and psychopharmacology studies have preliminarily confirmed that the abnormal metabolism of central neurotransmitters may be related to the occurrence of senile depression. At present, the 5-hydroxytryptamine (5-HT) hypothesis and the norepinephrine hypothesis have been highly recognized, but the specific mechanism is still not clear. It has been found that the elderly with major depression have hypothalamic-pituitary-adrenal axis (HPA) and hypothalamic-pituitary-thyroxine axis (HPT) dysfunction. The pathophysiological significance of neuroendocrine changes is still unclear and further research is needed.

(3) Psychosocial factors

With the physiological aging, the psychological function of the elderly also has great changes. The elderly. Once hit by major life events, such as physical illness, blocked activities, retirement, social change, widowhood and isolation, the elderly tend to fall into depression. Therefore, the role of psychosocial factors in the pathogenesis of senile depression is particularly prominent.

(4) Anatomical structure and pathological changes of brain

In recent years, CT (computed tomography) and MRI (magnetic resonance imaging) techniques have been successively used in the study of affective disorders. Foreign studies have found that the elderly patients with depression tend to have ventricular enlargement. Those with ventricular enlargement suffer from the disease later, and the mortality rate increased significantly within two years, indicating that the organic brain damage may have certain etiological significance for senile depression. Other scholars believe that compared with patients with early onset, senile depression patients with late onset have more obvious ventricular enlargement and cortical atrophy, so the degenerative change of brain may have greater etiological significance for late onset of senile depression. At present, the study on brain morphology of the elderly suffering from depression is not yet mature, and further research is needed.

3 Types and clinical manifestations of senile depression

In real life, the common types and clinical manifestations of senile depression are as follows.

(1) Psychogenic depression

These patients will say that they are in a bad mood all the day. They rarely smile and always look sad. They lose their enthusiasm and fun of the life, and become unwilling to participate in normal activities, such as recreational activities and social activities. Sometimes they even stay indoors and prefer to live alone and alienate their relatives and friends. They are sensitive to any small stimulus, such as falling incomes after retirement and deteriorating health. In most cases, the symptoms begin with emotional anxiety and depression, which may be accompanied by depressive symptoms. In severe cases, the patients may have a tendency to commit suicide, and they will have repeated attacks, with similar or aggravated manifestations each time.

(2) Intrinsic depression

This type of depression is characterized by alternating depressive and manic symptoms or pure depressive symptoms, while manic symptoms are milder and last for a shorter time. Such elderly patients are weak, slow in action, and depressed all day long. They are bedridden during the day, and sleepless at night, showing a heavy tendency to commit suicide. The families should pay more attention to their abnormal emotional changes. The elderly patients with intrinsic depression cannot express or vent sadness well, often feel boring and uncomfortable. They show no interest in all things. Sometimes they deny or hide their bad mood. Their relatives and acquaintances may not realize that they suffer from severe emotional disorders and may think that it is their bodies that are uncomfortable. The elderly are often sent to hospital for examination because they are mistaken for suffering from severe physical diseases, thus delaying the optimal timing of treatment.

(3) Hypochondrical depression

The elderly who suffer from this type of depression say that they are uncomfortable all day. Sometimes they complain bitterly that they feel pain, but there is nothing wrong with their corresponding body parts after going to the hospital for examination. Patients pay excessive attention to their health, often complain of physical discomfort, and proactively request treatment for the condition described, but they would ignore the emotional state and think that the physical discomfort causes the bad mood. Sometimes because of slight discomfort or ineffective treatment, patients will also show symptoms of hypochondriasis and depression. In serious cases, patients suspect that they have problems all over the body and the depression will worsen.

(4) Anxious depression

Such patients have poor sleep quality. They wake up early or have trouble falling asleep. They lose their appetite or eat less and become thin. Some patients suffered trauma. They are anxious, restless, and irritable. When seeing a doctor, they persist in they are unwell. Sometimes the physical anxiety completely covers the depression. Sometimes they complain that the people around them treat them badly. Some of them rarely go out, say few words, and show less interest in what they used to do.

(5) Depressive pseudodementia

Cognitive dysfunction is also a common symptom in elderly patients with depression. The elderly are depressed, and not interested in the surrounding things. They can't answer anything when asked about the time, place, names of family members and things about their daily lives. After reasonable antidepressant treatment, the symptoms of dementia disappear. Foreign scholars call it depressive pseudodementia. However, some elderly people may suffer from irreversible dementia. Families and caregivers need to be prepared for what may happen.

4 Prevention of senile depression

The senile depression has a certain relationship with the actual situation and personality of the elderly. Mastering the following contents will help to prevent senile depression.

(1) Communicate emotionally and seek attention

The elderly should maintain an open-minded, cheerful and easy-going attitude. They should also cultivate good interests, establish a good social network, and make more friends, which is an effective way to resolve depression. Learn to talk and learn to reasonably release the bad emotions in heart. It's useful for the elderly to talk to someone that they trust and vent the frustrations in a suitable way, such as doing some aerobic exercise. After retirement, the desire for achievement and power of the elderly decreases, while the emotional demand increases. Apart from the interdependence and mutual support between the elderly couple, more attention should be paid to establishing a harmonious relationship between the elderly and their children. A good family relationship can help resolve all kinds of bad emotions and increase social support.

(2) Master psychological adjustment methods and seek social support

The elderly should participate in their favorite activities, such as jogging, taijiquan, traveling, etc., to divert their attention from the disease or negative factors as much as possible. The elderly should maintain a regular life and avoid being alone or brooding. Communicating with others, especially with friends and relatives who support and understand them, is helpful for them to relieve psychological pressure. The more attention the elderly get, the more social support and happiness they will have.

(3) Be sure about yourself and seek happiness

It's good for the elderly to confirm the achievements they had in the day when they are free or before sleeping. Recalling several wonderful things they experienced that day has the same effect. It's helpful to keep faith and discover daily emotions. They can form a good living habit in a certain range of activities and cultivate a good sense of happiness to a certain extent.

(4) Identify and treat problems

At present, some experts believe that the elderly with depression have seven psychological symptoms and two physical symptoms. The psychological symptoms are as follows: (a) blue and unhappy, and in a low mood at least 2/3 of the time of day; (b) not interested in anything; (c) tired and languid; (d) difficult in thinking, and irresolute; (e) feeling themselves useless with lower self-evaluation; (f) upset, and always worried about the safety of the family; (g) pessimistic and world-weary with suicidal thoughts. Physical symptoms include: (a) suffering for gastrointestinal discomfort, appetite deficiency, abdominal distension and constipation; (b) having poor sleep, often suffering from insomnia. In case of these symptoms in the elderly, early detection and treatment are required. Treatment is very critical. They can take some drugs or accept more psychological counseling, which is of great significance for the rehabilitation of them. In addition, we should care more about the elderly at ordinary times. We should not only pay attention to their material life, but also pay more attention to their emotional changes. No matter the elderly individuals, families or society need to make efforts to assist each other and cooperate with each other. Only in this way can the psychological problems of the elderly be effectively solved.

Task implementation

Working procedure	Content
Prepare	Communicate with Mr. Wang's relatives, understand the basic situation of Mr. Wang, and determine the interview outline
Interview	Assess the mental health status of Mr. Wang preliminarily evaluated according to the methods of interview and observation and the identification criteria of senile depression

(Continued)

Working procedure	Content
Establish records	Establish service object file table according to the communication with Mr. Wang's relatives and interview with Mr. Wang
Make a course	Work with Mr. Wang and his family to make a care plan to effectively respond to Mr. Wang's actual needs according to the interview information

Task assessment

Working procedure	Evaluation criterion	Score	Self-rating score
Prepare	(a) Whether the preliminary data collection is comprehensive (b) Whether to make reasonable interview outline according to the service object	20	
Interview	(a) Whether to establish a good professional relationship with the service object (b) Whether to use reasonable interview skills	30	
Establish records	(a) Whether the information of the service object is recorded comprehensively and accurately (b) Whether to initially understand the main needs of the service object	20	
Make a plan	(a) Whether to formulate a reasonable plan according to the service object of the preliminary evaluation (b) Whether the plan includes multiple solutions	30	

Consolidation exercise

Recall the key points involved in this task and write them down in the box.

NO. 1	Definition of senile depression
Content	
NO. 2	Inducing factors of senile depression
Content	
NO. 3	Types and clinical manifestations of senile depression
Content	
NO. 4	Prevention of senile depression
Content	

Task expansion

Case situation

Grandpa Li, 68 years old, always feels nothing to do after retirement. He has had insomnia for half a year. Sometimes he can't sleep all night. He thinks he could not do anything with poor health. He blames himself for being a burden on his family and worry about the life of the family all day. Sometimes he feels on pins and needles, anxious, thirsty, and irritable. He sometimes beats himself up and then cries sadly. The symptoms are more serious in the morning and milder in the evening. He feels that life is boring. Occasionally he almost attempts to suicide by jumping into a river while the bad reputation that suicide carries keeps him from dying.

Exercise

a. Analyze and judge the causes and manifestations of depression that Grandpa Li suffers from.

b. In the face of Grandpa Li who tried to kill himself, what do you think the family members should do to take good care of Grandpa Li?

c. As caregivers, please use cognitive behavioral therapy to provide psychological care to Grandpa Li.

Task 2 Anxiety and care for the elderly

Task context

Aunt Liu is 63 years old this year. She used to be a leader in a company and is respected by people. Since she retired, she always feels that people's eyes on her are not the same as before, so she doesn't want to communicate with others. After a long time, Aunt Liu doesn't know how to speak, palpitate. She feels uncomfortable and afraid to go out. Sometimes when seeing a stranger, she appears uncontrollable with shaking hands and feet. After being taken to the hospital by her family, Aunt Liu is diagnosed with social anxiety. Aunt Liu is hospitalized and has to take anti-anxiety medications. After a period of systematic treatment, Aunt Liu's condition is now under control.

Task objectives

Knowledge objectives

a. Understand the meaning of anxiety disorder, clinical manifestations and diagnostic criteria.

b. Understand the influencing factors of anxiety disorder in the elderly.

c. Provide psychological care for the elderly suffering from anxiety disorder.

Skill objectives

a. Effectively identify the anxiety symptoms of the elderly.

b. Prevent or delay the occurrence of anxiety disorders of the elderly.

Quality objectives

a. Unconditionally and actively pay attention to the psychological status of the elderly and accept the elderly suffering from anxiety disorders.

b. Consciously respect, care for the elderly, and provide psychological support to them.

c. Form the consciousness of actively promoting psychological knowledge to the elderly, and enable the elderly to apply what they have learned.

Knowledge

1 Definition of geriatric anxiety disorder

Anxiety is an emotion that plays a crucial role in the survival of both individuals and populations. However, excessively high levels of anxiety can present challenges in personal life. In reality, some individuals suffer from anxiety disorders, which are extreme states of human anxiety categorized as neurotic or stress-related disorders. Anxiety disorder, also known as anxiety neurosis, falls under the category of neuroses with anxiety being its primary characteristic. It can be further classified into chronic anxiety (generalized anxiety) and acute anxiety (panic disorder).

The elderly often experiences significant psychological gaps following retirement due to changes in economic conditions and social relationships, along with poor communication with relatives. These factors contribute to heightened levels of geriatric anxiety which may develop into geriatric anxiety disorder. Geriatric anxiety disorder is a prevalent psychological condition among the elderly but fortunately it is highly treatable. Nonetheless, the low recognition rate for such disorders among the elderly frequently leads to mental impairment or suicide, posing a major threat to their overall well-being.

2 Clinical manifestations and diagnostic criteria of geriatric anxiety disorder

(1) Clinical manifestations of geriatric anxiety disorder

a. Autonomic nervous system. The main symptoms include dry mouth, sweating, easily afraid of the cold (many old people with anxiety disorders wear more clothes than others; there are some patients showing cold and hot symptoms), hands tremble, and urinating frequently when nervous.

b. Cardiovascular aspects. The main symptoms include palpitation and chest stuffiness. A number of old patients with anxiety disorders is not at psychological department or psychiatric department, but cardiovascular internal department at first visit to a doctor.

c. Gastrointestinal digestive system. The main symptoms include anorexia, eating nothing, and even nausea and vomiting.

d. Sleep disorder. The elderly are hard to fall asleep and wake up frequently. Thus the family think the elderly fall asleep at night easily with snoring, while the next morning the elderly say they couldn't sleep.

(2) Diagnostic criteria of geriatric anxiety disorder

1) Diagnostic criteria of neurosis

Neurosis is a group of mental disorders mainly manifested as anxiety, depression, fear, obsessive-compulsive, hypochondriac and neurasthenia. Neurosis has a certain personality basis and is often affected by psychological and social (environmental) factors. The symptoms are not based on verifiable organic lesions. They are not commensurate with the actual situation of the patient. However, the patients feel pain and helpless about the existing symptoms. The course of the disease is more protracted. A variety of neurotic symptoms or combinations can be seen in infection, poisoning, and endocrine (metabolic) and brain organic diseases, known as neurotic syndrome. Symptom criteria include at least one of the following: fear; obsessive-compulsive symptoms; panic attack; anxiety; somatoform symptoms; somatization symptoms; hypochondriac; neurasthenia symptoms.

The criteria are as follows.

① Critical criteria

Impaired social function or unavoidable mental pain urge patients to seek medical treatment voluntarily.

② Criteria for disease course

Symptom criteria have been met for at least 3 months, and panic disorder is otherwise defined.

③ Exclusions

Exclude organic mental disorders, mental disorders caused by psychoactive substances and non addictive substances, such as schizophrenia, paranoid mental disorders and mood disorders, etc.

2) Symptoms and diagnostic criteria of panic disorder

① Symptom

a. Panic attack. The typical manifestation is that the patient suddenly feels short of breath, dizziness or mild headache, syncope, tremor or trembling when carrying out daily activities, such as reading, eating, walking, meeting or doing housework. The symptoms also include dry mouth, difficulty in concentrating or speaking, blurred vision, chest stuffiness, chest pain, chest compression or pain, dyspnea, laryngeal obstruction; palpitations, heart beat; hand numbness and foot numbness, hot flashes or chills, and eager to escape; nausea, muscle tension, and afraid of death; out of control or mad. At the same time, there is a strong sense of fear, as if about to die. The tension makes the patient unbearable and cried out for help. Some patients may present with symptoms of autonomic hyperexcitability such as hyperventilation, dizziness, excessive sweating, facial flushing or pallor, gait instability, tremor, numbness of hands and feet, and gastrointestinal discomfort, as well as motor uneasiness. In panic attacks, patients generally try to escape a particular situation in order to expect the panic to stop, or to seek help to prevent collapse, a heart attack, or going crazy. The attack is sudden with clear consciousness during the attack. It lasts for a short time, usually 5-20 minutes (the peak is reached within 10 minutes), and rarely lasts for more than one hour. The attack can be relieved by oneself, or ended with yawning and urination to sleep. During the attack interval, the patient's mental state is normal. After the attack, the patient realizes that everything is normal and can recall the course of the attack, but it may happen suddenly again soon. Patients have frequent seizures up to more than three times in a month.

b. Expected anxiety. Most patients often worry about having a relapse during the intermission after repeated panic attacks, and be nervous. There may also be some symptoms of autonomic hyperactivity, called anticipatory anxiety, which can last for more than a month. It should be distinguished from generalized anxiety disorder.

c. Help-seeking and avoidance behaviors. In case of panic attack, the patient is unbearable due to the strong fear and often requests immediate emergency help. In the intermission of the attack, 60% of the patients voluntarily avoid some activities for fear of not receiving help during the attack. For example, they don't want to go out alone, go to busy places with a large number of people, or travel by car. They ask others to accompany them when going out, which resulted in agoraphobia. Panic attacks sometimes (not always) result in patients avoiding certain situations or venues, because in these situations patients feel hard to deal with, or feel unable to get help from others immediately. Therefore, panic disorder can be divided into panic disorder with agoraphobia and panic disorder without agoraphobia. Occasional panic attacks (i. e., panic attacks occurring not frequently enough to make a diagnosis of panic disorder) can also occur in other psychiatric disorders, particularly in other anxiety disorders.

② Diagnostic criteria

a. The attack has no obvious incentive or relevant specific situation, and is unpredictable.

b. During the intermission of attack, no obvious symptom is observed except for fear of another attack.

c. It shows strong fear, anxiety, and obvious autonomic nerve symptoms, and the patients often suffer from depersonalization, realistic disintegration, near-death fear, and feel of losing control.

d. Attack suddenly begins and peaks rapidly. The consciousness is clear when the attack occurs and the memory can be acquired afterwards.

③ Criteria for disease course

Panic attacks occur at least 3 times in one month, or the anxiety to fear of reoccurrence after the first attack lasts for one month.

④ Exclusions

Exclude other mental disorders such as phobia, depression or somatoform disorders.

3) Symptoms and diagnostic criteria of generalized anxiety

① Symptom

a. Mental anxiety. Excessive mental worry is the core manifestation. It is expressed in the constant worry about some unforeseen danger that may occur in the future. Some patients cannot be clearly aware of the object or content of concern, but have a strong inner experience of fear and trepidation, which is called free-floating anxiety. Some patients worry about what may happen in real life, but the degree of worry, anxiety and worry is not consistent with the reality, which is called expected anxiety. Increased alertness may indicate that it is sensitive to external stimuli and prone to startle reaction. Patients have difficulty in concentrating and are easily disturbed. They are difficult to fall asleep, easy to wake up and so on.

b. Somatic anxiety. It is manifested as motor anxiety and muscle tension. Motor anxiety can be manifested as rubbing hands and feet, the inability to sit for a long time, constantly moving back and forth, and an increase in aimless movements. Muscle tension is manifested as subjective tension with one or more groups of muscle discomfort, and even muscle soreness in severe cases, which is more common in the chest, neck, shoulders and back muscles. Tension-type headache is also common, and some patients may have limb tremors or even voice tremors.

c. Autonomic nerve dysfunction. Manifestations include tachycardia, chest stuffiness, shortness of breath, dizziness, headache, flushing of the skin, sweating, pallor, dry mouth, swallowing obstruction, stomach discomfort, nausea, abdominal pain, abdominal distension, constipation or diarrhea, frequent urination, etc. Some patients may have premature ejaculation, erectile dysfunction, menstrual disorders, lack of sexual desire and other symptoms.

d. Other symptoms. Patients with generalized anxiety disorder are often accompanied by symptoms such as fatigue, depression, obsessive-compulsive, fear, panic attack and depersonalization, but these symptoms are often not important clinical manifestations of the disease. In addition, generalized anxiety disorder (GAD) is a disease with high co-morbidity, and about two-thirds of patients suffer from depression. GAD is often considered as a risk factor for depression. Patients with depression have a significantly increased risk of suicide, which is relatively common in the elderly. About a quarter of patients suffer from panic disorder at the same time, and some also suffer from social anxiety and obsessive-compulsive disorders. Patients are often dependent on alcohol, and some patients have physical diseases, such as functional gastrointestinal disorder, hypertension, diabetes, etc.

② **Diagnostic criteria**

The main symptoms of this disease are persistent primary anxiety, which meet the following two conditions. (a) Patients are often or continuously afraid or apprehensive without definite object and fixed content. (b) Patients are accompanied with autonomic nerve symptoms or motor anxiety.

③ **Severity criteria**

Social function is impaired, and the elderly feel pain because they are hard to endure and unable to extricate themselves.

④ **Criteria for disease course**

Symptoms last for at least 6 months.

⑤ **Exclusions**

The anxiety aroused by somatic diseases such as hyperthyroidism, hypertension, and coronary heart disease, the anxiety after taking stimulant excessively and drug dependence treatment, and the anxiety accompanied by other types of mental diseases or neurosis are excluded.

3 Influencing factors of geriatric anxiety disorder

(1) Genetic factors

Heredity is one of the influencing factors of anxiety disorder, and the influence degree is moderate. Anxiety disorder is the result of the interaction of environmental factors and susceptible constitutions. Susceptible constitution is mainly determined by genetic factors. People whose blood relatives have anxiety is several times more susceptible than the general population. If the parents are anxiety patients, children's probability of disease is larger.

(2) Lack of accompanying

For some widowed seniors, they are often trapped in loneliness due to their physical and mental changes as well as changes in their environment, especially when the family members don't come to visit the elderly often and don't want to listen to their complaints. The elderly will feel very isolated and helpless and can't find the direction of life facing with incomprehension and reprimand. As a result, they are more likely to suffer troubles and anxiety.

(3) Anxiety

Some elderly people are disabled due to physical and mental problems or illness. The problem they have to face is whether they should be taken care of by their families or others, or whether they should live at home or in a nursing home. Taking care of by family members at home will cause troubles and burdens to family members, and inviting outsiders to take care of them also involves the question of whether they are financially capable. As a result, they are caught in a dilemma and cannot extricate themselves. These practical problems will bring inner conflicts to the elderly. They will constantly appear psychological contradictions and anxiety arises at the moment.

(4) Personality characteristics

People with anxiety traits are prone to anxiety disorders. Such people are easily manifested as anxiety, irritability, inferiority, strong dependence and pessimistic, and the anti-adversity index is low. Related experts believe that anxiety is the result of excessive internal conflict on self-threat. They have difficulty in coordinating the inner conflict. It is the main reason for anxiety. They are not willing to vent their pent-up emotions out, or can not find a reasonable way to vent. Having good personality can reduce the occurrence of anxiety disorder to a certain extent.

(5) Fear of death

The elderly worry about not only the death of their partners or relatives but also their own death. Some old people think that the unfinished work and family's major issues that have not yet been resolved will leave to the next generation, which makes them in trouble. They are afraid that they will die suddenly one day and will never have the chance to realize these wishes. Some elderly people are still worried about dying due to illness. They cannot view death correctly and even lack common sense of life outlook.

4 Psychological prevention and treatment for geriatric anxiety patients

(1) Psychological prevention of geriatric anxiety disorder

① Psychological adjustment

For the elderly, there are certain measures to prevent the occurrence of anxiety disorder. The first thing to do is to change the mentality of the elderly themselves. The elderly should accept the changes in their social roles, the fact that their bodies are going downhill, and drugs that they may need to take for a long time to treat chronic diseases and adjust their mentality. The elderly should keep exercising, such as doing square dance, which is helpful for the prevention of geriatric anxiety disorder.

② Building confidence

Under normal circumstances, people who are extremely anxious are more likely to see the opposite side of things. At the same time, they suspect that they may not be able to complete the task or have the ability to deal with things. They lose not only their confidence but also their self-esteem. Such elderly people will look forward to the support or help from others. People with anxiety should know themselves reasonably and correctly, believe that they can persist in overcoming difficulties, and have the courage to persist.

③ Social support

Objectively speaking, the family should give more support to the elderly. Children should often go home to see their parents and have more talk with them. This will play a positive role for the elderly. Therefore, in the psychological treatment of elderly patients with anxiety disorder, we should first consider helping the elderly to change their understanding of real life, so that the elderly take a positive attitude towards life, and also strive for some broad social support.

④ Learning to transfer

When faced with the difficult problems in life, the elderly will feel very anxious. At this time the elderly should transfer their attention as soon as possible, pay attention to some easier activities, such as planting flowers, practicing taijiquan, etc. They should transfer attention from the action and reduce mental pressure, so as to reduce anxiety and promote the harmonious development of body and mind.

(2) Treatment of geriatric anxiety disorder

① Receiving psychological consultation and treatment

When the elderly feel anxious and cannot be relieved by self-relaxation and self-counseling, they can take the initiative to seek professional counseling and psychological treatment. Psychological adjustment is the main treatment for the elderly anxiety patients. The elderly patients with anxiety can obtain counseling through psychological counseling, which is conducive to rehabilitation as soon as possible. For patients with serious anxiety disorder also need relevant psychological experts or qualified clinical psychologists to find out the cause of the disease, and then carry out consultation and treatment, in order to help alleviate or gradually eliminate the inner contradictions and possible related factors that cause anxiety, and relieve the psychological burden of fear caused by anxiety.

② Cooperating with drug treatment

Elderly patients with serious anxiety should follow the doctor's advice and take some anti-anxiety drugs. These drugs can effectively decline anxiety of the elderly, but long-term use may have side effects, such as impaired cognitive function. Therefore, considerable caution is required in the use of drugs, as well as attention to possible risks after use, such as the effects of interactions with other drugs administered to the elderly with physical disease.

Task implementation

Working procedure	Content
Prepare	Communicate with Aunt Liu's relatives, understand the basic situation of Aunt Liu, and determine the interview outline
Interview	According to the methods of interview, observation and other methods, preliminarily evaluate the mental health status of Aunt Liu according to the criteria of geriatric anxiety disorder
Establish records	Collect data according to the communication with Aunt Liu's relatives and interview with Aunt Liu, and establish service table
Make a plan	According to the interview, work with Aunt Liu and her family to make a plan to effectively respond to Aunt Liu's actual needs

Task assessment

Working procedure	Evaluation criterion	Score	Self-rating score
Prepare	(a) Whether the data collection is comprehensive (b) Whether to make a reasonable interview outline according to the situation of the service object	20	
Interview	(a) Whether to establish a good professional relationship with the service object (b) Whether to use reasonable interview skills	30	
Establish records	(a) Whether the service object information record is comprehensive and accurate (b) Whether to initially understand the main needs of the service object	20	
Make a plan	(a) Whether to formulate reasonable plan according to the preliminary evaluation (b) Whether the plan includes multiple solutions	30	

Consolidation exercise

Recall the key points involved in this task and write them down in the box.

NO. 1	Definition of geriatric anxiety disorder
Content	
NO. 2	Clinical manifestations and diagnostic criteria of geriatric anxiety disorder
Content	
NO. 3	Influencing factors of geriatric anxiety disorder
Content	
NO. 4	Psychological prevention and treatment of geriatric anxiety disorder
Content	

Task expansion

Case situation

Grandpa Zhang is 66 years old this year. Half a year ago, he went to the vegetable market to buy food. Suddenly he felt nervous, scared, trembling and numb. He also felt flustered and quite stuffy. His heart rate reached more than 110 times per minute. He felt that he was "dying" and quickly left the market. These symptoms lased for more than 20 minutes. Since then the symptoms often attack, 1-2 times a week when attacking frequently, and once every 2-3 months at least. There are no obvious attack precursors. The mind is clear when the symptoms including heart palpitating and beating attack, and there is no terrible objective environment stimulation. The attack lasts for several minutes to 20 minutes. Grandpa Zhang's life is normal without symptoms. At present, he is afraid of staying at home alone and of dying without being known by others. As soon as he goes out, he needs his family to accompany him. He has visited the hospital many times and taken hypnotic drugs. However, the disease still broke out, so he often worried and once said to people, "I would rather die than live in such pain."

Exercise

a. Analyze the characteristics and causes of Grandpa Zhang's anxiety disorder.

b. In the face of Grandpa Zhang who tried to kill himself, how do you think the family members should take care measures?

c. As caregivers, please use cognitive behavioral therapy to provide psychological care to Grandpa Zhang.

Task 3 Suicide and care for the elderly

Task context

Grandma Li, 68, has become quiet and stayed at home every day since years of savings were taken away by a company. Grandma Li doesn't read books or watch TV, and sometimes doesn't want to do housework. She either sleeps or stands for a while, thinking about the gap between the back and forth. She is very sad and feels hopeless.

Grandma Li's daughter is not willing to go out to work, and she is a boomerang kid. No matter how to persuade her, she is not willing to go out to find a job. After one hundred thousand yuan saved by her being cheated, Grandma Li feels full of remorse, and regrets losing all the savings out of the lure of high returns. She thinks herself really stupid, and she blames herself for not having a sense of risk. The daughters of neighbors Grandma Wang and Grandma Zhang are independent and filial. Grandma Wang and Grandma Zhang raised their children so well, while Grandma Li thinks she failed to educate her daughter well. And Grandma Li thinks Grandma Wang and Grandma Zhang are cautious and careful, while she is stupid. Grandma Li feels like having nothing at all. She has low self-esteem and is in pain. She suffers from insomnia. Sometimes she couldn't sleep a wink all night, which lasts more than half a year. Grandma Li is also constipated, sometimes defecating every three or four days. She went to the hospital but found no physical disease.

Task objectives

Knowledge objectives

a. Understand and master the situation of suicide among the elderly, and establish a correct view of life and death.

b. Understand and master the types of the suicide among the elderly.

c. Understand and master the influencing factors of the suicide among the elderly.

d. Master the prevention and psychological care for the elderly with suicidal tendencies.

Skill objectives

a. Be able to identify the elderly with suicidal tendencies and the influencing factors, and analyze the causes.

b. Master the various measures to prevent and deal with the suicidal tendencies of the elderly.

c. Learn to reasonably communicate with the elderly with suicidal tendencies.

d. Master the skills of psychological care for the elderly.

Quality objectives

a. Be aware of the importance of the suicidal tendencies of the elderly.

b. Be conscious of caring for and respecting the elderly, and treat the elderly well.

c. Have the sense of responsibility with the important task of "preventing the elderly from suicide", and actively and unconditionally pay attention to and care for the elderly.

Knowledge

1 Suicide and suicide of the elderly

Suicide is death caused by injuring oneself with the intent to die. Some scholars believe people who are suicidal are unable to control the development of a certain situation and unable to adapt to a certain environmental change, prompting them to completely deny their own value, thinking that they are trapped in a desperate situation and lose the ability to control the situation. Their psychological balance is completely out of balance or even to the brink of collapse. Different scholars have their own definition and interpretation of suicide. Some focus on the definition of suicide from the behavior and its result, while others focus on the explanation from the perspective of motivation and intention. Suicide refers to the dangerous behavior that individuals take various means to end their lives intentionally or voluntarily under the action of long-term and complex psychological activities.

Suicide is a complex social phenomenon. Statistics from the World Health Organization (WHO) show that more than 800,000 people die of suicide every year in the world, and more people attempt to die of suicide. Suicide deaths account for 1.4% of the total deaths worldwide. Suicide can happen at any time in a person's life. People who commit suicide not only include naive teenagers but also white-haired seniors.

Worldwide, the elderly are at high risk of suicide. According to statistics from WHO, Japan, Sri Lanka, Austria, Hungary, Denmark, Finland, France, Sweden and Switzerland are all countries with high rates of suicide among the elderly. The situation of suicide problem of the elderly in China is also severe, and the overall suicide rate is in direct proportion to age. There is a significant gender difference in the suicide rate of the elderly, which of men is generally higher than that of women. The suicide rate of the elderly in China shows significant differences between urban and rural areas. The suicide problem of the elderly in rural areas is very serious. There is even a unique suicide culture of the elderly in some areas, which needs to cause the attention of the whole society.

2 Types of suicide of the elderly

a. Suicide for others. Suicide for others refers to behavior for the social customs or group pressure, or in the pursuit of a certain goal.

b. Suicide for onself. Suicide for onself is the opposite to suicide for others. It means that an individual dies alone because he/she has lost social constraints and ties, feels that he/she has lost social support, and shows no concern for the society and the group.

c. Imbalanced suicide. It refers to the fact that the inherent relationship between an individual and society is damaged. For example, they die of loss of social support, loss of loved persons, loss of control over the situation, and so on.

d. Fatal suicide. It means that an individual, for various reasons, is excessively controlled and directed by the outside world and feels that his/her fate is completely beyond his/her control, such as being confined in a special space or controlled in a special way.

3 Influencing factors of suicide of the elderly

There are many reasons for the suicide of the elderly, mainly including social, psychological and physiological factors, but these factors are often intertwined. The analysis of these factors is as follows.

(1) Social factors

Psychological factors and social factors are of equal importance in the cause of suicide, but social factors are relatively more important. Similar to the results of foreign studies, affective disorders (mainly depression) are mental diseases closely related to suicide. In China, family conflict is the most important social factor related to suicide.

The loss of the role of the elderly makes them face the role dilemma. As people get older, they may lose the previous role and are not able to replace it with a new one, especially since most of the loss is irreversible. The loss of social function makes the elderly have less contact with society, reduces their economic income, and makes them alone. At the same time, the elderly lose social support. Some old people even become pessimistic and weary of the world. They think they are useless, feel as if they have nothing left, feel no joy of success, and lose their self-esteem and self-confidence.

(2) Psychological factors

a. Mental diseases. Mental diseases that lead to suicide among the elderly include depression, hypochondria, and emotional disorders. Among them, depression is the most common cause of suicide among the elderly. Hypochondria is also one of the major causes of suicide among the elderly. Most of the elderly with hypochondria choose to do a physical examination rather than a psychiatric examination, so their psychological problems are often ignored by themselves and their families. Patients with brain disorders also have a high possibility of suicide. Many elderly people have slight or moderate emotional disorders and sleep disorders in the year before suicide.

b. Education level. Education level is closely related to suicide behavior. The lower the education level is, the higher the suicide rate is. This may be related to the one-sided thinking, narrow understanding range and impulsiveness. It may also be due to the poor skills and abilities of the elderly with less education experience to deal with contradictions and difficulties, thus they choose death to escape.

c. Personality characteristics. Timid, withdrawn and stubborn elderly people are prone to depression and despair. They can't come up with a better way to solve the problem by themselves or seek help from others. Thus they see suicide as a way to escape.

d. Interpersonal disputes. Suicide caused by interpersonal disputes is used by the elderly as a weapon against the other party in the dispute. Such suicide is often impulse and aggressive, and is used as a means of complaint and revenge. Those who commit suicide hope to exert psychological pressure on the other party, and hurt the other party.

(3) Physiological factors

The elderly who suffer from a variety of chronic diseases or incurable diseases for a long time are hopeless, often have a sick and world-weary mood, and lose confidence in life. Cancer is the leading cause of suicide among the elderly. In addition, stroke, blindness caused by cataract, and severe Parkinson's disease are also the main types of diseases that make elderly people choose to end their lives by suicide.

4 Prevention of suicide among the elderly

(1) Protect the legitimate rights and interests of the elderly

The rights and interests disputes faced by the elderly today mainly include family disputes, economic disputes and so on. Legal protection and support should be given to the rights and interests of these elderly people. At the same time, the elderly and their families, relatives, friends and caregivers should be educated.

(2) Improve the old-age security system

① Improve the benefits

The government should support home care and social care for the elderly. The relevant government departments can take the lead to set up nursing houses, activity centers and mutual aid associations for the elderly through various channels such as attracting investment and establishing foundations. It's helpful to satisfy elderly people's need for security, enable them to find a satisfactory place, and prevent them from dying of psychological problems caused by living alone.

② Improve the new rural social endowment insurance system

People should conscientiously do a good job in publicity and popularization, let the new rural social endowment insurance (hereinafter referred to as the "new endowment insurance") policy deeply rooted in the hearts of the people, and enhance the awareness of insurance in rural areas, which is conducive to the development of the new endowment insurance work. Strengthen the government responsibility, increase financial investment at all levels, so that the elderly in rural areas can truly enjoy the benefits and benefits.

③ Improve the medical security system for the elderly

For some elderly groups who choose to suicide due to difficulties in paying for the treatment, the relevant government departments should further improve the medical security system, by gradually increasing the proportion of the elderly medical expenses reimbursement standards, to reduce the medical burden of the vulnerable groups.

④ Strengthen the rule of law construction of pension insurance

The establishment and operation of the system cannot be separated from the protection of the law. Using the law as a support is a prerequisite for the smooth development of the old-age security work, and also a reflection of serving the people. It's necessary to speed up the pace of legislation on old-age security and investigate the corresponding legal liabilities for incidents of not supporting and abusing the elderly.

(3) Reduce the probability of negative events

Prevention of suicide should focus on reducing the psychological cumulative effect of negative events, rather than just trying to deal with a specific life event. With so many negative events, the elderly will feel " under siege" if they cannot treat life events normally or reasonably. A variety of adverse factors together will improve the possibility of suicide. Suicide is a result of a single factor. Therefore, research on suicide should focus less on finding independent risk factors and more on determining the synergy mechanism between various risk factors. Community-based prevention efforts that focus on a single factor, such as mental illness, are unlikely to fundamentally reduce suicide rates. In order to make more effective use of limited resources, prevention efforts should focus on high-risk populations-those who are simultaneously exposed to multiple risk factors. It is convenient and easy to control pesticides or sleeping pills in rural areas and improve the emergency level of medical staff, so as to reduce the incidence of suicide to a certain extent.

5 Psychological care for the elderly with suicidal tendencies

(1) Steps of psychological care

① Emergency treatment

Rescue the elderly in time. Once found that the elderly have committed suicide and their lives are in danger, rescue measures should be taken as soon as possible. When necessary, medical treatment should be taken, and the families of the elderly should be informed.

② **Psychological evaluation and identification scheme**

a. Psychological evaluation.

Preliminary evaluation. The general clinical data of the elderly should be collected and evaluated. The elderly and their families, friends and relatives could be treated with observation, interview, investigation, and life history analysis. General data such as demographic data, family history of disease, mental state, physical state, life state, social interaction state and personal inner thoughts of the elderly should be sorted out and evaluated. It's necessary to pay attention to the reliability of data. Comprehensively sort out all the data and analyze the data, to understand the psychological development process and personality of the elderly.

Further evaluation. According to the preliminary evaluation, select a psychological measurement scale suitable for the elderly. If the elderly are significant depressed or anxious, SDS and SAS could be used. SCL 90 can be used to find the early cause. MMPI can be used if mental disorder is suspected. Intelligence scale can be used if mental problems are suspected. When necessary, personality questionnaire can be used to explore the personality factors of the elderly. The elderly with mental disorders and alcohol addiction can be tested in aspects of intelligence and cognitive level. For the elderly with lower education level and in older age, caregivers can conduct a questionnaire survey according to the content of the scale. When using the psychometric scale, attention should be paid to the reliability of the psychometric scale used and the time limit of clinical use norms in order to accurately assess the mental state of the elderly.

b. Plans of diagnosis, identification and care. It's necessary to make an accurate diagnosis of psychological care through formal and strict psychological evaluation, and formulate a reasonable psychological care plan according to the existing conditions and actual needs of the elderly. According to the psychological state of the elderly, through consultation with the elderly, determine the goals. According to the actual situation and psychological state assessment of the elderly, develop a targeted, clear and effective psychological care plan. The scheme should be formulated and implemented in time. During the implementation, the psychological care scheme should be flexibly adjusted according to the actual situation. The adoption of ABC model enables the elderly understand and manage their emotions well, which is conducive to the promotion of psychological adjustment and treatment. Adopting psychoanalytic therapy could make the elderly aware of subconscious problems. Humanistic psychology helps to care for and support the elderly so that they can find happiness and a sense of belonging.

c. Evaluation of the effect of psychological care. Timely evaluate the psychological behaviors of the elderly, and adjust the psychological care plan according to the actual needs of the elderly until the elderly maintain a good psychological state.

(2) Methods of psychological care

① ABC model for cognitive therapy and counseling

The ABC model was created by Albert Ellis. The model holds that our emotions and behaviors (C: Consequences) are not directly determined by life events (A: Activating events), but rather by the way these events are cognitively processed and evaluated (B: Beliefs). That is to say, external events (A) do not cause emotions (C), but beliefs (B) do.

In Figure 4-1, A refers to the activating events, C refers to the consequences, and the activating events and consequences must exist. However, the same activating events A might produce different consequences C_1 and C_2. This is because from causes to consequences, there must be a bridge B, which is the bridge between beliefs and our evaluation and explanation of the situation. And because under the same situation (A), different people's beliefs, evaluation and explanation are different (B_1 and B_2), so leading to different results (C_1 and C_2).

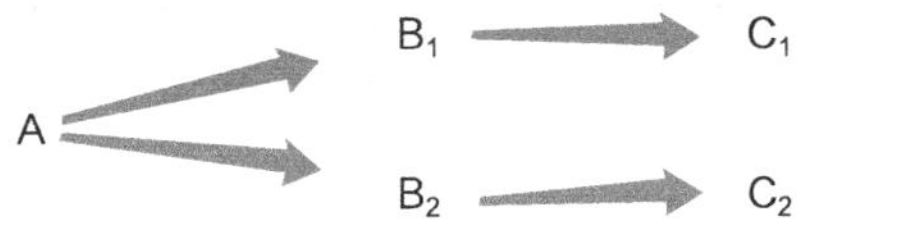

Figure 4-1 ABC model for cognitive therapy and counseling

According to Albert Ellis, the founder of the ABC model, it is because we often have unreasonable beliefs that we produce emotional distress. If these unreasonable beliefs persist, over time they will cause emotional disorders. Unreasonable beliefs include: events must develop according to psychological expectations; disaster will happen at any time; emotion is controlled by the outside world; what has been set cannot be changed; there should always be a correct and complete answer to the problem, and it's intolerable that the answer can't be found; bad people should be given severe punishment and sanctions; it is much easier to avoid challenges and responsibilities than to face them; it's necessary to have a better person to provide strong support.

Based on the ABC model to analyze some specific situations in daily life, it is not difficult to find that people's unreasonable beliefs are extreme, rigid, and illogical.

[Operation process]

(a) Identify the "ABC" of the target and determine whether the target is appropriate for this model. Although reasonability and unreasonability is relative, but there is much unreasonable cognitive behavior.

Requirement for absoluteness. The person takes his/her own will as the standard, believing that something must happen or will not happen. Therefore, when the occurrence of something contradicts their requirement for it, they will find it hard to accept, thus easily trapped in emotional problems.

Pessimism: It is an irrational belief that deduces the possible consequences of things to very terrible. When people hold on to this belief and encounter something that they think is terrible, they can fall into extremely negative emotions.

Overgeneralization: It is an unreasonable way of thinking that is biased, as if judging a book by its cover. It is the unreasonable evaluation of oneself or others, and its typical feature is to evaluate the overall values of oneself or others with one or several things.

When the elderly show these three or similar cognitive behaviors, it is very suitable to use the ABC model.

(b) Introduce the ABC model to the elderly, point out their unreasonable beliefs, and persuade them to recognize the treatment technology. The steps are as follows.

First, it is not the external events that cause the emotional distress but the cognitive contents, such as attitude, view and evaluation on the events. It is the beliefs that cause the emotional and behavioral consequences, rather than the events.

Second, changing emotional distress is not to try to change external events, but to change cognition. Only by changing unreasonable beliefs can the present symptoms be alleviated or eliminated.

Third, the elderly may think that the cause of emotional distress has nothing to do with themselves. Caregivers should help them understand that the cause of emotional distress is precisely their own cognitive, and they should be responsible for their own emotions and behavior.

(c) Correct the unreasonable beliefs of the elderly. This is the most important thing in the whole process. There are ready-made technologies and common formats that caregivers can apply.

Skill 1: Debate with unreasonable beliefs. The skill is the "midwife technique" of debate. The basic idea is to infer from the beliefs of the elderly. In the process of inference, fallacies will appear due to unreasonable beliefs. The elderly must be correct the wrong thoughts. After many modifications, the elderly hold reasonable beliefs. The form of conversation in the debate generally ranges from "as you say..." to "so..." and then to "so...", until a fallacy and a contradiction are formed. It is a three-stage approach. This method uses contradictions to ask questions, forcing the other side to admit contradictions, change unreasonable beliefs and establish reasonable beliefs.

Skill 2: It's the reasonable emotional imagination technology, also a three-stage approach. This method asks the elderly to recall the way to experience the negative emotions according to their own habits, and then lets them change their views to experience the emotions generated, and finally stop the imagination. The new reasonable beliefs are reinforced by contrasting feelings.

There are some other methods, such as doing homework, doing relax training, etc.

[Precautions]

(a) It's necessary To obtain the approval and cooperation of the elderly.

(b) The ABC model is a cognitive approach, and is more effective for people who are younger, have higher intellectual and education level, and have stronger understanding.

(c) To help others, staff should have reasonable cognition and firm belief.

② Implied therapy

(a) Concept. Hinting therapy refers to the method that uses words, actions, or other means, or in combination with other treatments, to make the subject unknowingly affected by positive hinting, so as to accept certain views, beliefs, attitudes, or instructions of the psychologist without subjective will. It can relieve the psychological pressure and burden of the subject, and achieve the purpose of eliminating disease symptoms or strengthening a certain therapeutic effect.

(b) Self-suggestion and others' suggestion. The reason why suggestion can have a great impact on the behavior of the elderly is that it is an inherent and universal psychological characteristic of human beings. It produces a certain emotional state and psychological impulse through verbal association, and plays a role directly in various functions and behavioral activities. The function of suggestion can be divided into two aspects. The first is making the implied person produce the idea through the stimulation of language or action. The second is to act on that belief. The suggestion plays a function into two processes. The first is to give patients a certain stimulus, that is, other people's suggestion, which is the premise of the suggestion effect. The second process is to transform the external stimulus into a self-idea and put this idea into action, that is, self-suggestion.

If it is a suggestion provided by others, the effect can be realized only when the suggested person forms an idea after accepting the language or action and produces a reaction. In situations where someone else gives a stimulus, the suggested person does not accept the stimulus or turn it into a self-concept, and the suggestion does not have an effect. Therefore, in a sense, the essence of suggestion is the process of self-concept into behavior.

Under the influence of self-suggestion, a person can suddenly become unable to hear or see clearly. In this case, the loss of vision and hearing is not due to the damage to the damage, but only because the function of the brain in managing the vision and hearing is interfered with, causing the nerve cells to lose their function of normal work. They no longer normally accept incoming information, and also cannot make some response to this information. For such patients, psychologists can use hypnosis, to treat them, surprising bystanders. Whether self-suggestion or others' suggestion, it plays an important role in the psychological care for the elderly.

(c) There are two ways, direct way and indirect way.

Direct suggestion therapy means that the patient to be treated is allowed to sit quietly in a comfortable chair. Psychologists use skilled language or expression to induce and hint the patient to accept the suggestion, thereby changing their original morbid feeling and bad attitude.

Indirect suggestion therapy is an implied treatment with language reinforcement by means of certain stimulation or the cooperation of instrument examination. In clinical medicine, the effect of suggestion is more significant by examining the body of the patient, using a certain instrument or injecting certain drugs, and keeping the patient in certain specific conditions, in combination with the patient's verbal attitude. Indirect therapies usually combines certain aids to enhance efficacy.

Task implementation

Working procedure	Content
Prepare	Communicate with Grandma Li's relatives, understand the basic situation of Grandma Li, and determine the interview outline
Interview	According to the methods of interview, observation and other methods, preliminarily evaluate the mental health status of Grandma Li according to the criteria of suicide of the elderly
Establish records	Collect data according to the communication with Grandma Li's relatives and interview with Grandma Li, and establish the service table
Make a plan	Based on the information from the interviews, work with Grandma Li and her family to make a plan to effectively respond to the real needs of Grandma Li

Task assessment

Working procedure	Evaluation criterion	Score	Self-rating score
Prepare	(a) Whether the preliminary data collection is comprehensive (b) Whether to make a reasonable interview outline according to the situation of the service object	20	
Interview	(a) Whether to establish a good professional relationship with the service object (b) Whether to use reasonable interview skills	30	
Establish records	(a) Whether the service object information record is comprehensive and accurate (b) Whether to initially understand the main needs of the service object	20	
Make a plan	(a) Whether to formulate a reasonable plan according to the preliminary evaluation (b) Whether the plan includes multiple solutions	30	

Consolidation exercise

Recall the key points involved in this task and write them down in the box.

NO. 1	Suicide and the suicide of the elderly
Content	
NO. 2	Types of the suicide of the elderly
Content	
NO. 3	Influencing factors of the suicide of the elderly
Content	
NO. 4	Prevention of suicide of the elderly and psychological care for the elderly with suicidal tendencies
Content	

Task expansion

Case situation

Grandma Shi, 79, has three sons and two daughters. It seems Grandma Shi should be very happy with many kids. But Grandma Shi, in fact, is unhappy. In February this year, the little daughter went back to visit Grandma Shi. She found some delicious biscuits and took them out to eat. Grandma Shi blamed her after finding it. Grandma Shi said cookies were prepared for her husband who was in poor health. Grandma Shi scolded her little daughter, "You are greedy and not a filial daughter." When the little daughter heard this, she argued with Grandma Shi, "Why couldn't I just have some cookies? I'm not filial? You play favorites with my bigger sister. Would you scold her if she did it?" Then they had a bitter quarrel. Later, Grandma Shi were so angry that she took a lot of sleeping pills to kill herself.

Exercise

a. Find out the cause of Grandma Shi's suicide behavior.

b. Based on the case, help Grandma Shi's family to provide psychological counseling to Grandma Shi.

c. As caregivers, take effective psychological care methods to provide psychological care to Grandma Shi.

Task 4 Dementia and care for the elderly

Task context

At first, Grandma Wang goes out and can't remember the way home. Then she doesn't even know her family. Sometimes she doesn't know who she is. At present, Grandma Wang can't take care of herself, and she needs someone to accompany her when dressing, eating and going out for a walk. She is wrathful and takes the cup or bowl to throw on others for some unimportant matters. She is depressed and doesn't want to talk to anyone. She suffers from incontinence, and needs someone to feed her. She mumbles to herself at times and feels that someone is talking to her. She is irrelevant and incoherent. Sometimes she has a sleepless night, or wakes up earlier.

Task objectives

Knowledge objectives

Understand and master the meaning, early signal and prevention, stage and characteristics of dementia as well as the hallucination intervention of dementia.

Skill objectives

Determine whether the elderly suffer from dementia.

Quality objectives

Cultivate the quality of active attention to and care for the elderly, and be psychologically able to accept and actively treat the elderly with dementia.

Knowledge

1 Classification of dementia

Dementia is a progressive symptom of cognitive function degradation caused by damage to brain tissue for various reasons, which mainly affects people's memory, attention, language ability, thinking ability, visuospatial function and executive ability. It can be divided into reversible dementia and irreversible dementia. Some of the disorders caused by metabolic disorders, drug poisoning and other disorders belong to reversible dementia. Common irreversible dementia includes Alzheimer's disease, frontotemporal dementia, dementia with Lewy body and vascular dementia. The treatment of dementia is dominated by acetylcholine inhibitors.

Since there are many causes for dementia and there are different measures or treatments for different causes, professional doctors need to identify the type of dementia according to the causes at first and then carry out appropriate research and remedies. As mentioned above, there are four main types of dementia. Among them, Alzheimer's disease accounts for the largest proportion, reaching more than 50% , and vascular dementia accounts for about 15% .

The first symptom of Alzheimer's disease is forgetfulness. When patients are asked when the thing first occurred, the answers are not clear, such as six months ago, a year ago, two or three years ago. Because the early symptoms are not obvious, the disease is often undetected. This disease will not cause local neurological symptoms such as hand-foot paralysis and aphasia caused by brain abnormalities, and the patients are positive and optimistic about life. It usually develops slowly. But once it deteriorates, there is a risk of complications. The cause of Alzheimer's disease is currently unknown.

Vascular dementia is the disease in which the function is decreased due to the obstruction and rupture of blood vessels in the brain. Patients with this type of dementia are characterized by low spirit, depressed spirit, low ambition and sometimes out-of-control mood. Most of them are unwilling to go to day-care institutions and need repeated persuasion and release from relatives. Vascular dementia is also associated with severe memory impairment, but in most cases the patients are able to maintain normal personality and judgment. There are many causes for vascular dementia, such as massive infarction in the brain, many small infarcts and overall decrease in cerebral blood flow. Hypertension, diabetes, dyslipidemia and smoking are also potential risk factors for vascular dementia.

Dementia with Lewy body is caused by a large number of Lewy bodies in the brain neurons and the decrease of blood flow in the occipital lobe. Patients with this dementia will have hallucinations, which are usually very detailed and vivid to describe and do not bother the patient. In addition, the patient's head and hands may shake involuntarily. As the condition deteriorates, the tremor disappears because it develops to the stage of myotonia. The muscles become ossified, and finally the patient couldn't even move. The cause may be the lack of a certain neurotransmitter. It is more difficult for patients with dementia with Lewy body to take the first step, and they will walk more smoothly after taking the first step. Then they can walk with small steps, but this posture is easy to lead to wrestling. Sometimes this kind of dementia is also called dementia with falls, resulting in fractures.

Frontotemporal dementia is caused by atrophy of the frontal and temporal lobes of the brain. This kind of dementia often occurs in younger patients. The frontal lobe controls our movement. If the frontal lobe is damaged, the patient will gradually find it difficult to control his/her behavior. The performance of the patient is in a state of going his/her own way. For example, he/she suddenly gets up and leaves while talking. There are serious acts similar to hitting people, but they may not realize that their acts are hitting people, but they just think this person is standing in the way and wants him to move.

2 Early signs and prevention of dementia

Cognitive impairment has a complex etiology and a long course of disease. Early recognition of cognitive impairment is necessary in the context and stress of aging. Cognitive disorders have a long course and complex etiology. From the normal stage to mild cognitive impairment, and then to mild, moderate and severe dementia, it takes more than 10 years.

For this reason, the medical community has recognized the importance of identifying mild cognitive dysfunction in recent years, and emphasized the early diagnosis and preventive intervention. MCI manifests as memory loss which is not age-appropriate, but does not affect daily life and does not meet diagnostic criteria for dementia. However, there is a clear relationship between mild cognitive dysfunction and dementia, and identifying mild cognitive dysfunction is important for preventing and intervening dementia.

There is no absolute boundary between mild cognitive impairment and dementia, and mild cognitive impairment is a transitional stage between normal and dementia. Symptoms of mild cognitive dysfunction include the following. (a) Memory impairment. The patients often lose things, especially having no memory of what just happened. It seems that things have not happened, and they can't remember even after reminding. (b) The ability to live daily is decreased. Patients have difficulty in activities of daily living, such as bathing, eating, dressing and so on. The ability to learn new things decreases, and they can't use the appropriate words to express themselves, or remember where things are. They can't calculate their daily income and expenditure.

Early recognition of MCI is possible and can be distinguished from "normal aging" by careful attention from the caregiver. Early prevention and treatment are effective strategies.

Preventive interventions included improvement of corresponding environmental facilities, psychological and emotional support, strengthening of physical and mental exercise, and taking neuroprotective drugs. Delaying the occurrence and development of severe dementia can generally enable the elderly to live in a good life in 3 to 5 more years, which is beneficial to improving the life quality of the elderly as a whole, enabling the elderly to enjoy their twilight years normally, and reducing the social burden on families.

3 Stages and characteristics of dementia

(1) Stages of dementia

The stages of dementia are as follows.

① Early stage

The early stage of dementia is usually overlooked. Relatives and friends (and sometimes professionals) often assume it is because the elderly are older to have such behavior. Since the onset of the disease is gradual, it is difficult to determine when it begins. Dementia manifests early as forgetfulness, especially inability to remember what just happened. Communication may be difficult, such as finding the right words. The patients might get lost in familiar places. They lose the sense of time, including the day, month, season and year. They have difficulties in making decisions, dealing with personal finances and completing the complex daily housework. On the emotional and behavioral aspects, for activities and hobbies, they may become less active, positive and loss of interest. They may sometimes be angry or aggressive in language and behavior.

② Middle stage

As the disease progresses, the limitations become clearer. The elderly with dementia become very forgetful, especially about recent events and people's names. It's hard for them to understand the time, date, place and event. They may get lost in their home and community. Communication (talking and understanding) will appear more and more difficult. They couldn't live safely without proper support. Behavioral changes of them include wandering, repeated questioning, shouting, insomnia, hallucinations (seeing or hearing something that doesn't exist).

③ Final stage

The final stage of dementia is characterized by almost total dependence and inactivity. The patient's memory impairment is very severe and the body diseases become more obvious. They do not know the time and place. It is difficult for them to understand what is happening around them. They are unable to identify relatives, friends and familiar items and couldn't eat without help. There may sometimes be incontinence. It is difficult for them to move. Their behavior may be violent (such as kicking, hitting, screaming, or crying). They will be lost in their own home.

(2) Characteristics of dementia

The symptoms of dementia are mainly divided into two types: core symptoms and peripheral symptoms. The elderly themselves or their family members around them usually need to pay more attention to some symptoms so that the disease can be found and treated early and the pain and burden of the elderly and their families can be alleviated as early as possible.

The core symptoms refer to the symptoms that will appear in all patients with dementia. Dementia without the core symptoms does not exist. The core symptoms of dementia mainly refer to the overall decrease of intelligence level caused by the necrosis of brain nerve cells. The typical ones include memory disorder, orientation disorder, judgment disorder, language disorder (aphasia), apraxia (inability to use), agnosia (inability to recognize), executive dysfunction, and problem-solving ability disorder.

Memory disorder refers to the patients' forgetfulness, inability to remember current new things, and sometimes inability to remember past events. They can only remember the past events but not the recent events. Along with the development of the disease, one will gradually forget the past events.

Orientation disorder refers to the situation that a patient cannot accurately judge the time, place, character and other circumstances related to his/her environment. Generally, it starts from time, then location, and finally persons.

Judgment disorder refers to that patients who were able to make accurate judgments before have become indecisive and unable to distinguish right from wrong.

Aphasia refers to that the patient is unable to speak or call out the name of the things. There are two kinds of aphasia: motor aphasia and sensory aphasia. Motor aphasia refers to the inability to speak well and to express one's opinions clearly in words. Sensory aphasia refers to the inability to listen and understand what the other person is saying.

Apraxia refers to that although the body does not have symptoms of paralysis, it cannot work normally according to the instructions. For example, a finger is not injured, but cannot draw a simple figure given. This condition is generally caused by frontal lobe damage.

There are many types of agnosia. Losing one's way is a kind of agnosia. When a patient loses his/her right or left, he/she can only distinguish his/her own right or left. He/She cannot distinguish the right or left from another's. The patient with finger agnosia cannot name each finger.

Patients with executive dysfunction are unable to successfully plan and practice as planned. For example, for cooking and food purchase, patients with executive dysfunction either buy unnecessary dishes or buy the dishes that they do not know how to cook.

Problem-solving ability disorder means that a patient cannot judge a problem and actually execute it, so he/she cannot solve the problem. So this disorder is actually a combination of some of the loss of ability.

Peripheral symptoms are accompanied by core symptoms. It is called dementia with mental and behavioral disorders in academic circles. It is caused by the combination of the core symptoms with the patient's mental disturbance, confusion and various environmental factors.

Typical peripheral symptoms include wandering aimlessly, swearing, wounding, hallucinations, delusions, excitement, sleep rhythm disorder, anxiety, depression, abnormal eating, gluttony, incontinence, resistance to caregivers, talking and moving, etc. It is critical to carefully distinguish the peripheral symptoms because the causes of these symptoms are complex. Some may be simply caused by mood swings, and some may be caused by taking certain medications.

There is some time before the observer recognizes these symptoms in the elderly. If these symptoms persist, the possibility of dementia in the elderly should be considered, and a professional diagnosis by a doctor in a regular hospital should be made at this time.

4 Intervention of the illusion caused by dementia

(1) Pouring out

If the elderly are willing to talk about the pain, anxiety, fear, sadness and other bad feelings caused by illusion, they should be encouraged to find their own relatives and friends to communicate, so that they can get comfort from their relatives and friends.

(2) Transferring targets

We should provide some suitable conditions for the elderly to come into contact with more new things and cultivate their good hobbies and interests, such as painting, writing, gardening, keeping a diary, and listening to music, so as to avert the bad effects brought by hallucinations.

(3) Relaxing

When the elderly have hallucinations, they can be encouraged to exercise, such as playing ball, climbing mountains, walking, and so on. Through the release of physical fitness of the body, they can relieve the tension, fear and other bad emotions brought by hallucinations.

(4) Using suggestive therapy

Talk with the elderly about some topics they are interested in, or choose a positive topic that is opposite to the illusion of the elderly, etc. , which will bring up their good memories. Direct suggestion and indirect suggestion can be provided both.

The above four main methods play a role in the hallucination intervention for the elderly with dementia. The caregivers can select a reasonable therapy to intervene with the patients according to the actual situation and existing conditions.

5 Psychological care for the mentally retarded elderly

According to the psychological characteristics of different people, care for the patients through encouragement, comfort, suggestion, relaxation and other methods. The aim is to let them see the hope and establish the confidence to overcome the disease.

According to the elderly with different interests and hobbies, some stories or music they like to hear will be played every day or at an appropriate time, which is beneficial to the good development of the elderly's emotions and the improvement of the function of the cerebral cortex.

Listen to what the elderly say, accept all the expressions of the elderly, and accompany them. Encourage them to carry out some activities conducive to rehabilitation. These methods are useful to help disperse the patient's bad mood and attention, thus arousing the their confidence and courage in life.

Task implementation

Working procedure	Content
Prepare	Communicate with Grandma Wang's relatives, understand the basic situation of Grandma Wang, and determine the interview outline
Interview	According to the methods of interview, observation and other methods, preliminarily evaluate the mental health status of Grandma Wang according to the criteria of senile dementia
Establish records	Collect data according to the communication with Grandma Wang's relatives and interview with Grandma Wang, and establish the service table
Make a plan	Based on the information from the interviews, work with Grandma Wang and her family to make a plan to effectively respond to the real needs of Grandma Wang

Task assessment

Working procedure	Evaluation criterion	Score	Self-rating score
Prepare	(a) Whether the preliminary data collection is comprehensive (b) Whether to make a reasonable interview outline according to the situation of the service object	20	
Interview	(a) Whether to establish a good professional relationship with the service object (b) Whether to use reasonable interview skills	30	
Establish records	(a) Whether the service object information record is comprehensive and accurate (b) Whether to initially understand the main needs of the service object	20	
Make a plan	(a) Whether to formulate a reasonable plan according to the preliminary evaluation (b) Whether the plan includes multiple solutions	30	

Consolidation exercise

Recall the key points involved in this task and write them down in the box.

NO. 1	Meaning of dementia
Content	
NO. 2	Early signs of dementia and reasonable prevention
Content	
NO. 3	Stages and characteristics of dementia
Content	
NO. 4	Hallucination intervention and psychological care for the elderly with dementia
Content	

Task expansion

Case situation

Grandpa Li who used to go out for a walk every day now becomes more and more silent and is no longer willing to go out. He is unaware of the passage of time and doesn't remember whether he has eaten food or not. He couldn't tuck himself in or wash himself. The table is always covered with scraps when he eats. Later, Grandpa Li couldn't even dress himself. He begins to hallucinate and regards all the people around as bad people. He yells and swears in anger, and break things. To some extent, Grandpa Li may have done these things in self-defense, but we don't know what he saw. He is hunched, and sometimes suffers uroclepsia. Grandpa Li can't clearly express his own requirements, or understand the meaning of others. Because of communication difficulties, he is irritable. Now Grandpa Li became an "old child" who is difficult to take care of.

Exercise

a. Determine the type of Grandpa Li's disease, and find out the characteristics of the disease development.

b. As a caregiver, design a psychological care plan for Grandpa Li.

c. In view of the situation of Grandpa Li, design early prevention measures, and record reasonable tracking data.

References

[1] YU Y Y. Psychological care for the elderly [M]. Beijing: China Machine Press, 2022.

[2] Teaching Materials Office of the Ministry of Human Resources and Social Security of the People's Republic of China, School of Social Development of East China University of Political Science and Law. Practical skills of psychological nursing for the elderly [M]. Beijing: China Labor and Social Security Press, 2018.

[3] ZHANG Z J, WANG M W. Psychology of aging [M]. Chongqing: Southwest Normal University Press, 2015.

[4] CHEN Q, LIU R D. Educational psychology [M]. 2nd ed. Beijing: Higher Education Press, 2011.

[5] LIN C D. Development psychology [M]. 2nd ed. Beijing: People's Education Press, 2009.

Project 5
Common psychosomatic diseases and care for the elderly

Project introduction

In order to adapt to social development and respond to people's diversified health needs, medicine has developed from research to produce disease and factors affecting health, to the study of human body and mind and social factors to prevent and treat disease. The goal of medical treatment has risen from saving lives by treating diseases to improving the quality of life. In September 1978, the World Health Organization issued the Alma-Ata Declaration, emphasizing the importance of human mental health, pointing out that health is not only the absence of physical disease and weakness, but also the overall state of human mental and physical health and social happiness. It can be seen that psychosomatic diseases and mental health are mutually affected. Psychological damage can lead to psychosomatic disease. Psychosomatic diseases can exacerbate psychological damage, forming a vicious cycle, making the disease prolonged and difficult to cure.

There are a variety of senile diseases and their nature is complex, mainly with multidisease, atypical symptoms and signs, rapid onset and short course of disease, which has brought some difficulties for the diagnosis and treatment of diseases in the elderly. Outline of the 14th Five-Year Plan (2021-2025) for National Economic and Social Development and Vision 2035 of the People's Republic of China puts forward the major task of "A Healthy China". In addition, the number of elderly population continues to rise, and actively carrying out elderly disease intervention and prevention work is not only an inevitable requirement to improve the level of happiness of residents, but also an important starting point to implement the "A Healthy China" action.

This project aims to introduce the concepts, pathogenesis, clinical characteristics and clinical treatment of some common psychosomatic diseases (including hypertension, coronary heart disease, diabetes and Alzheimer's disease) among the elderly, introduce the psychological characteristics of the elderly after suffering from related diseases, and basic knowledge of psychological care for negative psychological characteristics, so that students can master the knowledge of common psychosomatic diseases among the elderly and provide related services for the elderly using psychological care methods.

Project objectives

Knowledge objectives

a. Understand the definition, pathogenesis, clinical manifestations and treatment of some common diseases in the elderly.

b. Be familiar with the psychological characteristics of some common diseases in the elderly.

c. Master the psychological care methods for the elderly suffering from illness.

Ability objectives

a. Be able to use relevant tools to assess the psychological state of the elderly with diseases.

b. Provide targeted psychological care services to the elderly according to their health and psychological status.

Quality objectives

a. Establish a concept of physical and mental health of the elderly through learning about the common diseases of the elderly.

b. Cultivate the habit of actively paying attention to the psychological status of the elderly through learning the psychological care methods for common diseases of the elderly.

Task 1 Psychological care for the elderly with hypertension and coronary heart disease

Task context

Grandma Qin, 66 years old, used to be in good health and had no critical illness. After she retired, she joined the runway team and chorus team in the community, and often traveled with friends. She is diagnosed with high blood pressure in the recent physical examination, but at ordinary times she doesn't feel any obvious discomfort. So she doesn't take the doctor's advice, refuses to take drugs, and stays up all night to practice dancing and composing music. Her daughter has tried many times to dissuade her, but there is no obvious effect. Her daughter is very worried and contacts the social worker in the hope that the social worker would advise her mother to take medicine regularly and to pay more attention to the diet.

Task objectives

Knowledge objectives

a. Understand the definition, pathogenesis, clinical manifestations and treatment of hypertension and coronary heart disease.

b. Be familiar with the psychological characteristics of the elderly with hypertension and coronary heart disease.

c. Master the psychological care methods for the elderly with hypertension and coronary heart disease.

Skill objectives

According to the health status and psychological state of the elderly suffering from hypertension and coronary heart disease, provide targeted psychological care services to the elderly.

Quality objectives

a. Establish the correct concept of elderly health through learning the related knowledge of hypertension and coronary heart disease.

b. Concern about psychological status of elderly population with hypertension and coronary heart disease and learn related knowledge.

Knowledge

1 Overview of hypertension and coronary heart disease

(1) Overview of hypertension

① Definition and term

Hypertension refers to a clinical syndrome mainly manifested as an increase in systemic arterial pressure (general systolic blood pressure ≥130mmHg and/or diastolic blood pressure ≥80mmHg). Hypertension is divided into primary hypertension and secondary hypertension. The hypertension usually called refers to primary hypertension, that is, a type of hypertension of unknown etiology. Such patients account for about 95% of patients with hypertension. Senile hypertension patients are the elderly whose blood pressure have exceeded the standard value continuously or more than three times on the same day.

② Pathogenesis

There is still no complete and unified understanding of the pathogenesis of hypertension.

From the perspective of hemodynamics, blood pressure mainly depends on cardiac output and peripheral vascular resistance of systemic circulation. Mean arterial blood pressure (MAP) = cardiac output (CO) × total peripheral vascular resistance (TPVR). The hemodynamic characteristics of hypertension are the relative or absolute increase of total peripheral vascular resistance. Currently, the pathogenesis of hypertension is mainly concentrated in the following links.

a. Renin-angiotensin-aldosterone system (RAAS) activation. There are two types of RAAS, circulating and local one. Circulating RAAS are mainly activated by decreased renal perfusion or renal ischemia. Renin is secreted by the glomerular para-glomerular cells, which then causes the liver angiotensinogen to change into angiotensin Ⅰ, then angiotensin Ⅰ changes into angiotensin Ⅱ through the action of angiotensin converting enzyme (ACE). The increase in angiotensin Ⅱ can lead to an increase in blood pressure. In addition, it has been found that the heart, kidney, adrenal gland, central nervous system, and vascular wall all have local RAAS, which regulates tissue function through paracrine or autocrine. Understanding the above processes is of some significance for understanding the formation of hypertension and regulating blood pressure.

b. Sympathetic nervous system activity hyperfunction. Long-term adverse stimulation of the external and internal environment to the cerebral cortex leads to imbalance of excitation and inhibition processes, uncontrolled regulation of the subcortical center, enhanced sympathetic nerve activity, and contraction of arterioles due to the release of catecholamine mediators, followed by proliferation of vascular smooth muscle and increased release of renin. The above factors promote the formation of hypertension and keep people in a state of hypertension.

c. Sodium retention. A high-sodium diet may raise blood pressure in some patients with hereditary sodium deficiency. Excessive sodium intake may cause water and sodium retention, increase in blood volume and cardiac output, resulting in increased blood pressure. The increased level of sodium ions in vascular smooth muscle cells can also increase the level of intracellular calcium ions, causing arteriole contraction and increasing peripheral vascular resistance, thus participating in the occurrence of hypertension. Atrial natriuretic peptide increases, affecting sodium excretion, and the increase is also involved in the formation of hypertension.

d. Impaired vascular endothelial function. Vascular endothelial cells have the function of regulating vasoconstriction, affecting blood flow, and regulating vascular reconstruction. The active substances produced by vascular endothelial cells have a regulatory effect on vasoconstriction, etc. The substances causing vasodilation include prostacyclin (PGI_2), endothelial-derived relaxing factor (EDRF), and nitric oxide (NO). The substances causing vasoconstriction are endothelin-1 (ET-1), angiotensin Ⅱ, etc.

e. Insulin resistance. Most patients with hypertension have increased fasting insulin levels and decreased glucose tolerance to different degrees, suggesting insulin resistance. Insulin resistance increases blood pressure through the following mechanisms: (a) reabsorption of sodium by renal tubules increases; (b) enhancing sympathetic nerve activity; (c) increasing intracellular sodium and calcium ions; (d) stimulating the proliferation of vascular wall.

③ Epidemiology

Hypertension is a chronic non-communicable disease harmful to human health, and one of the important public health problems facing our country. The hypertension sampling survey results show that there are about 2. 5 billion hypertension patients over the age of 18 in 2015. There are 2. 54 million people in China died in 2017 from high systolic blood pressure. At the same time, the prevalence of hypertension in China shows an increasing trend year by year, 51% in 1959, 23. 2% in 2015 and 27 5% in 2018. Moreover, a large number of studies have shown that the prevalence of hypertension in the elderly population in China is higher. With the arrival of the aging society, the prevention and treatment of hypertension is facing great challenges.

④ Clinical manifestations

a. Symptoms. Most onset is slow and progressive, generally lack of special clinical manifestations. Approximately one in five patients is asymptomatic and is only detected when blood pressure is measured or when complications, such as heart, brain, and kidney, occur. The general common symptoms include dizziness, headache, fatigue, and palpitation with mild persistence. Most of the symptoms can be relieved by themselves and worsened after being nervous or tired. The patients also appear blurred vision, nose bleeding and other serious symptoms. Symptoms are associated with blood pressure levels and are caused by hypertensive vasospasm or dilation. A typical hypertensive headache disappears after the blood pressure drops. Patients with hypertension may suffer from headache due to other causes at the same time, which is often unrelated to the high or low blood pressure, such as mental anxiety headache, migraine and glaucoma. If severe dizziness and vertigo are suddenly produced, it may be transient ischemic attack or excessive antihypertensive and orthostatic hypotension. It is easy to occur in patients with hypertension complicated with atherosclerosis and cardiac insufficiency. Patients with hypertension may also have symptoms of organ involvement, such as chest tightness, shortness of breath, angina pectoris and polyuria.

b. Sign. Blood pressure will fluctuate obviously according to the season, day and night, and emotion. Blood pressure is higher in winter and lower in summer. The blood pressure fluctuates obviously day and night, and is generally lower at night. After getting up in the morning, the blood pressure rises rapidly and arrive a peak in the morning. Self-measured blood pressure values for patients at home are often lower than those measured at the clinic.

Signs of hypertension are generally less. Peripheral blood vessel pulsation, blood vessel murmur, heart murmur, etc. are the key examination items. The common sites that should be noticed are the vascular murmurs in the neck, costal ridge angles on both sides of the back, both sides of upper abdomen and navel, and costal ridge at the waist. Vascular murmur often indicates blood flow disorder in lumen, which is related to lumen size, blood flow velocity, blood viscosity, etc. It suggests the presence of vascular stenosis, incomplete obstruction or compensatory blood flow increased and accelerated, such as renovascular hypertension, Takayasu arteritis, aortic stenosis, atherosclerotic plaque obstruction, etc. Vascular murmurs of renal artery stenosis are often conducted bilaterally to the abdomen, and most of them have diastolic components. Cardiac auscultation may include an aortic valve area second heart sound hyperfunction, systolic murmur, or systolic clicks.

Some signs often suggest the presence of secondary hypertension, such as a lumbar mass suggesting polycystic kidney or pheochromocytoma, delayed or absent femoral artery pulsation, and lower extremity blood pressure significantly lower than that of the upper extremity, suggesting aortic coarctation, concentric obesity, purple streak, and hairy suggestive of Cushing's syndrome.

c. Critical illness. (a) Evil high blood pressure. In a few patients, the disease develops rapidly and the diastolic pressure is ⩾130 mmHg, and the patient has symptoms such as headache, blurred vision, fundus hemorrhage and exudation, papilledema, and prominent renal damage with persistent proteinuria, hematuria, and cast urine. If the disease progresses rapidly and effective antihypertensive treatment is not carried out in time, the patient will often die from renal failure, stroke or heart failure. It is pathologically characterized by fibrous necrosis of renal arterioles. The pathogenesis is still unclear, and some patients suffer from severe renal artery stenosis. (b) Hypertension crisis. The related symptoms occur, due to such precipitating factors as tension, fatigue, cold, onset of pheochromocytoma, and sudden stop of taking antihypertensive drugs, strong spasm of arterioles, blood pressure rising sharply, and blood supply to important organs being affected. It can occur in both hypertension and advanced stage. When the crisis occurs, there will appear serious symptoms such as headache, irritability, vertigo, nausea and vomiting, palpitation, short of breath and blurred vision, as well as ischemic symptoms accompanied by arterial spasm (vertebral artery, internal carotid artery, retinal artery, coronary artery, etc.) involving the corresponding target organs. (c) Hypertension encephalopathy. It occurs to patients with severe hypertension, and cerebral edema is caused by excessive blood perfusion in the brain tissue due to excessive blood pressure that exceeds the automatic regulation range of cerebral blood flow. Clinical manifestations are characterized by symptoms and signs of encephalopathy, manifested as diffuse severe headache, vomiting, confusion, psychosis, and even coma or generalized convulsions.

d. Complications. Blood pressure continues to rise, which can damage target organs such as heart, brain and kidney. (a) Heart. Continuous increase of blood pressure leads to left ventricular hypertrophy and enlargement, forming hypertensive heart disease and eventually congestive heart failure. Some patients with hypertension may be complicated with coronary atherosclerosis, and may present with angina pectoris, myocardial infarction, heart failure, and sudden death. (b) Brain. Patients with long-term hypertension, due to the formation of arteriole microaneurysm and cerebral atherosclerosis, may suffer from complicated acute cerebrovascular diseases, including cerebral hemorrhage, transient cerebral ischemia, cerebral thrombosis, etc. (c) Kidney. Hypertension includes renal lesions such as renal arteriosclerosis and renal sclerosis. The disease may be asymptomatic in early stage and renal impairment may occur as the disease progresses.

⑤ Clinical treatment

The patients have to take the following antihypertensive drugs to control their condition.

a. Diuretics. There are three types: thiazide diuretics, loop diuretics and potassium sparing diuretics. A variety of diuretics have similar antihypertensive effects, with thiazides being the most widely used, with hydrochlorothiazide and chlorthalidone commonly used. Antihypertensive effect is mainly reducing extracellular volume and peripheral vascular resistance through the row of sodium.

b. Calcium channel blocker. According to that core molecular structure of the drug and the different subunit acting on the L-type calcium channel, they are divided into dihydropyridine and non-dihydropyridine, with nifedipine as the former and verapamil and diltiazem as the lat. The antihypertensive effect is mainly achieved by blocking extracellular calcium ions from entering vascular smooth muscle cells through the voltage-dependent L-type calcium channel, weakening the excitement, contracting coupling, and weakening the resistance of vasoconstriction reactivity. Calcium channel blockers also reduce the vasoconstrictive effects of angiotensin Ⅱ and α_1 adrenergic receptors and reduce the reabsorption of sodium by renal tubules.

c. ACE inhibitors. The commonly used ones are captopril, enalapril, benazepril, lisinopril, cilazapril, perindopril, ramipril and fosinopril. Antihypertensive effect is mainly through the inhibition of angiotensin converting enzyme around and tissue, reducing the production of angiotensin Ⅱ, inhibit kallikrein, and the degradation of bradykinin.

d. Angiotensin Ⅱ receptor blockers. This type mainly includes losartan, valsartan, irbesartan, telmisartan, candesartan and olmesartan. The antihypertensive effect is to more fully and effectively block the water and sodium retention, vasoconstriction and remodeling of angiotensin Ⅱ by mainly blocking the angiotensin Ⅱ receptor subtype AT_1 of the tissue.

e. β-receptor blockers, including selective (β_1), non-selective (β_1 and β_2) and α-receptor blockers. The commonly used ones include metoprolol, atenolol, bisoprolol, carvedilol and labetalol. Antihypertensive effects may be achieved through inhibition of central and peripheral RAAS as well as hemodynamic autoregulation mechanisms.

As the benefits of antihypertensive treatment are mainly achieved through long-term control of blood pressure, patients with hypertension need long-term antihypertensive treatment, especially high-risk and extremely high-risk patients. After each patient has established an effective treatment plan and obtained blood pressure control, he/she should still continue being treated and should not stop treatment at will or change treatment plan frequently. After stopping taking antihypertensive drugs, most patients recover to the level of primary hypertension within six months. Whether or not to insist on long-term treatment is the key to the effectiveness of treatment. After the blood pressure is stably controlled for one to two years, the varieties and doses of antihypertensive drugs can be gradually reduced according to the needs.

(2) Overview of coronary heart disease

① Definition and term

Coronary atherosclerotic heart disease refers to heart disease caused by coronary atherosclerosis which causes vascular stenosis or obstruction, or (and) myocardial ischemia, hypoxia or necrosis due to coronary artery functional changes (spasm). It is collectively referred to as coronary heart disease, abbreviated as coronary heart disease, also known as ischemic heart disease.

According to the difference of location, scope, degree of vascular obstruction and development speed, scope and degree of myocardial ischemia of coronary artery lesions, in recent years, clinicians tend to divide this disease into two categories: acute coronary syndrome and chronic coronary artery disease (or chronic ischemic syndrome). The former includes unstable angina, non-ST-segment elevation myocardial infarction and ST-segment elevation myocardial infarction, and sudden death from coronary heart disease. The latter include stable angina, angina pectoris with normal coronary artery (such as syndrome X), asymptomatic myocardial ischemia and ischemic heart failure(ischemic cardiomyopathy).

② Risk factors

a. Genetic factors. Studies have shown that there are familial genetic characteristics in the development of coronary heart disease. If one of parents has coronary heart disease, the incidence of the child's disease is two times higher than in a normal family. If both parents have coronary heart disease, their children have a five-fold higher incidence than normal families.

b. Age and gender. Atherosclerosis is considered a form of aging, and the process of atherosclerosis is progressively accelerated after the age of 50. According to statistics, the incidence of coronary heart disease increases after 40 years old, and the incidence increases by 1 time for every 10 years old. In terms of gender, female incidence is low, but after menopause, the incidence will increase.

c. Smoking. Smoking makes people breathe carbon monoxide, resulting in a decrease in blood oxygen content, resulting in hypoxia. It can damage the arterial vascular endothelial and make the permeability of blood vessels increased, leading to platelet aggregation and lipid deposition and promoting coronary atherosclerosis.

d. Hypertension. Hypertension can cause mechanical damage to the inner wall of the blood vessel, and promote the deposition of lipids in the blood through the vessel wall to the intima of the blood vessel, causing atherosclerosis.

e. Hyperlipidemia. Abnormal lipid metabolism is the most important risk factor for atherosclerosis. Hyperlipidemia refers to the excessive content of cholesterol and triglyceride in blood. The increased content of triglyceride is more conducive to the development of coronary atherosclerosis than the increased content of cholesterol.

f. Diabetes. The metabolism of sugar and fat in diabetic patients is disordered, which can lead to the increase of cholesterol content in the blood and become a factor causing coronary atherosclerosis. At the same time, patients with coronary heart disease should be more emphasis on the prevention of diabetes, because diabetes will also make the condition of coronary heart disease aggravating.

③ Epidemiology

Coronary heart disease mostly occurs in the middle-aged and elderly population, with more males than females and mostly mental workers. It is an epidemic in industrially developed countries and has become the most common disease in Europe and America. As is shown, the prevalence of coronary heart disease in the population aged 15 and over is 12.3‰ in urban areas, 8.1‰ in rural areas, and 10.2‰ in total. The prevalence of coronary heart disease in people over 60 years old is 27.8‰. Compared with the data of the former survey in 2008 (15.9‰ in urban areas, 4.8‰ in rural areas, and 7.7‰ in total), the prevalence rate of urban population is decreased, but the total rate of the population is increased. The mortality rate of coronary heart disease in urban areas in 2019 is 121.59/100,000, and that in rural areas is 130.14/100,000. Coronary heart disease mortality in 2019 continues the upward trend since 2012, with a significant increase in rural areas, which surpasses the urban level by 2016. According to the Report on Cardiovascular Health and Disease in China (2021), the prevalence of cardiovascular disease in China is on the rise. At the same time, it is estimated that the number of people suffering from cardiovascular disease is up to 300 million, of which, the number of people suffering from coronary heart disease is up to 11.39 million. The results of many studies have shown that with the deepening of the aging process, the incidence and death toll of coronary heart disease in China will continue to increase.

④ Clinical manifestations

a. Angina pectoris.

Angina pectoris is paroxysmal substernal pain caused by myocardial ischemia and hypoxia due to transient coronary artery insufficiency on the basis of diffuse coronary artery disease. Overwork, emotional excitement, full meal, and cold invasion are often the causes for the disease. The pain is characterized as follows.

(a) Most seizures are triggered by physical labor or emotional excitement (such as anger, excessive excitement, etc.). Satiety, cold, common psychosomatic diseases of the elderly and smoking can also induce the disease.

(b) The pain site is mainly located at the upper or middle part of the sternum, after which the precordial region can be affected. Atypical cases can also be manifested in the upper abdominal region, left shoulder, left arm, pharynx, neck, etc.

(c) The pain is often squeezing, suffocating and distension or suffocation, and also has a burning sensation, which is not sharp and is accompanied by a dying sensation occasionally. It can radiate to the left shoulder, the anterior medial aspect of the left upper limb, reaching to the ring finger (ring finger) and little finger, rather than the sharp pain like a knife cut, short sharp pain, or chest tightness around the clock.

(d) Pain usually aggravates gradually after appearing, and disappears gradually after resting or taking nitroglycerin tablets in 3-5 minutes, usually more than 15 minutes. However, the pain of spontaneous angina pectoris lasts for a long time.

(e) Common symptoms of angina pectoris include increased heart rate, increased blood pressure, expression anxiety, cold skin or sweating, and transient apical systolic murmur.

Some elderly people may suffer from shortness of breath, suffocation or fatigue due to slow pain and atypical attack of angina during work. In severe cases, the main manifestation is dyspnea without any complaints of pain. Sometimes the elderly feel pain, but the location of pain is very atypical. Pain in the gums is similar to toothache. It occurs in the upper abdomen, and dyspepsia, cholecystitis, cholelithiasis similar. Repeated left shoulder or wrist pain with a feeling of neck tightness can be misdiagnosed as osteoarthritis. These elderly angina pectoris with atypical symptoms are often found in electrocardiograms.

b. Myocardial infarction.

Myocardial infarction refers to ischemic necrosis of myocardium, and refers to local myocardial necrosis caused by severe and persistent acute ischemia and hypoxia of the corresponding myocardium due to dramatic reduction or interruption of coronary artery blood supply on the basis of coronary atherosclerosis. This often happens during quiet or sleep, when the patient is full or when the patient defecate vigorously. The risk factors for the disease are hypertension, hyperlipidemia, diabetes, smoking, obesity, etc.

(a) Aura of myocardial infarction is as follows.

Suddenly severe angina attack.

The original nature of angina pectoris is changed (frequency, degree, duration, ineffectiveness of containing nitroglycerin, etc.).

Pain occurs with nausea, vomiting, profuse sweating, obvious bradycardia or other arrhythmia.

Angina occurs with obvious aggravation of symptoms of cardiac insufficiency or original cardiac insufficiency.

Angina occurs with ST segment elevation or depression, T wave elevation or inversion, or serious arrhythmia.

(b) The symptoms are shown as follows.

The first symptom is pain. The location and nature of pain are the same as those of angina, but most of them have no obvious cause and often occur in quiet time. The pain is severe and persistent, and has a wider range. It can last for several hours to the whole day. There is no relief after taking rest and nitroglycerin. For some patients, the pain can be radiated to the upper abdomen, lower jaw and back and misdiagnosed. A small number of patients are pain-free, presenting as shock or acute heart failure at the beginning. The pain in some patients is located in the abdomen, which is mistaken as acute abdomen such as gastric perforation and acute pancreatitis.

Fever often occurs 24-48 hours after the pain occurs, and the body temperature reaches about 38 ℃ for one week. Tachycardia, leukocytosis and accelerated erythrocyte sedimentation rate are caused by the absorption of necrotic substances.

Severe pain is often accompanied by frequent nausea, vomiting, epigastric distension and pain, intestinal distension, hiccup, etc.

Acute myocardial infarction may cause acute left heart failure, which may occur within the first few days or in the phase of pain and shock recovery. Dyspnea is one of its main manifestations and there are cyanotic cough, fatigue and even pulmonary edema.

Arrhythmia usually occurs within one to two weeks from the date of onset, especially within 24 hours. Ventricular pacing is the most common and it is the main cause of sudden death due to myocardial infarction.

After severe myocardial injury, the cardiac contractility will decrease and the cardiac output will decrease rapidly, causing cardiogenic shock. Main manifestations include apathy of expression, confusion, pale or cyanotic skin, cold limbs, profuse sweating, rapid breathing, blood pressure lower than 80/50 mmHg, oliguria or anuria.

The elderly with organ aging and reserve dysfunction are insensitive to pain. Myocardial infarction in the elderly often does not present with the above typical manifestations, and its main manifestations are the symptoms in the following groups.

First, dyspnea. Acute myocardial infarction should be suspected in the elderly who suddenly present with frequent or persistent chest stuffiness, breathlessness and inability to lie down with severe cough, foaming phlegm, blue lips, irritability and profuse sweating. As people get older, it's more common to face with a single, sudden onset dyspnea. In particular, the elderly over 80 years old, who have no previous history of chronic tracheitis, and suddenly develop asthma with unknown causes, should be highly vigilant against the possibility of acute myocardial infarction.

Second, gastrointestinal symptoms. For elderly patients with acute myocardial infarction, unexplained epigastric discomfort or epigastric pain, anorexia, abdominal distension, nausea, vomiting, and hiccup are often the first manifestations of acute myocardial infarction. The possibility of myocardial infarction should be considered in elderly patients without gastrointestinal diseases who suddenly develop upper or lower abdominal pain with abdominal distension, diarrhea, etc.

Third, cerebral circulation disorder. Patients suddenly appear vague consciousness, language disorders, dizziness, headache, syncope and other symptoms. Hemiplegia is not uncommon in elderly patients with acute myocardial infarction.

Fourth, sudden death. Sudden death is also one of the main manifestations of acute myocardial infarction in the elderly. Those who die less than 6 hours from the onset of disease are collectively referred to as sudden death, which is the most serious manifestation of coronary heart disease. The peak age of onset is 55-65 years old. The most sudden deaths occurred in October to next January. The patients present with sudden loss of consciousness, blue and gray complexion, whole body flaccid, cyanosis, convulsion, disappearance of pulse, intermittent breathing, and dilated and fixed pupils. Extreme fatigue is often present before sudden death.

⑤ Clinical treatment

a. Medication.

The current clinical applications mainly include the following.

(a) Nitric ester compounds. This type usually includes nitroglycerin, isosorbide dinitrate (isosorbide dinitrate), 5-isosorbide mononitrate, and long-acting nitroglycerin preparation (nitroglycerin ointment or adhesive plaster patch).

(b) β-receptor blockers. This type usually includes metoprolol, atenolol, bisoprolol and carvedilol and arotinolol with α-receptor blocking effect.

(c) Calcium channel blockers. This type usually includes verapamil, nifedipine, nifedipine controlled release agent (baixintong), amlodipine besylate (luohuoxi), diltiazem, etc.

(d) Angiotensin converting enzyme inhibitor/aldosterone receptor antagonist. This type usually includes enalapril, benazepril, ramipril, fosinopril, etc. But attention should be paid to prevent low blood pressure in the process of medication. If obvious side effect of dry cough appears, angiotensin receptor antagonist (sartan) can be used instead.

(e) Antithrombotic (anticoagulant) drugs. This type usually includes aspirin, clopidogrel hydrogen sulfate (poliovir), abciximab, prostacyclin and prostaglandin E_1.

b. Intervention treatment.

Interventional therapy has the advantages of small trauma and rapid recovery, which can quickly solve the problem of coronary artery stenosis, alleviate myocardial ischemia and improve the quality of life. The disadvantage is that the cost is high, and some patients are not suitable for interventional therapy. For some patients, the dilated vessels become stenotic again.

c. Coronary artery surgical bypass surgery

Bypass surgery is reliable and costly, but it requires thoracotomy with large trauma and long recovery time.

2 Psychological characteristics of the elderly suffering from hypertension and coronary heart disease

According to the research by Jia et al. and Chen et al. , the incidence of depression in the elderly with hypertension is 12. 61% -64. 4% , and the incidence of anxiety is 5. 44% - 35. 6% . On the whole, the incidence of depression and anxiety are at a high level. Most of the elderly with high blood pressure and coronary heart disease, will present a different psychological reaction, mainly including the following categories.

(1) Doubt about and non-compliance with doctor's advice

When some elderly people who feel themselves in good physical condition are diagnosed with hypertension and coronary heart disease, they do not believe they will suffer from the disease, and at the same time they will adopt the method of doubting the diagnosis conclusion and denying it, resulting in non-compliance with doctor's advice, such as refusing to take medicine and persisting in an inappropriate lifestyle.

(2) Sensitivity and doctor-seeking behavior

High and low blood pressure and symptoms of coronary heart disease are affected by a combination of many factors. Some elderly people who follow doctor's advice and take medication but still have high blood pressure and fluctuation or have no significant improvement in symptoms of coronary heart disease are prone to feeling insecure, sensitive and suspicious, and then seek medical advice everywhere, or even adopt folk prescriptions without scientific basis.

(3) Fear and anxiety

With the advancement of health education, people have a certain understanding of the treatment, prognosis and sequelae of hypertension. Under the condition of having to take medicine for a long time, some elderly people with hypertension and coronary heart disease worry about the toxic and side effects of the medicine, resulting in their nervousness, anxiety and trepidation all day long. Their attention is always focused on the body discomfort, which in turn leads to symptoms such as insomnia, resulting in a vicious circle of continuous increase in blood pressure and continuous symptoms of coronary heart disease.

(4) Anger and hostility

The elderly need to face the fact of illness for a long time. Some elderly believe that their illness is directly or indirectly caused by certain people, certain things and unfair treatment, thus generating anger, hostility and resentment against the people, things and things around them. Once things cannot be carried out according to their own wishes, they cannot control their emotions, resulting in the aggravation of the illness.

(5) Pessimism and depression

Some elderly people are prone to poor appetite, depressed mood, convulsion and insomnia due to worry about the impact on their ability to take care of themselves, reduced income, changes in family status, etc.

3 Psychological care methods for the elderly suffering from hypertension and coronary heart disease

Studies have shown that most elderly people rarely take the initiative to seek professional psychological intervention services even when suffering from psychological distress, so the psychological care services of relevant staff are particularly important. Some elderly people may show resistance due to worries about their declining self-care ability and poor financial condition. First of all, staff should be active and enthusiastic when treating senior citizens, and choose a quiet reception room for interviews to prevent the elderly from showing psychological stress reaction. Secondly, staff should be patient. Most of the elderly suffer from hearing loss and poor understanding. To answer this question, staff should understand the elderly. They should empathize with the anxious mood of the elderly and guide the elderly patients to take deep breaths to relieve the nervousness.

(1) Psychological care for doubting about and not complying with doctor's advice

In view of this situation, staff can adopt the method of cognitive intervention to help the elderly expose cognitive misinterpretation or logic error. Staff can conduct targeted cognitive adjustment for the elderly through the techniques of asking questions and repeatedly "heckling", and then explain the prevention and treatment knowledge of hypertension and coronary heart disease to the elderly, explain the causes, symptoms, and influencing factors of hypertension and coronary heart disease as well as the negative consequences of non-compliance with doctor's advice, to correct the elderly's wrong cognition of hypertension and coronary heart disease and strengthen their compliance with doctors.

(2) Psychological care for sensitivity and doctor-seeking behavior

In view of this situation, staff should use supportive psychological treatment to give psychological support to the elderly, to help them correctly handle various psychological problems in the process of illness, and to establish confidence in the victory over the disease. Health education for these elderly needs to be strengthened. The core of education includes two aspects. First, the disease hazard needs to be carefully explained to the elderly about the possible harm of persistent hypertension and coronary heart disease symptoms on the body to make them understand the importance of controlling blood pressure and symptoms. Second, staff should make the elderly take precautions in daily diet and rest, avoid the rise of blood pressure caused by unreasonable diet and excessive exercise, and correctly mix with drugs to control the blood pressure level and symptoms.

(3) Psychological care for fear and anxiety

After health education, relaxation therapy can be supplemented by relaxation training, music therapy, etc., to alleviate the fear and anxiety of the elderly. For example, communicate with the elderly with positive language, help the elderly analyze the impact of emotions on health, and make the elderly have a positive motivation to maintain health.

(4) Psychological care for anger and hostility

Anger and hostility are individual responses to threats and a psychological defense mechanism. Anger and hostility can arise when a person's hopes, values, security or self-esteem are threatened. These two emotions can occur when patients know that they are ill, or during the process of adapting to the disease. Staff should guide the elderly to face the illness squarely and accept the fact that they are ill, instead of avoiding or blaming others.

Task implementation

Working procedure	Content
Collect information	(a) Collect relevant information of Grandma Qin (b) Establish good interactive relationship
Identify treatment goals	(a) Figure out Grandma Qin's unreasonable cognition (b) Determine the treatment goals with Grandma Qin
Provide treatment	Carry out treatment work by using questions and repeated "heckling" technology
Treatment consolidation	(a) Maintain good interaction with the service object (b) Promote Grandma Qin master cognitive therapy skills (c) Regularly evaluate Grandma Qin's cognitive status and compliance behavior

Task assessment

Working procedure	Evaluation criterion	Score	Self-rating score
Collect information	(a) Whether the data collection is comprehensive and detailed (b) Whether to establish a good interaction with the service object	20	
Identify treatment goals	(a) Whether to sort out the unreasonable cognition accurately (b) Whether the target is clear (c) Whether to set the target with service object's participation	20	
Provide treatment	(a) Whether the use of the relevant technology is correct (b) Whether the use of technology can achieve the desired results	30	
Treatment consolidation	(a) Whether to maintain good interaction with the service object after the treatment (b) Whether the service object has mastered the relevant skills of cognitive therapy (c) After regular evaluation, whether the service subjects have good cognitive status and medical compliance behavior	30	

Consolidation exercise

Recall the key points involved in this task and write them down in the box.

NO. 1	Concept, etiology, clinical manifestations and clinical treatment of hypertension
Content	
NO. 2	Concept, etiology, clinical manifestations and clinical treatment of coronary heart disease
Content	
NO. 3	Psychological characteristics of elderly patients with hypertension and coronary heart disease
Content	
NO. 4	Psychological care method for elderly suffering from hypertension and coronary heart disease
Content	

Task expansion

Case situation

Patient: Tian, 75 years old.

Chief complaints: Repeated chest stuffiness and shortness of breath for about 15 years, and precordial pain for 2 weeks.

Current medical history: Chest stuffiness, palpitation, and shortness of breath has lasted for about 15 years, and the symptoms being worsened during exercise. The ECG shows myocardial ischemia, and the patient is diagnosed with coronary heart disease. He is usually treated with compound Danshen dripping pills. He suffers from the disease for fatigue, cold, or emotional excitement.

Psychological and emotional reactions: Family members mention that the patient is sensitive recently, often loses his temper with his family, and occasionally refuses to go to doctor or take medicine.

Exercise

a. Analyze the causes of psychological and emotional reactions in the patients.

b. Make a psychological care plan for the patient.

Task 2 Psychological care for the elderly with diabetes

Task context

Grandma Tang, aged 66, is unmarried and lives alone. She went to the hospital for medical treatment for symptoms such as thirst, polyuria and weight loss a month ago. She is diagnosed with diabetes and has to be taken relevant medical treatments. However, continuous drug treatment doesn't significantly reduce blood glucose, so the doctor asks Grandma Tang to pay attention to daily diet and do exercise. Grandma Tang likes sweet food, and often eats fruit with much sugar, leading to high blood sugar. Based on the situation of Grandma Tang, formulate targeted health education service plan for her.

Task objectives

Knowledge objectives

a. Understand the definition, etiology, clinical manifestations and treatment of diabetes.

b. Be familiar with the psychological characteristics of the elderly with diabetes.

c. Master the psychological care methods for the elderly with diabetes.

Skill objectives

a. Be able to determine the psychological state of the elderly with diabetes.

b. Provide targeted psychological care services to the elderly with diabetes according to their health and psychological status.

Quality objectives

a. Through learning the basic knowledge of diabetes, establish a correct concept of elderly health.

b. Through learning the psychological care methods for the elderly with diabetes, cultivate the habit of actively paying attention to the psychological status of the elderly, and respect and care for the elderly.

Knowledge

1 Overview of diabetes

(1) Definition and terms

Diabetes mellitus is a group of metabolic diseases characterized by hyperglycemia caused by insulin secretion deficiency and/or its biological dysfunction. Elderly diabetics refer to diabetics aged 60 and over, including those diagnosed before and after 60. Type 2 diabetes is the main type of senile diabetes in China.

(2) Etiology

Different types of diabetes have different etiologies and there are differences even within the same type. In summary, the causes of diabetes can be classified into two categories: genetic factors and environmental factors. The pathogenesis can be summarized as the metabolic disorders of glucose, fat and protein caused by the defect of insulin secretion by pancreatic β cells and/or the insufficient utilization of insulin in peripheral tissues due to different causes.

(3) Epidemiology

Over the past 30 years, the prevalence of diabetes has increased significantly in China. In 2017, about 4 million people between the ages of 20 and 79 died of diabetes. Diabetes is also one of the largest areas of medication due to the need to take medications throughout the life. There are about 11.4 billion diabetic patients in China in 2021, with the prevalence rate as high as 11.6%, ranking first in the world. According to the national diabetes survey report from 2007 to 2008, the prevalence of diabetes in the elderly over the age of 60 is 20.4%. In 2013, the awareness and treatment rate of diabetic patients in China is about 1/3, while the control rate is less than 50%, which is still at a low level. The prevalence of diabetes in China shows a blowout growth trend. The prevalence of type 2 diabetes among adults in China in 2013 reaches 10.4%, of which the prevalence of diabetes in the elderly over the age of 60 is more than 20%.

(4) Clinical manifestations

① Metabolic disorder symptom complex

(a) Polyuria, polydipsia, polyphagia and weight loss.

(b) Itchy skin.

(c) Other symptoms including limb soreness, numbness, lumbago, hyposexuality, impotence, infertility, menstrual disorders, constipation, blurred vision, etc.

② Complications

(a) Acute complications of diabetes: diabetic ketoacidosis, hypertonic hyperglycemia syndrome, and diabetic lactic acidosis.

(b) Infection.

(c) Chronic complications of diabetes: diabetic macroangiopathy, diabetic microangiopathy, diabetic neuropathy and diabetic foot.

(5) Clinical treatment

At present, there are six major categories of oral hypoglycemic drugs in clinical application, namely, sulfonylureas, biguanides, thiazolidinediones, glucosidase inhibition, benzoic acid derivatives and other oral hypoglycemic drugs.

① Sulfonylureas

Its mechanism is mainly to stimulate the islet β cells to secrete insulin. Its hypoglycemic effect depends on the existence of a considerable number (more than 30%) of functional β cells, which does not stimulate insulin synthesis.

② Biguanides

Its mechanism is mainly to promote anaerobic glycolysis, increase the uptake and utilization of glucose by peripheral tissues such as muscles, and inhibit or delay the absorption of glucose in the gastrointestinal tract to improve glucose metabolism.

③ Thiazolidinediones

It can enhance the sensitivity of insulin in peripheral tissues and reduce insulin resistance, serving as an insulin sensitizer. This class of drugs include rosiglitazone, cycloglitazone and pioglitazone.

④ Glucosidase inhibitor

α-glucosidase inhibitors competitively inhibit glucoamylase, sucrase, maltase and isomaltase in the brush border of small intestinal mucosa, delay the absorption of glucose and fructose, and reduce postprandial blood glucose.

⑤ Benzoic acid derivatives

It is an insulin secretagogue which, unlike sulfonylureas, does not enter cells. It has rapid action and short half-life after oral administration, making it a quick-acting postprandial hypoglycemic drug.

2 Psychological characteristics of the elderly with diabetes

The horror of diabetes lies not only in the disease itself, but also in a series of complications it brings. Once complications occur, especially various chronic complications, the quality of life of the elderly will be seriously affected, or even life-threatening. Diabetes has caused double pressures of physical pain and economic burden to the elderly, so the psychological state of the elderly with diabetes needs more active attention.

(1) Negative emotions

Since diabetes is a lifelong disease that is difficult to cure, no radical drugs and treatments have been found so far, and there will be many complications with the development of the disease course. Therefore, once individuals are diagnosed with diabetes, they may develop negative emotions such as depression, anxiety, pessimism and disappointment. Recent studies have found that the incidence rate of depressive symptoms with clinical significance in patients with diabetes is as high as 21.8%-60%, and negative emotions such as depression and anxiety will seriously affect the self-efficacy, self-management and compliance behavior of the elderly.

(2) World-weary psychology

Faced with the long-term nature of the disease, the complexity of treatment and the hazards of complications, as well as the strict restrictions on daily diet, if the treatment fails, the elderly with diabetes may lose heart, refuse treatment and even have the idea of suicide.

(3) Doubt and noncompliance behavior

Some elderly people suspect the disease diagnosis of diabetes and refuse to change their dietary habits and bad lifestyle. Some elderly people think that diabetes is only high in blood glucose and has no substantial effect on the body, so they are prone to non-compliance with doctor's advice because of the mild or asymptomatic symptoms in the diabetic stage. Some elderly people don't want to lead a different life style from others, and refuse insulin treatment and blood sugar examination, or give up the well-planned therapeutic diet. Long-term noncompliance with doctor's advice hinders the elderly to carry out proper self-monitoring, resulting in aggravation of the disease.

3 Psychological care methods for elderly patients with diabetes

At present, there is no etiological treatment for diabetes. However, consensus has been reached in the clinical field that the comprehensive treatment combining drugs, diet, exercise, health education, and psychological treatment can more effectively control the symptoms and reduce complications.

(1) Health education

It's helpful for the elderly and their families to master the relevant knowledge of the disease, rebuild a reasonable understanding of the disease, and establish the confidence to overcome the disease, through planned and targeted education activities. It's also effective to change unhealthy lifestyles, prevent diseases, promote health and improve the quality of life. Specific measures are as follows. (a) Pre-education evaluation. Staff should understand the cognition, needs and related bad behaviors and habits of the elderly on diabetes. (b) Make education plan. According to the assessment of the situation, staff should choose the content of education, determine the ways, methods and means of education, formulate detailed and scientific education plan, and adhere to the implementation. Education could include techniques for self-monitoring of blood glucose, how to control diabetes, benefits of adherence to medication, exercise therapy, dietary therapy, etc. (c) Effect evaluation. In addition to the final effectiveness evaluation of health education, the effectiveness evaluation should be run through the whole process of health education through exchanges, knowledge questions and answers, so as to identify problems in time and take effective measures to ensure the continuity and effectiveness of health education.

(2) Emotion counseling

Emotion can affect the blood sugar changes of diabetic patients, and paying attention to emotion counseling of the elderly with diabetes is conducive to the improvement of common psychosomatic diseases and care of the elderly. The specific method is as follows. (a) Assist the elderly to establish reasonable cognition. Clearly inform the elderly that the current medical technology can't cure diabetes, but through close cooperation with doctors, the condition can be effectively controlled, and the elderly can enjoy a normal life as well as those who are not sick, so that the elderly can correctly understand the disease and enhance their sense of self-efficacy. (b) Timely feedback. It is necessary to feed back positive information to the elderly in time, for example, the good compliance behavior of the elderly, the effective control of blood sugar and the improvement of their condition, so as to enhance their self-confidence. (c) Listen patiently. Be a patient listener, provide opportunities for the elderly to talk, help them vent and relieve negative emotions. (d) Divert attention of the elderly. Encourage the elderly to participate in social interaction, such as chess, travel, etc., and shift their attention from illness to other aspects.

(3) Psychological support

The elderly suffering from diabetes can be encouraged to join that patient group, so that the rehabilitation experience of the patient can be acquired in the group, and a lifestyle beneficial to disease rehabilitation can be established. The elderly should be encouraged to seek the support from the patients and gaining the strength to fight against the disease. They should accept the coexists with disease. In addition, the elderly should be encouraged to actively seek support from their families and friends.

(4) Exercise rehabilitation

Proper exercise can reduce body weight and promote the use of glycogen in muscles, in order to achieve the purpose of reducing blood glucose and stabilizing the disease. Therefore, according to the elderly's mobility, condition, interests and hobbies, and other aspects, staff should encourage their participation in low and medium intensity aerobic exercise, such as walking, jogging, square dancing, playing taijiquan, etc. In the early stage of exercise, staff should pay attention to the time, intensity and frequency of exercise to avoid overload exercise. The elderly can appropriately increase the amount of exercise and extend the exercise time according to the body's adaptation.

Task implementation

Working procedure	Content
Assess before education	Understand patients' cognition and demand for diabetes and related bad behaviors and habits
Determine education plans	Clear education content and education methods, and formulate detailed and scientific education plan
Implement health education	Implement health education work according to the plan
Evaluate after education	Ensure the coherence and effectiveness of health education through interactive communication, question and answer, etc.

Task assessment

Working procedure	Evaluation criterion	Score	Self-rating score
Assess before education	(a) Whether the assessment method is appropriate (b) Whether the evaluation results are accurate	20	
Determine education plans	(a) Whether plan is detailed, scientific (b) Whether the plan has the participation of service objects (c) Whether the plan is fully recognized by the service object	20	
Implement health education	(a) Whether the content and methods of health education are scientific (b) Whether the content and methods of health education meet the actual situation of the service object	30	
Evaluate after education	(a) Whether the knowledge reserve of service objects is improved (b) Whether the behavior of the service object is improved	30	

Consolidation exercise

Recall the key points involved in this task and write them down in the box.

NO. 1	Concept, etiology, clinical manifestations and clinical treatment of diabetes
Content	
NO. 2	Psychological characteristics of elderly patients with diabetes
Content	
NO. 3	Psychological care method for elderly patients with diabetes
Content	

Task expansion

Case situation

Grandpa Qi, 73, has had type 2 diabetes for many years and has no special hobbies. He used to like to go to the nearby square to watch dancing and playing cards with his wife. Last year, after his wife died, he could only stay at home or take a walk in the community. Grandpa

Qi has controlled the development of diabetes by insulin injection for a long time. However, due to severe hand shaking and poor memory, he often forgets to inject insulin, resulting in his frequent hospitalization. At the same time, due to severe tooth defects coupled with the special dietary requirements of diabetes, the old man keeps losing his weight. The old man has a son. He currently lives with his son, daughter-in-law and two grandchildren. The monthly medical expenses make the old man feel guilty about his son all the time. Since he has not been out for a long time, all the attention has been focused on the two grandchildren. A casual remark by the grandchildren will stir up a stir in the old man's heart.

Exercise

a. Analyze Grandpa Qi's psychological reaction after illness according to the above case.

b. Make a psychological care plan for the elderly.

Task 3 Psychological care for the elderly with cancer

Task context

Grandma Wu, 72, whose income is mainly from irregular subsidies given by her husband and children, likes to play cards with her neighbors and has a very pleasant life. In October this year, Grandma Wu felt abnormal back pain, and then she was diagnosed with pleurisy by the doctor. After many days of infusion and medication treatment, there was no significant improvement about her pain. Then she transferred to another hospital, and was eventually diagnosed with early lung cancer. Grandma Wu has three sons and one daughter. All the children have their own family and have been working outside the country all the year round. The economic conditions are generally good. In the face of illness discomfort and high medical costs, Grandma Wu's mood is very heavy. Please analyze what psychological burden Grandma Wu faces.

Task objectives

Knowledge objectives

a. Understand the definition, pathogenesis and clinical manifestations of cancer.

b. Be familiar with the psychological characteristics of the elderly suffering from cancer.

c. Master the psychological care methods for the elderly suffering from cancer.

Skill objectives

Provide targeted psychological care services to the elderly according to the health status and psychological state of the elderly suffering from cancer.

Quality objectives

a. Establish a correct concept of elderly health through learning the basic knowledge of cancer.

b. Cultivate the habit of actively paying attention to the psychological status of the elderly and respect and care for the elderly through learning the psychological care methods for the elderly suffering from cancer.

Knowledge

1 Overview of cancer

(1) Definitions and terms

Cancer, also known as malignant tumor, is a general designation of a large class of diseases. These diseases are characterized by the loss of normal regulation, uncontrolled growth and abnormal differentiation of certain cells in the body, as well as local tissue infiltration and metastasis. Histologically, malignant tumors can be divided into epithelial and non-epithelial sarcomas and blood cancers.

(2) Etiology

There are many causes for cancer, among which chemical and biological factors are the most common. Etiological classification standard is the nature of carcinogens, the type of carcinogens and the role of carcinogens in the occurrence and development of tumors.

a. According to the nature of carcinogens, they can be divided into four categories, i. e., physical, chemical, biological and hereditary carcinogens.

Physical carcinogens include ionizing radiation, ultraviolet light, and extreme temperature.

According to research data, 80%-85% of human tumors are related to chemical carcinogens. Chemical carcinogens are the most diverse, with over 2,000 chemical carcinogens found to cause cancer in animals, of which about 50% are associated with the development of human tumors. The chemical carcinogens causing human tumors can be divided into three categories according to their source: (a) food mildew, pesticide pollution and improper production of carcinogens, aflatoxin, benzopyrene, nitrite, nicotine four carcinogens; (b) substances from environmental pollution, such as air pollution, occupational factors, smoking; (c) substances coming from side effects of drugs, such as disinfection and sterilization drugs, anticancer drugs, and sex hormones.

Biological carcinogens include viruses, bacteria, fungi, parasites (such as schistosomiasis) and other microorganisms.

Hereditary carcinogens cause cancer by affecting DNA within the nucleus of a germ cell. Long-term damage of physical, chemical and biological carcinogens can destroy DNA structure in cells. With the prolongation of time, DNA structure variation accumulation increases, resulting in changes in cell metabolism and cell properties. Then the normal cells change into cancer cells. Mutations in the parental DNA structure are passed on to the offspring, so cancer is heritable. However, carcinogenicity caused by hereditary carcinogens is not a condition for absolute morbidity. For example, if a parent dies of lung cancer, not all children may develop lung cancer.

b. According to the type of carcinogens, they can be divided into single-cause carcinogens and multi-cause carcinogens. Single-cause carcinogens cause cancer by a substance that impairs the same tissue or organ, such as ionizing radiation, ultraviolet light, overheating, or supercooling (thermal radiation) and so on, damaging DNA structure in cells alone to cause cancer. Multi-cause carcinogens refer to that two or more carcinogens successively damage the same tissue or organ to make the cell cancerous. For example, aflatoxin (or benzopyrene and nitrite), a chemical carcinogen, can repeatedly damage digestive tract mucosa, causing stress reaction and mucosal inflammation, swelling and erosion. Secondary infection with virus (or bacteria), cause immune response, continue to damage the digestive tract mucosa, make the disease repeatedly aggravating, not cured for a long time; Under the long-term damage of chemical carcinogens, microorganisms and free radicals, inflammatory cells will undergo excessive proliferation, degeneration and necrosis to form precancerous lesions such as inflammatory masses, polyps and ulcers. If the cause is not eliminated for a long time, cancer can be induced. Gastric cancer, colorectal cancer, etc. are caused by mixed carcinogen damage and viral or bacterial infection.

c. According to the role of carcinogens in the occurrence and development of tumors, they can be divided into carcinogenic factors, cancer-promoting factors and anticancer factors. Carcinogenic factors are substances that directly damage cells to cause inflammatory precancerous lesions and tumors, such as physical, chemical and biological factors that directly damage cells to cause cancer. Cancer-promoting factors refer to factors that promote the occurrence and development of tumors. For example, long-term high-sugar and high-fat diet, frequent drinking of spirits and suffering from cardiovascular diseases can all lead to the reduction of blood oxygen content in the human body, leading to hypoxia in multiple organ cells and promoting the occurrence and development of tumors. Smoking is a carcinogenic factor of lung cancer and a pro-cancer factor that promotes the occurrence and development of various tumors throughout the body. Anticancer factors refer to long-term healthy diet, adherence to activities and exercise, promotion of blood circulation, good health and strong immunity, which are factors resisting the occurrence and development of tumors.

(3) Epidemiology

The mortality of malignant tumors in China is among the highest in the world, and it is significantly higher in men than in women and higher in urban areas than in rural areas, with a continuous growth trend. The mortality rates of colorectal cancer, lung cancer and breast cancer from different causes of tumor death in urban areas are significantly higher than those in rural areas. The mortality of esophageal cancer, liver cancer, gastric cancer and cervical cancer is higher in rural areas.

According to the statistics of the National Cancer Center in 2022, there are about 4.064 million new cancer cases and 2.413 million new cancer deaths in China in 2016. Lung cancer, colorectal cancer, gastric cancer, liver cancer and breast cancer are the most common five cancers, accounting for 57.4% of the total number of new cancer cases. Lung cancer, liver cancer, stomach cancer, colorectal cancer and esophageal cancer are the five leading cancer deaths, accounting for 69.3% of the total number of cancer deaths. From 2000 to 2016, the cancer-specific crude incidence and age-standardized incidence of esophageal, gastric and liver cancers decreases significantly, while the incidence of colorectal, prostate, breast, cervical and thyroid cancers increases significantly.

(4) Clinical manifestations

Generally speaking, most patients in stage Ⅱ have no obvious symptoms, but organs or tissues with specific functions may have obvious symptoms. For example, various malignant tumors with neuroendocrine function may be accompanied by various related symptoms. Their local manifestations, general symptoms and systemic symptoms are as follows.

① Local manifestations

a. Mass. There will be a tumor located on the body surface or superficial. The mass is often the first symptom.

b. Pain. The swelling growth, ulceration or infection of the mass may stimulate or pressure the peripheral nerves or nerve trunks.

There will be local stabbing pain, jumping pain, burning pain, dull pain or radiation pain, often unbearable, especially at night more obvious (resting pain). Cavity organ tumors can cause spasms and produce colic, such as colic in the bowel obstruction caused by the tumor.

c. Ulcer. The tumors on the body surface or gastrointestinal tract will cause necrosis due to excessive growth and insufficient blood supply, or ulceration caused by secondary infection.

d. Hemorrhage. Ruptured body surface and tumors communicating with body surface and vascular rupture can cause hemorrhage, such as gastrointestinal bleeding, blood in urine, hemoptysis and phlegm.

e. Obstruction. Tumors may cause obstruction of hollow organs, and different symptoms may appear depending on the location.

f. Invasion and metastasis. After metastasis, corresponding symptoms occur at the metastatic site, such as regional lymph node enlargement, and venous return obstruction at the corresponding site leading to limb edema or varicose veins. Bone metastases can be painful or touch induration, and even pathological fractures occur. Lung cancer, liver cancer, gastric cancer can be carcinogenic or bloody pleural effusion, ascites, etc.

② General symptoms

Benign and advanced malignant tumors usually have no obvious systemic symptoms, or only non-specific systemic symptoms, such as anemia, low grade fever, emaciation, and fatigue. If the tumor affects nutritional intake (such as gastrointestinal obstruction) or are complicated by infectious hemorrhage, obvious systemic symptoms can occur. Cachexia is often a manifestation of late systemic failure in a malignant tumor. Tumors in some organs may present with corresponding hyperthyroidism or hypofunction, secondary to general changes. Some tumor patients seek medical treatment with the chief complaint of general symptoms. Therefore, attention must be paid to and in-depth examination must be conducted for patients with general symptoms for which the cause is temporarily unknown.

③ Systemic symptoms

a. Respiratory system: aphonia, cough, hemoptysis, asthma, chest pain, etc.

b. Digestive system: vomiting, diarrhea, constipation, appetite deficiency, thirst, hematemesis, bloody stool, abdominal pain, etc.

c. Genitourinary system: poor urination, hematuria, vaginal bleeding, lactation, male breast development, edema, etc.

d. Skin and limbs: hyperhidrosis, jaundice, acanthosis nigricans, and digital clubbing.

e. Effusion: pleural effusion, intraperitoneal effusion, and pericardial effusion.

f. Masses: lymph node enlargement, breast mass, abdominal mass, limb mass, etc.

g. Others: cancer pain, headache, fever, superior vena cava syndrome, and anemia.

2 Psychological characteristics of the elderly with cancer

The psychological status of cancer patients is influenced by multiple factors. Finding the internal relationship of the psychological status of the elderly patients with cancer, discovering the internal factors that cause the psychological status changes of patients and mastering the law of their changes are the objective prerequisites for formulating scientific psychological care measures and implementing them correctly. Scholars at home and abroad have found that older cancer patients are not only significantly lower in fear than young patients, but also better in coping with life. Compared with older patients, energetic young patients play a more important role in life experience, coping style and social role, so they are more likely to have psychological problems when facing cancer. On the whole, the psychological reaction of the elderly with cancer usually includes the following aspects.

① Cancer phobia

Due to inadequate or biased understanding of cancer, most of the elderly, including the general public, believe that cancer is a terminal illness that cannot be treated. Once suffering from cancer, it means that death is not far away. They show a high degree of fear even before they are diagnosed. They are mainly manifested as heaviness, restlessness, nervousness and sighing. They are highly sensitive to all the words and attitudes of the medical care personnel, and even undergo misinterpretation and excessive interpretation.

② Skepticism

For most patients, they hope to have a comprehensive understanding of their own condition, but are also afraid of and suspicious of the truth. They are very sensitive to the expressions and languages of relatives and medical staff, and suspect that they have something to hide from their own condition, or take any chances. They believe that there is the possibility of misdiagnosis, or regard the side effects of chemotherapy as cancer deterioration or metastasis to other parts, or mark patients with severe conditions around them, associate them with themselves, and increase the psychological burden.

③ Avoiding fantasy psychology

Once cancer is diagnosed, the elderly are often unwilling to face the reality due to their fear of cancer, and avoid or even fantasize that this is not a fact at all, manifesting as irritability, anxiety, reticence, fantasy and denial of the fact that they have cancer.

④ Depression, pessimism and despair suicide psychology

Pain, toxic and side effects of chemoradiation, high and continuous economic expenditures, and the risk of possible relapse and deterioration make the elderly feel that life is better than death at the psychological and physical levels. They lose confidence and hope in treatment and life, and even hope to die every day for liberation. The main manifestations are pessimism, depression and despair.

3 Psychological factors affecting the elderly with cancer

Many studies have confirmed that the psychology of cancer patients is affected by many factors. In general, the factors that affect the psychological level of cancer patients are generally divided into two levels, which are the individual level of patients and the environmental level of patients(as shown in Figure 5-1). There is a consensus that patients' age, gender, frequency of chemotherapy, and lifestyle can affect their psychological state. In addition, factors such as the patient's level of hope and the severity of the conscious illness can affect the psychological situation. Clarifying the influencing factors of psychological distress is conducive to formulating targeted interventions.

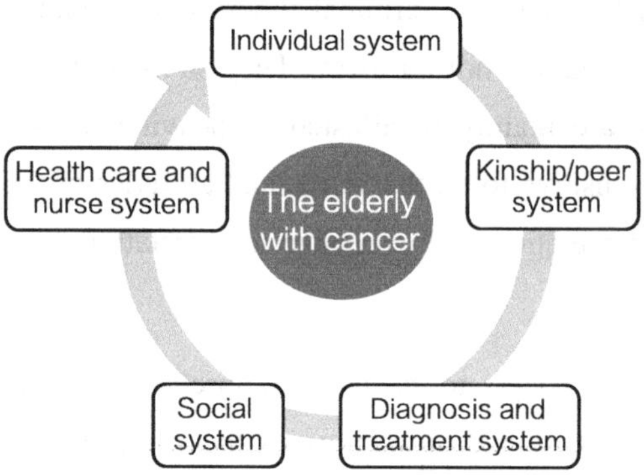

Figure 5-1 Psychological influencing factors of the elderly with cancer

(1) Social support

Social support is an external resource that individuals can use to enhance the adaptive behavior of the elderly with cancer and urge them to use positive coping strategies to improve their psychological status and treatment compliance. The elderly actively seek social support and can make reasonable use of it to reduce psychological distress. According to the different angles, it can be divided into professional social support and non-professional social support. Therefore, apart from providing professional treatment and care, caregivers also need to provide information, emotional and other support, thus helping patients to reduce psychological distress.

(2) Coping style

Active coping helps relieve psychological pressure, balance mental state and maintain mental health. Negative coping expedites negative emotions, adaptive behaviors and reduces life quality. The effectiveness of coping style needs specific analysis of specific problems, and there is no model that is effective for any situation. Staff also need to assess the coping style of elderly people with cancer in different situations to guide them to take the right way to deal with a series of physical and psychological changes caused by the disease.

(3) Hope level

Research shows that hope is an important part in the process of cancer treatment, and the level of individual inner hope can affect the psychological development and health status of cancer patients. Elderly cancer patients with a high level of hope will take a positive attitude to adapt to the changes brought by the disease in the face of cancer, and reduce their physical and mental symptoms through positive behavior. Elderly cancer patients with lower hope level have more negative emotions and low cooperation degree with medical staff, which is very unfavorable for the treatment of cancer. Of course, the individual's level of hope has a limitation, because the current medical technology is limited. Maintaining the level of hope in terms of efficacy, prognosis and other aspects in an appropriate state is the most conducive to the physical and mental health of the elderly.

(4) Disease perception

It is found that patients who pay too much attention to disease symptoms and are always worried about recurrence show more negative emotional reactions, and even affect normal interpersonal communication and daily life. Therefore, helping the elderly to establish correct disease perception can promote them to choose and adhere to a healthy lifestyle and improve their quality of life.

(5) Combined symptoms

Elderly patients with cancer are often accompanied by a combination of symptoms that are an important component of the disease experience. Common symptoms include fatigue, pain, nausea, dyspnea, decreased appetite, sleep disorders, etc. If these symptoms cannot be alleviated, they will have a series of negative effects on the functional state, emotional state and quality of life of patients. Therefore, the medical staff's management of the combined symptoms in the elderly is helpful to reduce the psychological distress of the elderly.

4 Psychological care methods for the elderly with cancer

Psychological care for the elderly with cancer consists of five procedures: screening, evaluation, service and referral, follow-up and recording and continuous quality improvement.

(1) Screening

Systematic training of staff is required to develop the knowledge and skills for psychological screening prior to its implementation. Screening should be performed at the first visit of the elderly and at an appropriate interval, especially if the disease is remission, relapse, or progressive. The 2013 NCCN (National Comprehensive Cancer Network) guidelines state that time nodes where the psychological distress of cancer patients is susceptible to change include: discovery of suspicious symptoms, diagnostic tests, definitive diagnosis, waiting for treatment, treatment changing, end of treatment, post-discharge treatment, transition period, treatment failure, relapse/progression, advanced cancer, and terminal stage. Screening tools include Distress Thermometer (DT) and Problem List (PL). If there are high-risk elderly people screened initially, they should be re-evaluated within 24 hours and appropriate interventions or referrals can be taken if necessary.

(2) Evaluation

The goal of psychological pain screening is to identify the elderly who need further evaluation and intervention, so evaluation is a core part of the whole management process. Based on the screening results, the staff evaluate the elderly. The assessment includes psychological problems such as anxiety and depression, and physical symptom problems such as pain, fatigue and nutrition. The methodology and tools for the assessment should be set out below. The assessment should be conducted according to the problems existing in the elderly in the question list. For the elderly with depression, the Personal Health Questionnaire-9 (PHQ-9) is recommended to be used. The Patient Health Questionnaire-2 (PHQ-2) can also be used to effectively identify the pain and mental status of the elderly with cancer. For anxiety, the Generalized Anxiety Scale (GAD-7) can be used to assess anxiety symptoms.

(3) Services and referral

Screening and evaluation, as preliminary work, can't improve the psychological pain of the elderly with cancer. For the elderly with mild or partial moderate cancer, the following comprehensive psychological care methods can be adopted according to the patients and their environmental systems.

① Individual level of patients: structural psychological intervention

Structured psychological intervention for the elderly with cancer include emotional counseling, cognitive therapy, stress management, etc. The specific technology and skills are as follows.

a. Emotion counseling. In view of the denial psychology, the elderly should be allowed to adopt such defense mechanisms as denial and rationalization within a certain period of time, so as to have the transitional time to accept the fact of illness. However, prolonged "denial" may delay the illness and therefore requires active guidance. Research shows that "denial" in the real sense of cancer patients is rare, and most of them belong to emotional depression. Patients only consciously control their emotions, with a calm surface but extremely painful heart. For anxiety and fear, cognitive therapy can be used to correct the wrong cognition of patients, and then combine with supportive psychotherapy to relax the technology, supportive psychotherapy, and psychological guidance to help the elderly vent their pent-up emotions and reduce the tension and pain.

b. Cognitive therapy. Although the concept of "cancer does not mean death" has been accepted by many people, many people are still afraid of cancer. Studies have shown that the 5-year survival rate of patients who have a correct understanding of cancer and maintain a good state of mind has been significantly improved. Therefore, correcting the wrong cognition of the elderly suffering from cancer and maintaining their positive and optimistic emotions are the core elements of psychological intervention. Specific measure is strengthening scientific education on cancer knowledge so as to make the elderly clarify the relationship between cancer, negative emotions, lifestyle and so on, and understand the current treatment progress, possible side effects and complications during the treatment, and disease prognosis. In the process of education, we should not deny the serious harm of cancer, but also let the elderly realize that active treatment and good mentality help to overcome cancer, correct the unreasonable cognition of patients on cancer, and enhance the expectation and confidence in rehabilitation.

c. Stress management. Stress management strategies include problem management (solving problems to eliminate the stress source, improve social skills, seek information, and face the problem) and emotional management (cognitive restructuring, attention transfer, self-exposure or catharsis, and problem avoidance).

The comprehensive use of a variety of intervention methods can effectively alleviate the psychological problems of the elderly with cancer.

② Patient' s environmental system level

a. Kinship system. It aims to guide families to strengthen psychological care for the elderly. Many elderly people will easily suffer from mental collapse once they know that they have cancer. Therefore, families should build confidence, communicate with medical staff about their illness, and learn about care experience to avoid affecting the elderly due to their negative emotions or behaviors. The elderly should be given positive guidance so that they can maintain a relaxed and happy mood and overcome their illness together. Especially because the effect of late treatment is not obvious, under the influence of the symptoms of pain, bleeding and renal failure, the elderly will be dissatisfied with everything around. This kind of emotion will make them lose their temper to their family members. At this time, family members need to overcome their boredom, understand and tolerate the elderly, help the elderly to reduce their anger and resentment, and enable them to receive treatment in a happy mood. Drugs can stimulate the gastrointestinal tract, and the elderly may suffer from nausea, vomiting, decreased appetite and other symptoms. In addition to the doctor's in vitro nutrition support treatment, families can make nutritious and delicious meals. At the same time, pay attention to the dining environment and atmosphere, so that the elderly eat more.

b. Medical system. Therapeutic communication refers to that nurses and relevant staff take patients as the center to help patients with physical and mental adjustment, so that patients can get rid of disease state, and get along with others. Specific intervention measures include hospital admission education, preoperative education, care ward round, explanation and communication during care operation, and answering questions raised by patients and their families. The above methods could enable the elderly to obtain more knowledge.

c. Social system. Social forces are considered as "external resources" for individuals to cope with events, and have a positive effect on alleviating the psychological problems of the elderly with cancer. The economic level of the elderly has decreased significantly after retirement. Psychological pressure is unavoidable when facing the economic expenses after suffering from cancer. Charities can be contacted to provide material and financial assistance to the appropriate elderly suffering from cancer to alleviate the anxiety of patients during treatment.

(4) Follow-up

Follow-up mainly refers to the follow-up understanding of the psychological pain of the elderly. Clinicians or team members (nurses, psychologists, psychiatrists, physicians, etc.) are responsible for identifying and ensuring follow-up evaluation of the elderly. Based on the re-evaluation, health care personnel can continuously monitor and support the elderly with stable or reduced levels of mental pain, give care to cancer professional caregivers for the elderly with continuously increased levels of mental pain, and adjust the current interventions. These interventions may include intensive psychological or drug interventions, and drug replacement. When the effect of group psychotherapy is unsatisfactory, it may be changed to individual psychotherapy. As the suicide rate in cancer patients increases, the suicidal ideation of the elderly can be evaluated at follow-up.

(5) Recording and continuous quality improvement

Nursing staff should record the physical and mental conditions of the elderly, the service measures taken, and the results achieved, reflect on the effectiveness of the service measures, and constantly improve the service methods and quality.

Task implementation

Working procedure	Content
Cognitive aspect: the diagnosis of cancer that is rather hard to swallow	Grandma Wu is hard to accept the fact that the disease is from pleurisy into cancer at the moment
Body aspect: discomfort from illness	Persistent back pain, combined with the side effects by medication and infusion make Grandma Wu very uncomfortable
Economic aspect: pressure on treatment costs	Grandma Wu has no pension and needs large medical expenses after illness. She can only rely on her husband and children and may be guilty for aggravating the burden of her husband and children
Psychological aspect: anxiety about future life	Grandma Wu may worry the life after discharge is difficult to restore the previous state

Task assessment

Working procedure	Evaluation criterion	Score	Self-rating score
Cognitive aspect: the diagnosis of cancer that is rather hard to swallow	Whether the content analysis is accurate and informative, whether the level is clear, whether it is in line with the statements in the material, and whether it can provide guidance for the development of later services	25	
Body aspect: discomfort from illness	Whether the content analysis is accurate and informative, whether the level is clear, whether it is in line with the statements in the material, and whether it can provide guidance for the development of later services	25	
Economic aspect: pressure on treatment costs	Whether the content analysis is accurate and informative, whether the level is clear, whether it is in line with the statements in the material, and whether it can provide guidance for the development of later services	25	
Psychological aspect: anxiety about future life	Whether the content analysis is accurate and informative, whether the level is clear, whether it is in line with the statements in the material, and whether it can provide guidance for the development of later services	25	

Consolidation exercise

Recall the key points involved in this task and write them down in the box.

NO. 1	Concept, etiology and clinical manifestations of cancer
Content	
NO. 2	Psychological characteristics of the elderly with cancer
Content	
NO. 3	Psychological influencing factors of the elderly with cancer
Content	
NO. 4	Psychological care method for the elderly with cancer
Content	

Task expansion

Case situation

Grandpa Li, 78, has suffered from lung cancer for three years. After surgical treatment and chemotherapy, he recovers well and follow doctor's advice to regularly review and maintain a regular lifestyle. However, at this year's reexamination, doctors told him that he has pancreatic cancer. When the old man heard the news, he was in a low mood and decided to give up the treatment despite his children's dissuasion. He thinks that he has been actively treating and eating in a healthy style since suffering from cancer, but now he suffers from cancer again, so he thinks that the current medical services do not seem to treat cancer very well. At the same time, because his children are under greater financial pressure due to the illness of the old man, the old man does not want to become a burden on his children. He decides to give up treatment. However, children believe that early cancer can have a good therapeutic effect and hope that Grandpa Li can receive treatment without psychological burden.

Exercise

a. Analyze Grandpa Li's psychological characteristics.

b. According to Grandpa Li's psychological characteristics, make a psychological care plan for him.

Task 4 Psychological care for the elderly with Alzheimer's disease

Task context

Grandpa Fan, 64, was a high school physics teacher before he retired. Over the past year, his cognitive ability gradually declined, sometimes put things in the wrong place. Former colleagues think he is more irritable and forgetful than before. His wife says the old man often repeats the same questions and has difficulty remembering recent events. His daughter also notices that the old man has some difficulties in using common tools such as electric cookers at home and even the remote control. He is diagnosed with Alzheimer's disease after an examination at the hospital. The staff plan to carry out memory training for the elderly.

Task objectives

Knowledge objectives

a. Understand the definition, pathogenesis, clinical manifestations and treatment of Alzheimer's disease.

b. Be familiar with the psychological characteristics of the elderly with Alzheimer's disease.

c. Master the psychological care methods for the elderly with Alzheimer's disease.

Skill objectives

Provide targeted psychological care services to the elderly according to the health status and psychological state of the elderly suffering from Alzheimer's disease.

Quality objectives

a. By learning about Alzheimer's disease, establish a correct concept of elderly health.

b. By learning the psychological care methods for the elderly with Alzheimer's disease, cultivate the habit of actively paying attention to the psychological status of the elderly and respect and care for the elderly.

Knowledge

1 Overview of Alzheimer's disease

(1) Definitions and terms

Alzheimer's disease (AD) was first reported as a clinical pathological syndrome by German psychiatrist Alois Alzheimer in 1906, mainly featuring progressive memory impairment and eventually developing into a dementia state of complete cognitive decline. After 2010, the concept of Alzheimer's disease changed significantly. Researchers extended the concept of Alzheimer's disease to a complete continuum from only brain pathological changes to severe dementia, including not only AD, but also mild cognitive impairment (MCI), subjective cognitive decline (SCD) or asymptomatic person (APC) with only pathological changes caused by AD. MCI is regarded as a clinical stage of Alzheimer's disease, which advances the prevention and treatment stage of Alzheimer's disease by 5-10 years.

In 2011, the American Institute of Aging and the Alzheimer's Association (NIA-AA) divided Alzheimer's disease into two stages (preclinical and clinical) and five stages: the Aβ deposition stage (only Aβ deposition without neuronal degeneration), neuronal degeneration stage (Aβ deposition neurofibrillary tangles formation, and neuronal degeneration without subjective symptoms), SCD stage (AD biological changes and declining subjective cognitive without objective cognitive impairment), MCI stage (AD biological changes, declining subjective cognitive and objective cognitive impairment with normal general cognitive function is, and social function and ability to live daily), and AD dementia stage (AD biological changes, comprehensive severe cognitive impairment, significantly impaired social function and ability to live daily).

(2) Etiology

The etiology and pathogenesis of Alzheimer's disease are not completely clear at present, but there are factors related to the occurrence of Alzheimer's disease, including advanced age, autosomal dominant inheritance, lack of nerve factors, and autoimmune abnormalities.

Pathological anatomy shows diffuse atrophy of cerebral hemispheric cortex, which is lighter than normal brain by more than 20% . The gyrus narrows and the sulcus widens, most notably in the frontal, parietal and prefrontal lobes. The occipital, motor and sensory cortex are less affected. The pulse chamber is enlarged, especially in the temporal horn of the lateral ventricle, and the hippocampal atrophy is significant. The histopathological changes of Alzheimer's disease mainly include extracellular senile plaques or axonal plaques, intracellular neurofibrillary tangles, neuron loss with glial cell proliferation, neuronal granular vacuolation degeneration and amyloid angiopathy.

(3) Epidemiology

There are more than 10 million patients with Alzheimer's disease in China and 25% of the world's population with Alzheimer's disease are in China. Alzheimer's disease occurs at the age of 65 years and over, and is higher in women than in men. Alzheimer's disease has a correlation with age. The prevalence rate will double for every 5 years. The prevalence rate of 80-year-old population is 15% , and about 25% of patients with Alzheimer's disease have family history.

(4) Clinical symptoms

Alzheimer's disease is usually insidious in onset and difficult to be detected in the early stage, and the disease progresses gradually. Clinical symptoms are divided into two aspects, namely cognitive dysfunction and non-cognitive mental symptoms. Cognitive dysfunction is mainly manifested as memory loss, decreased orientation, loss of language, loss of recognition or loss of use. Non-cognitive mental symptoms include anxiety, depression, etc.

(5) Clinical treatment

Currently, the commonly used therapeutic drugs include cholinesterase inhibitors, glutamate receptor modulators, brain metabolic activators, brain circulation improvers and antioxidants. Other drugs that may be considered effective include neurotrophic factors, hormones, non-steroidal anti-inflammatory drugs, statins and anti-β -amyloid drugs.

2 Psychological characteristics of the elderly with Alzheimer's disease

(1) Psychological characteristics of the elderly with Alzheimer's disease in early stage

① Cognition

Patients in early stage present with mild cognitive dysfunction. The elderly's memory, directional ability, visual space ability, language and thinking ability are all decreased. They have good memory of distant events but poor memory of recent events. They are difficult to remember when learning new information and new knowledge. They are unwilling to change their original living habits, and unable to adapt to the arrangement of objects different from their own habits. They need accompany when going to unfamiliar environments, or they will get lost.

② Self-care

They can take care of themselves in basic activities of daily life such as eating, wearing socks, brushing teeth, urinating and defecating, but they cannot do well in activities of daily life with some complicated elements such as washing clothes, cooking, purchasing necessities of life and managing money and goods.

③ Emotion

Memory loss affects the concentration of patients. Coupled with the inability to complete daily life independently, changes will occur in the hearts of the elderly. They will be anxious, depressed, anger, negative, indifferent and lonely.

④ Behavior

Under the influence of negative emotions such as anxiety, fear, fantasy and insomnia, the elderly are prone to attack, scream, cry and other behavioral symptoms.

⑤ Personality

As a result of memory loss, the elderly will reduce social activities, have less interest in being indifferent to the surrounding environment, resulting in being indifferent to the people and things around, and even the people they love. They show speculation, suspicious and selfish. It is difficult for them to adapt to the new environment.

(2) Psychological characteristics of the elderly with dementia

① Cognition

a. Visual space disorder: Patients will lose the way in a familiar environment, go to the wrong room or the bathroom at home, and lose the ability to copy simple graphics.

b. Memory disorder: Patients will have difficulties in maintaining memory and to learn new knowledge. For example, what has just been said and what has been done will be forgotten in an instant. With the progression of the disease, the long-term memory is damaged, and one cannot recall the past work and life experience, or even forget the name, age, home address, etc. In order to cover up the memory defects, some elderly people fill in the memory gaps with fictions or misconstructions.

c. Thinking disorder: Patients will have impaired abstract thinking abilities such as understanding, reasoning, generalization and calculation. At first, it is difficult to calculate. Gradually, the patients take more time to think and are unable to distinguish the similarities and differences of things, analyze and summarize, or read novels or movies. Eventually, the symptoms of agnosia and disuse appear, and they completely lose life ability.

d. Language disorder: Due to pathological changes in the brain, cognitive dysfunction and executive dysfunction, the patients' speech becomes empty, with long and tedious statements, the excessive use of pronouns and function words unconsciously, poor words, and monotonous speech, and even the occurrence of mutism or repetitive statements. The severe case may be aphasia.

② Emotion

Due to the partial or complete loss of ability to live independently, the elderly are prone to negative thoughts and dysfunctional attitudes. Their emotions change from indifference to impatience, anxiety, suspicion and depression, which are repeatedly and alternately changed, accompanied by abnormal changes in neuropsychiatric aspects, such as hallucinations, delusions, depression, agitation of the body and verbal aggression. Many symptoms of mental behavior in the elderly with dementia are based on cognitive symptoms. For example, delusion of theft is more common in memory disorder.

③ Personality

It is easy to have abnormal emotional change and abnormal mental behavior, secondary to the change of personality. At first, they have less interest in activities, and are difficult to adapt to the surrounding environment. Then they are indifferent to people. Because of trivial things, they might be violent, such as hitting people.

④ Self-care

Due to severe cognitive impairment, the elderly have a significant decline in their ability to live by themselves, and are unable to recognize others and themselves, or use chopsticks when eating.

3 Psychological care for the elderly with Alzheimer's disease

Studies have proved that the brain functions of normal aging and mild cognitive impairment are plastic, and psychological and behavioral intervention should be strengthened to change the cognitive function, especially to improve memory loss.

① Psychological support

Caregivers should respect and understand the elderly, treat them with sincere attitude, listen to them patiently and try to meet their reasonable needs. Patient explanation should be given for the unsatisfied needs, and psychological counseling should be carried out according to the situation of the elderly, to encourage them to love life, and to help them establish the confidence to adhere to the treatment. Caregivers should especially avoid showing boredom and exclusion in front of the elderly.

② Memory training

To increase the quantity of information stimulation, memory aids (blackboard, scratch pad, etc.) and audio-visual equipment can be used for memory training. The specific methods include: (a) immediate memory training, such as irregular numbers, picture detail reduction, etc.; (b) short-term memory training, in which the elderly are shown a few items or asked to observe the surrounding environment and then remember, followed by making them recall; (c) long-term memory training, enabling the elderly to recall the close relatives and friends they have recently contacted, the news events they have seen a few days ago, and the events that occurred with their children or staff members. Appropriate reminders can be given during the progress.

③ Intelligence training

Promote the elderly to use the brain frequently to stimulate the thinking activities of the brain. Intelligence training is divided into five aspects: observation ability, classification ability of natural things, numerical and mathematical calculation ability, visual space identification ability and imagination. Observation training can be used to find difference. The training of classification ability of natural things can be in the form of fruit classification, vegetable classification, kitchenware classification, etc. Numerical and mathematical calculation ability training includes figuring out the accounts of food. The visual space identification ability training can adopt the methods of puzzle, reflection training, etc. The training of imagination can be in the form of character guessing and jigsaw puzzle. Through the game-oriented and daily-oriented design, the details of life are incorporated into various trainings to delay the mental decline of the elderly.

④ Speech training

Caregivers should first encourage the elderly to read books, read newspapers and watch TV, and accept language stimulation from the outside as much as possible, which plays an important role in preventing the language decline of the elderly. Secondly, to encourage the elderly to express themselves in language, caregivers should take the initiative to raise topics for discussion with the elderly. In the process of communication, it is necessary to maintain enough patience and gentle attitude to cultivate the interest of the elderly in communication.

⑤ Exercise training

For the elderly suffering from mild or moderate Alzheimer's disease, aerobic exercise can be performed to regularly carry out health exercises or finger exercises, and intelligent equipment such as training blankets and stepping trainers can be used to enhance the walking ability of the elderly. For the elderly with severe Alzheimer's disease and the bedridden elderly, they can be allowed to perform some passive limb activities, such as massage.

⑥ Psychological support of caregivers

Caregivers who face the elderly with sensory perception, learning and memory, language, and social adaptability disorders all day are prone to physical and mental fatigue, heavy psychological burden, and may be bored, hostile, reprimanded, or even violent toward the elderly. Therefore, caregivers should be trained in disease-related knowledge to master the necessary care skills and rehabilitation training skills. Appropriate psychological assistance and spiritual support should also be given to alleviate their psychological pressure and mental burden so that they can provide patients with higher quality of care. Respite services will be provided when necessary.

Task implementation

Working procedure	Content
Prepare	(a) Communicate with the elderly and their families to understand the condition (b) Understand the preferences and expertise of the elderly (c) Establish good interaction with the elderly and their families
Interview	Based on the interview information, develop training programmes with the elderly and their family members
Establish records	(a) Immediate memory training: irregular numbers, picture detail reduction, etc. (b) Short-term memory training: showing some items to the elderly and asking them to observe the surrounding environment and make them remember (c) Long-term memory training: enabling the elderly to recall the new events and specifically describe the time, place and content of the events (d) Guide the elderly to participate in the activities combined with their interests
Make a plan	(a) Understand the satisfaction of the elderly and their families on training methods (b) Understand the effectiveness of memory training in the elderly

Task assessment

Working procedure	Evaluation criterion	Score	Self-rating score
Prepare	(a) Whether the preliminary data collection is comprehensive (b) Whether to establish a good professional relationship with the service object	20	
Interview	(a) Whether plan is detailed and scientific (b) Whether the plan has the participation of service objects (c) Whether the plan is fully recognized by the service object	20	
Establish records	(a) Whether the plan meets the physical and mental conditions of the service object (b) Whether the plan can deal with possible situation	30	
Make a plan	(a) Whether the service object and their families are satisfied (b) Whether the training method is effective	30	

Consolidation exercise

Recall the key points involved in this task and write them down in the box.

NO. 1	Concept, etiology, clinical symptoms and clinical treatment of Alzheimer's disease
Content	
NO. 2	Psychological characteristics of the elderly with Alzheimer's disease
Content	
NO. 3	Psychological care method for the elderly with Alzheimer's disease
Content	

Task expansion

Case situation

Grandpa Su, 74 years old, is a retired worker with primary school culture. He is married. Grandpa Su had a memory loss four years ago, which was mainly manifested as losing his friends and acquaintances. He had no impression of recent events and became irritable and suspicious. He often quarreled with his family over trivial matters. Later, he went to the hospital for medical treatment and was diagnosed with Alzheimer's disease. Recently, Grandpa Su's ability to live a daily life has gradually decreased. He doesn't know the accounts when buying things, often suffers from insomnia, has a stubborn attitude, doesn't listen to his family's advice, and has to go out late at night. After going out, he doesn't know the way home. Grandpa Su is mainly taken care of by his wife and children. His wife is 72 years old and the children are busy on work. They all feel exhausted.

Exercise

a. Analyze the condition of Grandpa Su.

b. Make a psychological care plan for Grandpa Su and his family combined with the situation of Grandpa Su.

References

[1] GUO J. Health management [M]. Beijing: People's Medical Publishing House, 2017.

[2] Revising Committee of Guidelines for Prevention and Treatment of Hypertension in China. Guidelines for prevention and treatment of hypertension in China [M]. Beijing: China Medical Science and Technology Press, 2018.

[3] XIANG G X, ZHAO X F. Prevention and treatment of common diseases in the elderly [M]. Beijing: Hualing Press, 2020.

[4] National Center for Cardiovascular Diseases of China. Annual report on cardiovascular health and diseases in China: 2022 [M]. Beijing: Science Press, 2022.

[5] HOU X X. Prevention and care of common diseases in the elderly [M]. Beijing: Peking University Press, 2019.

[6] WANG L H, LU H, LI X Z. Practical elderly care [M]. Beijing: China Science and Technology Press, 2017.

[7] ZHENG J J, GAO W. Guidelines for senile disease rehabilitation [M]. Beijing: People's Medical Publishing House, 2020.

[8] ZHOU Y Q. Rehabilitation psychology [M]. 3rd. Beijing: People's Medical Publishing House, 2020.

[9] LI Z. Rehabilitation of common diseases [M]. Changsha: Central South University Press, 2019.

[10] JIA L N, ZHUANG H L, CHEN Y, et al. Correlation between hypertension and depression in urban community elderly in Fuzhou city [J]. Chinese journal of public health, 2015, 31 (12): 1642-1645.

[11] CHEN X Y, XIANG M, LI H, et al. Analysis on mental health status and influencing factors in hypertensive patients managed by community [J]. Chinese journal of prevention and control of chronic diseases, 2018, 26 (6): 416-420.

[12] LIU X W, ZHAO X F, CHENG Z H. The concept change, prevalence and advance in diagnosis and treatment of Alzheimer's disease [J]. Chinese journal of clinical psychology, 2021, 29 (6): 1251-1255, 1265.

Project 6
Psychological care for social adjustment problems of the elderly

Project introduction

In most cases, retirement means the beginning of old age, when older people need to shift the focus of their lives from work to other areas, including their families. For some elderly people, especially those in good health conditions, retirement has brought about drastic changes in their daily life, lifestyle, social interaction and many other aspects, often causing physical and psychological discomfort to the elderly. If it is not properly adjusted, a retirement syndrome will occur.

The rapid changes in the economy and society make the population larger and the family size smaller, and the level of service for the elderly need rising. It is difficult to maintain the traditional family function. Shanghai puts forward the "9073" care model, that is, 90% of the elderly are at home, 7% of the elderly at home and in the community, and 3% of the elderly in the institution. The elderly who migrate to the institutions to live have to adjust their personal system and the new environmental system. If it is not timely and effective, it will have bad effect on the elderly.

Retirement and entering the centralized institutions are important life events for the elderly, which need to be given some attention, so that the elderly can gradually adapt to the changes in interpersonal communication and living environment.

This project aims to comprehensively introduce several kinds of social adaptation problems faced by the project provided to the elderly. The targeted care methods are sorted out in response to the questions, so that the students could understand the psychological characteristics of the elderly when facing major life events and master certain psychological care methods.

Project objectives

Knowledge objectives

a. Understand the definition of retirement and grasp the psychological reaction of the retired elderly.

b. Understand the current situation of the elderly enjoying collective support and grasp the problems existing in social adaptation of the elderly.

c. Master the psychological care methods of the retired elderly and the elderly enjoying collective support.

Ability objectives

a. Analyze the psychological state of the elderly enjoying collective support according to their specific situation.

b. Provide targeted psychological care services for the elderly according to the psychological characteristics of the retired elderly and the elderly enjoying collective support.

Quality objectives

Consciously respect and care for the elderly, so that they can get more social and psychological support.

Task 1 Psychological care for retired elderly people with adaptation problems

Task context

Grandpa Zheng was very busy at work before, and overtime work was commonplace. However, due to his imminent retirement, the company arranges for him to prepare for the work handover, and there are no other tasks. He could enjoy a happy retirement life, but his son, Mr. Zheng, found that he is somewhat abnormal recently, absent-minded and silent, so Mr. Zheng asks for help from social workers, hoping to improve his father's situation. Social worker Xiao Tian conducted a month-long psychological counseling for Grandpa Zheng. After the mood of Grandpa Zheng has improved, Xiao Tian plans to make further home visits to Grandpa Zheng to discuss his life planning after retirement.

Task objectives

Knowledge objectives

a. Understand the concept of retirement.

b. Master the psychological reaction of retired elderly people.

c. Master the methods of psychological care for the retired elderly.

Skill objectives

a. Be able to analyze the mental health status of the retired elderly according to their psychological characteristics.

b. Be able to use psychological care methods to help the elderly alleviate their maladjustment after retirement.

Quality objectives

Form the habit of actively paying attention to the psychological status of the retired elderly, and consciously respect and care for the elderly, to provide psychological support for the elderly.

Knowledge

Retirement refers to the withdrawal from work in accordance with the relevant provisions of the state, including the withdrawal of workers from their posts due to old age, work-related disability or illness, complete loss of ability to work (or partial loss of ability to work). Faced with retirement, the elderly may have a series of reactions. Retirement syndrome refers to the anxiety, depression, sadness, fear and other negative emotions of the elderly due to their inability to adapt to the new social roles, living environment and lifestyle changes after retirement, or an adaptive psychological disorder resulting in deviation from the normal behavior. This psychological disorder often leads to other physiological diseases and affects physical health.

1 Psychological reactions of retired elderly people

Retired elderly people should adapt to changes in social roles, family environment, interpersonal environment, life rhythm and psychological changes. For the retired elderly, social adjustment difficulties are mainly reflected in the social and psychological levels.

(1) Social level

The development of society needs the efforts of each generation. The whole human history is also promoted by the joint efforts of generations. The previous generation has provided the most basic foundation for survival and development for future generations. People always start the normal life and re-creation on the basis of the previous generation. However, with the economic development, people's understanding of the elderly is also changing, and now there are negative views on the elderly in the society. As the pioneers of social advancement, the elderly have made their own contributions to the social development, but they may face the prejudice from family and society after they grow old. Besides, with the rapid development of science and technology and the acceleration of social changes, it is difficult for the elderly to accept the social progress with the times in their concepts and behaviors. For example, they have difficulty in using electronic equipment such as smart phones and computers. It is difficult for them to keep up with the pace of social changes. As a result, the elderly have some doubts about their own existence and value.

(2) Psychological level

Due to the change of social role, the elderly will have a sense of loss psychologically. With the growth of age, the physiological function of the elderly continues to decline. In their view, it is the retirement that has resulted in psychological discomfort. They are no longer needed by work, family and society, and have lost the value. They are afraid of aging and are unwilling to accept this phenomenon.

① Psychological gap caused by interpersonal relationship and social status changes

Retirement is also a change in people's professional role. Their contact environment has changed from a company to a community, their core group of associates has changed from colleagues to family members and neighbors, and their daily problems have changed from work to life. This series of changes is sudden, for most of the elderly in a short period of time is difficult to accept, easy to produce elderly retirement syndrome. The symptoms mainly involve two kinds of emotions. One manifests their thoughts about authority have not changed. In particular, the elderly who served as leaders before retirement are still used to controlling, leading and ordering the people around them to do things after retirement due to the long-formed habit. Especially when the opinions and ideas put forward by themselves cannot be adopted or valued, they are prone to psychological imbalance, loss and other bad emotions. Another emotion is that they think they are old and useless. They think they are abandoned by the society and deny themselves in a superficial way. They regard themselves as useless people and become silent and depressed.

② Anxiety caused by changes in health conditions

With the growth of age, the physiological function of the elderly is in different degrees of degradation, both biologically rational aging and psychological anxiety. Physiologically, the perception of the elderly is gradually degraded, and their communication with the outside world and understanding of information become more sluggish. Memory decreases with age, and physical strength decreases with age. From a psychological point of view, many elderly people are afraid of aging. The elderly after retirement are more obvious, because they worked hard in their youth, created a good life, reflected their own values in life. They are unwilling to accept their aging.

③ Psychological pressure caused by changes in economic conditions

Pensions and child allowances are the main sources of income for retired seniors. The elderly retirement pension from government agencies and institutions is higher, but the pension of the elderly retiring from normal enterprise is much less. A decrease in income after retirement will lead to a decrease in living standards. In special circumstances such as illness, the elderly are more likely to have psychological pressure.

④ **Frustration caused by the development of information technology**

Today's social informatization has gradually expanded from the field of production to the field of life. The main tools used in daily life have had the characteristics of informatization, such as communication, shopping, transportation and other fields. The informatization degree is higher and higher. However, due to the decline of physical function and the decline of acceptance of new things of the elderly, as well as the fact that the special needs of elderly consumer groups are ignored in the research and development process of information products, it is difficult for the elderly to enjoy the convenience brought by the development of science and technology, resulting in frustration in the life experience.

In summary, we should fully recognize the impact of changes in social status, interpersonal relationships, physical health, economic income and contact environment on the mental health of retired elderly people, so as to take targeted care.

2 Psychological care methods for social adaptation of retired elderly people

(1) Personal psychological support

① **Listening**

The elderly are encouraged to tell about their feelings of retirement and the existing negative emotions and psychological factors. Staff should listen patiently and give high attention and sympathy to the sufferings of the elderly. At the same time, it can guide the elderly to vent their negative emotions and release the inner painful experience, so as to narrow the psychological distance between them. Don't interrupt the elderly casually while listening. Encourage and respond by non-verbal means, including body language.

② **Clarifications**

Clarification is asking questions about unclear areas so that more accurate information can be obtained. Clarification is an important method to ensure effective listening and a necessary means to connect "listening" with "speaking". In the process of service, the staff should use understandable language to confirm the cause, nature, degree and treatment plan of the problem to the elderly, so as to help them to remove concerns, relieve or eliminate tension and anxiety, and build up the confidence of the elderly.

③ **Encourages**

For the depressed and disappointed old people, staff should encourage them to cheer up and establish confidence. Encouragement needs to be carried out for a long time, and it will be better to combine the actual problems and situations in life.

④ **Guidance**

Guidance is to directly guide the elderly what to do and how to do. Guidance is supportive because it helps the elderly maintain problem-solving skills in the face of negative emotions and bad psychological conditions. The guidance given must be clear, positive and feasible.

Psychological adjustment ability can be continuously improved through receiving education, counseling and self-reflection. Staff should consciously use the power of others to improve the psychological adjustment ability of retired elderly people in social adaptation.

(2) Family psychological rehabilitation

Family is the basic unit of society and its quality directly affects the mental health of its members. Family psychological rehabilitation refers to the whole family as the object of adjustment. Through purposeful contact and conversation with all members of the family, the staff promotes changes in the family and affects the elderly through the family members to reduce or eliminate their symptoms. Therefore, a harmonious atmosphere of mutual care and respect among family members should be created in the family. Children should be more concerned about the elderly. When necessary, general family treatment can be used, as well as dynamic family treatment, communication and systematic family treatment and other ways to provide psychological counseling and treatment for the elderly.

(3) Community psychological rehabilitation

Community psychological rehabilitation refers to the use and development of community resources. The elderly and their families and communities are regarded as a whole. It aims to help the elderly to recover as much as possible the ability to take care of themselves, study, work and participate in social activities through the psychological knowledge and skills.

The life satisfaction of the retired old people is usually related to the degree of self-realization. According to their own interests and hobbies, the elderly can actively participate in some physical exercise within their capabilities to enhance their physique and maintain a high level of both physical and psychological state. What is needed in social activities is not too much physical strength. What is needed in most social activities are time, experience and skills. The leisure time of the elderly increases after retirement. Compared with the young group, this is a unique advantage for the elderly to engage in social activities, for example, joining the dance team. Through these methods, the retired elderly can not only enjoy their retirement time, but also make themselves in a pleasant living environment and improve their life quality.

It should be noted that in the process of psychological care for retired elderly people, individual differences should be fully considered, and care services should be targeted based on the social experience, social role, temperament, character, disease types and education level of the retired elderly people.

Task implementation

Working procedure	Content
Prepare	(a) Collect data and determine the interview outline (b) Communicate with the elderly and determine the interview time, place and general content
Interview	(a) Understand the recent situation of the elderly, especially the psychological status (b) Understand the interests and expertise of the elderly (c) Discuss post-retirement planning with the elderly
Establish records	Analyze the previous service materials and the interview materials, so as to lay a foundation for drawing up the plan
Make a plan	(a) Elaborate a preliminary framework (b) Complete the preparations for the next interview

Task assessment

Working procedure	Evaluation criterion	Score	Self-rating score
Prepare	(a) Whether the records of the preliminary service are kept in good condition (b) Whether the data analysis is comprehensive (c) Whether to make reasonable interview outline (d) Whether to determine the interview time and place with the service object in advance	30	
Interview	(a) Whether to establish good interaction with the service object (b) Whether to use reasonable interview skills and guide the service object to actively share (c) Whether the required information is obtained	30	
Establish records	Whether to get the real idea of the service subject	20	
Make a plan	(a) Whether to formulate the preliminary framework according to the service object preliminary evaluation (b) Whether to complete the preparation of the next interview	20	

Consolidation exercise

Recall the key points involved in this task and write them down in the box.

NO. 1	Concept of retirement
Content	
NO. 2	Adaptation problems faced by the retired elderly people
Content	
NO. 3	Psychological care methods for the retired elderly people
Content	

Task expansion

Case situation

Grandpa Li has been retired for nearly two months. He was previously the head of the administrative department of a state-owned enterprise. He has been well received by his colleagues and leaders in his work. During his tenure, he received many commendations. His literary and artistic activities organized before his retirement also received commendations from the department in charge. After retirement, Grandpa Li and his wife live together. His wife and friends often go out to play and they often leave Grandpa Li alone at home to take care of the housework. His only son lives in about 30 kilometers away. Recently, Grandpa Li always feels insomnia serious and spirit trance. In view of Grandpa Li's situation, social worker Xiao Hu prepares to conduct a detailed analysis of his psychological and emotional problems for providing targeted services to Grandpa Li in the later period.

Exercise

a. Point out the maladaptive behavior of Grandpa Li in the case.

b. Design a community psychological rehabilitation program for Grandpa Li according to the skills of psychological care.

Task 2 Psychological care for the elderly accepting collective support with adaptation problems

Task context

Grandma Hu is 75 years old and has been a widow for many years. She suffers from a variety of chronic diseases such as hypertension and diabetes. She suffers from unexplained hand shaking, slow movement and limited ability to take care of herself. Grandma Hu has three children. They all work far away from Grandma Hu and rarely come back to visit her. For safety reasons, her sons decided to send Grandma Hu to an institution for the aged, which is the only arrangement that Grandma Hu could accept. Due to living alone all the year round, Grandma Hu is extremely uncomfortable after entering the institution, thinking institution limit her freedom of travel and room facilities in convenient at home. She also doesn't want to interact with other old people or participate in daily activities. As time passes, Grandma Hu becomes more withdrawn and stubborn.

Task objectives

Knowledge objectives

a. Understand the current situation of the collective elderly support.

b. Master the problems existing in the social adaptation of the collective elderly support.

c. Master the psychological care methods of the elderly accepting the collective elderly support.

Skill objectives

a. Analyze adaptation problems of the elderly accepting collective support and the reason according to the specific situation of the elderly.

b. Be able to use the direct and indirect service method to alleviate the social adjustment problem of the elderly accepting collective support.

Quality objectives

Cultivate the habit of actively paying attention to the economic and social changes, and lay the foundation for professional learning and later employment.

Knowledge

For a long time, it is not the first choice for the elderly in China to enter the old-age care institutions, but the traditional way for the elderly in China is staying at home. Children who send their parents to old-age care institutions are often regarded as "unfilial", and the elderly who live in old-age care institutions are often regarded as "unfortunate" and "abandoned" by their families. According to the statistics of the National Health Commission of the People's Republic of China, by the first quarter of 2022, there are 360, 000 institutions and facilities for the aged in China, with 8. 126 million beds, showing a gradual upward trend. Due to the weakening of the family's ability to care for the elderly, the increase in the quality of institution and other factors, more and more elderly people will choose to accept the collective support in the future, and the adaptation of the elderly living in institutions is more worthy of attention.

1 Adaptation problems faced by the elderly accepting the collective support

Adaptation to institutions for the elderly refers to the interaction between the elderly and the internal environment of institutions. It is a process of adjusting themselves to meet the environmental requirements and change the environment to meet their needs, with the result of maintaining the harmonious and stable state of the elderly and the environment. Faced with the new environment of the institutions, the elderly should face many aspects of adaptation, including interpersonal adaptation, living environment adaptation and institutional management adaptation.

(1) Interpersonal adaptation

After moving into the institutions, the elderly's original interpersonal system will be broken. First of all, the interpersonal objects will change, from the previous family members, neighbors, friends, etc. to agency staff, the elderly living with them, etc. Secondly, interpersonal communication will change. Finally, the interpersonal space will change from a diversified space (community, supermarket, community activity center, etc.) to a single internal space of institutions. The elderly need time to adapt and accept the above changes. If the elderly can not adapt in time, they are easy to have negative emotions and psychological problems.

(2) Living environment adaptation

The living environment involves many aspects, such as room size, spatial layout, meals, the convenience of going upstairs and downstairs, the type and number of entertainment activities, and the perfection of supporting facilities. From family to institutions, the elderly come in to a strange environment from a familiar, free and relaxed family environment. They are easy to have a sense of uncertainty. The elderly will be discomfortable and anxious, leading to insomnia and other physiological symptoms.

(3) Institutional management adaptation

First, considering the safety of the elderly, institutions have strict rules on the entrance and exit of the elderly. Second is the work and rest time. For the convenience of overall planning, the institutions have unified arrangements for meals, bedtime and activities. The elderly cannot go out and arrange affairs as casually as they do at home. Some elderly people may have a sense of constraint, and then generate emotions such as anxiety and anger.

Thus, the elderly face certain challenges in adapting to the new environment. In general, environmental changes have a much greater negative impact on the elderly than on the young. Many survey results have pointed out that most of the elderly choosing accepting collective support suffer from chronic diseases and physical dysfunction. In addition to the environmental changes, they are easily to produce negative emotions with decreased appetite, insomnia, depression, loneliness, loss, lack of security, and reduced life satisfaction, which increases the probability of illness and death.

2 Psychological care methods for the elderly accepting collective support

(1) Direct service method

Direct service method is an important method of psychological service for the elderly in institutions, which is mainly aimed at the needs of the elderly in the aspects of cultural entertainment, self realization and social interaction. The organization and management of mental health services in institutions are generally performed by social workers or other staff members, and the daily activities of the medical staff and the caregivers are jointly responsible for.

① Adjust emotions and change the irrational cognition

By earnestly listening to the elderly, we can guide the elderly to vent their existing psychological pressure and bad emotions, so as to change their irrational cognition. The staff can argue with the irrational beliefs of the elderly through denying the catastrophic, absolutizing, generalizing, and using the techniques of comparison, generalization and exaggeration. At the same time, through remodeling the cognition, the elderly can form a new rational cognition, and adapt to the life in institutions.

② Reconstruct social support networks and acquire new life style

In the early stage of entering the nursing home, the staff can temporarily allow the elderly to maintain their previous living conditions, including interaction with family members and friends. However, due to the impact of the relocation, staff must help the elderly to establish new communication and interaction models based on the actual situation in order to adapt them to the new environment of the institutions. Staff can help the elderly who have difficulties in adaption to make their own daily life plan which is compatible with the institutions and gradually integrate into the new life by introducing the companions of the institutions and their lifestyle. At the same time, the staff can organize various kinds of activities such as calligraphy, painting, music, chess and cards and coordinate and solve the conflict between the personality activities of the elderly and the rules and regulations of the institutions. The elderly can selectively participate in these activities according to their interests and stick to them for a long time, so as to obtain new support networks and lifestyles.

③ Exploit inner potentialities and help each other

After the negative emotions and resistance behaviors of the elderly are relieved, the staff can exploit their potentialities and exert their abilities according to the individual merits of the elderly. From the perspective of occupation, the elderly may be engaged in teachers, doctors and other professions before retirement. From the perspective of skills, some elderly people are good at calligraphy, painting, singing and so on. Staff can encourage the elderly to play the role of organizers, professors, and bring their expertise to the fullest and enrich the life in the institutions.

(2) Indirect service method

Indirect service method refers to the method that aims at the psychological state of the elderly, fully utilizes the main bodies such as family members, the persons living with the elderly, staff, etc., and provides services to the elderly by mobilizing the nearby forces in a flexible and changeable way.

① Employee care strategy

The employee care strategy refers to the institutions' appropriate care and encouragement for the frontline employees. In this way, employees can have a sense of belonging, have passion to the institutions and the work, and motivate work enthusiasm, so that this caring behavior can be transmitted to the elderly. Only when the emotions of the employees are in a positive state can the purpose of attentively providing psychological care services by the employees be achieved.

② Internal mutual assistance strategy

The internal mutual assistance strategy is mainly to guide the communication between the elderly to help each other and comfort each other's emotions. This can enable the enthusiastic elderly in the institution to provide psychological consolation services for other elderly as "passers-by" so as to provide peer support. If the elderly can solve some common problems through mutual assistance, it will be conducive to the realization of the benefits of "helping others and helping themselves", and can reduce the burden on the staff to a certain extent.

③ Family participation strategy

For the elderly, the care of relatives cannot be replaced by anyone. Therefore, institutions should actively guide the families for the elderly to participate in the daily services of the elderly, and can discuss with the elderly about the time and frequency of visits, so that the elderly can establish a reasonable expectation. Especially on special days such as birthdays and wedding anniversaries, try to bridge the gap created by distance between the elderly and their families. This will help eliminate the negative psychology of the elderly arising from their long-term residence in institutions and establish their confidence in living in institutions.

④ Resource expansion strategy

Resource expansion strategy refers to the strategy led by the institutions to reasonably mobilize and integrate social resources and forces to provide psychological needs services for the elderly. At present, the available social resources include the surrounding communities, schools, enterprises, etc., so that these social resources can enter the institutions to carry out public welfare services, so that the elderly can feel the connection with the outside world. It is also possible to raise social volunteers as a powerful complement to the service resources of institutions.

Task implementation

Working procedure	Content
Prepare in advance	(a) Find out the details of Grandma Hu by interview and observation (b) Establish a relationship with Grandma Hu through interaction
Change the irrational cognition	(a) Identify the irrational cognition (b) Debate on the cognition (c) Reestablish the cognition
Reconstruct social support networks	(a) Keep Grandma Hu's original life style in the initial stage, and then make her gradually change (b) Guide Grandma Hu to interact with other old people
Exploit inner potentialities	(a) Find Grandma Hu's hobbies and expertise (b) Guide Grandma Hu to participate in institutional activities

Task assessment

Working procedure	Evaluation criterion	Score	Self-rating score
Prepare in advance	(a) Whether the preliminary data collection is comprehensive (b) Whether to make reasonable interview outline according to the service object (c) Whether a trust relationship is established with the service object	20	
Change the irrational cognition	(a) Whether the identification of irrational beliefs is accurate (b) Whether the debate on the cognition use the reasonable professional skills (c) Whether the debate on the cognition has achieved the desired results (d) Whether the cognition of the service object is reshaped	30	

(Continued)

Working procedure	Evaluation criterion	Score	Self-rating score
Reconstruct social support networks	(a) Whether to contact the relatives and friends of the service object before admission (b) Whether the agreement is reached with the relatives and friends of the service object before hospitalization (c) Whether the service object is willing to take the initiative to interact with other elderly people	30	
Exploit inner potentialities	(a) Whether to find out the hobby and specialty of the service object (b) Whether the service object is willing to participate in the activity	20	

Consolidation exercise

Recall the key points involved in this task and write them down in the box.

NO. 1	Adaptation problems faced by the elderly
Content	
NO. 2	Psychological care method of the elderly accepting collective support
Content	

Task expansion

Case situation

Grandma Li is 70 years old this year and her legs and feet are no longer very nimble. Due to the busy work, her children have no time to take care of Grandma Li. Thus, they sent Grandma Li to a nursing home in the city. Grandma Li did not agree to go to a nursing home originally. She believed that only the elderly with disobedient children would go to a nursing home. Grandma Li's children tried to convince her many times, and Grandma Li agreed reluctantly. After moving into the nursing home, Grandma Li feels uncomfortable and not accustomed to the collective life. She feels abandoned by her children. If you work in the nursing home, how would you serve Grandma Li?

Exercise

a. Assess the problems faced by Grandma Li.

b. For the problem of Grandma Li, what will you do to provide services?

References

[1] WU C P, JIANG X Q. An introduction to gerontology [M]. 3rd ed. Beijing: China Renmin University Press, 2015.

[2] ZHANG W J. Administration of the work on aging [M]. Beijing: China Renmin University Press, 2017.

Project 7
Psychological care for the elderly with family problems

Project introduction

A healthy family relationship is very important to the elderly. On the one hand, it can provide life security and material support for the elderly to help them better cope with the problems they face in their old age. On the other hand, it can provide support to the elderly and enhance their sense of security account. Therefore, the family relationship of the elderly directly affects the quality of life of the elderly in their later years. By introducing the influence of marriage on the physical and mental health of the elderly, this project enables students to analyze and discuss the marriage and family status of the elderly in different situations, find out the potential crisis in the marriage of the elderly, and analyze the underlying reasons behind the psychological questions. To master the coping methods of bereavement, divorce, remarriage, extramarital affairs, help them to carry out psychological adjustment, and improve the quality of life and life satisfaction of the elderly in their old age.

Project objectives

Knowledge objectives

a. Understand the significance of marriage to the elderly and the potential crisis of marriage in the elderly.

b. Master the psychological coping of the elderly of bereavement.

c. Master the psychological coping of the elderly of divorce.

Ability objectives

a. Be able to analyze the common psychological problems and deep causes of the elderly in marriage and family.

b. Be able to skillfully use supportive psychotherapy to help the elderly with marriage and family problems.

c. Be able to use the knowledge learned flexibly, and put forward a feasible psychological care plan according to the psychological status of the elderly.

Quality objectives

a. Cultivate the ability of observation, actively pay attention to the marriage and family status of the elderly, and establish a correct attitude and concept.

b. Cultivate the ability to consciously respect the elderly and their marriage, and to make them feel supported and cared for.

c. Cultivate the ability of thinking flexibly, which can effectively deal with the psychological problems of the elderly in marriage and family.

Task 1 Psychological care for the elderly with marital problems

Task context

Grandpa Zhang, 65, was originally cheerful and had a wide range of interests. Many people are willing to participate in activities with him. His cheerful laughter often echoes at home and community centers. But six months ago, Grandpa Zhang's wife suddenly died of cerebral hemorrhage. Since then, he has been like a different person. His mood is so bad that he has no interest in doing anything. He never takes the initiative to call his relatives and friends. He answers the phone with sighing. He doesn't want to go down the building or participate in the activities. He is in a daze every day in front of the photos and relics of his wife, and he turns a deaf ear to the advice of their children. In the last week, he was found to have symptoms such as chest tightness and shortness of breath. He was worried about the possibility of heart attack at that time, so he went to the hospital for an examination. It ruled out the possibility of heart disease, while the doctor said it was mainly the mental disease.

Task objectives

Knowledge objectives

Be able to understand the common psychological problems in the marriage and family of the elderly.

Skill objectives

Know about the physical and psychological development of the elderly.

Quality objectives

Establish a correct concept of marriage of the elderly and cultivate the quality of caring for the elderly.

Knowledge

1 Significance of marriage to the elderly

Love and marriage are eternal topics for human beings. Love are not just for young people. Old people also need emotional comfort and love. In recent years, the phenomenon of divorce and remarriage of the elderly has gradually increased, which has become a social phenomenon of widespread concern. There are old people in every family, and everyone will be old. Marriage and family are of unusual significance to the elderly. For the elderly, life is not as simple as laying an electric blanket when it is cold, buying a fan when it is hot, keeping a pet dog when it is boring, and dancing in the square when they are free. They also need psychological and spiritual attention and company.

Marriage is the most intimate and enduring of all human intimacy. For the elderly, marriage is of great significance. Lin Xianghua believes that compared with those who have a partner, the elderly without a partner are at a relative disadvantage in terms of residence, education and career development, and tend to have a poor level of physical and mental health. It's easier to experience negative emotions and loneliness. In addition, marital satisfaction will also have a greater impact on the living conditions of the elderly. The higher the satisfaction is, the more positive effect on health is.

(1) A good marriage helps to improve the physical and mental health of the elderly

Modern medicine has proved that a loving and harmonious relationship between husband and wife can keep people in a pleasant psychological state and avoid the stimulation of negative emotions, so as to make both physical and mental health in the best state and reduce the probability of suffering from physical and mental diseases, such as hypertension, coronary heart disease, diabetes, digestive tract ulcers, cancer, geriatric depression, geriatric anxiety and so on.

Psychological research also found that the family is one of the important regulatory factors in the treatment of diseases, especially mental diseases. Husband and wife are related to love and consideration, creating a positive, harmonious and happy living environment. If the relationship between husband and wife is not harmonious and they often quarrel, causing tense family atmosphere, it will cause annoyance, depression and insomnia. For a long time, this will affect the body's immunity and induce various diseases, which is not conducive to physical and mental health.

(2) A good marriage is of special significance to the empty nesters

With the development of society, the size of families in our country is becoming smaller and smaller, and the "2 + 1" families are becoming more and more. Generally speaking, children who get married and start a career will not live with their parents, and there are more and more elderly people living alone, so the elderly whose children leave home and live alone are vividly called empty nesters. For the elderly who live alone, their partner is the most important object of communication in their lives. Elderly couples can take care of each other, improve each other's life and spiritual self-reliance, reduce the burden of providing for the aged of their children, so that young people can devote full enthusiasm and sufficient time to tense social work and maximize social benefits.

If the elderly do not have a partner and live alone for a long time, there is no one to communicate with them in daily life, and they will often lack sense of security and feel lonely. If they can have a good marriage through remarriage, they can avoid the above negative psychological problems to a great extent.

Some people even think that the fundamental significance of remarriage for the elderly lies not in "marriage", but in "providing for the aged". This can also be regarded as a new feasible attempt under the condition that the current system of raising the elderly is not perfect.

(3) Health and safety monitoring between elderly couples cannot be replaced by others

Cardiovascular and cerebrovascular diseases in the elderly mostly occur in the dead of night. If the elderly fall asleep alone and there is no one around them, it is likely to cause delay in the timing of treatment and lead to irreparable consequences. Old couple often go shopping, cooking and walking together, and when accidents such as collisions or slips occur suddenly, they can also call the police or ask for help as soon as possible. Therefore, it is very important for elderly couples to monitor each other's health and safety. Studies have shown that when one of the elderly couples is ill, the comfort and careful care of the other play an important role in the patient's recovery.

2 Potential crisis in the marriage of the elderly

After entering the old age, there will be a series of physical and psychological changes in the elderly, and the relationship between husband and wife is a severe test. In addition, after the elderly retire from work, the scope of life has narrowed, their leisure time has increased, and their children grow up and leave home, and there are almost only husband and wife to get along with each other. Over a long period of time, contradictions and problems that have never existed before will inevitably arise. Therefore, how to live a good life together after retirement is a problem that elderly couples need to seriously consider.

According to statistics, nearly half of the elderly couples had a good relationship when they were young. The woman was good-tempered, patient, gentle and considerate to her husband, while the man was generous and self-motivated. But after entering menopause and old age, they are like a different person. They nag, often refuse to give way to each other for some trifles, quarrel and blush.

In daily life, some old ladies often complain, "I don't know what happened to this old man. He didn't speak, he didn't answer even if he was asked." Or hear the old men complain, "She nags every day. She couldn't be quiet for a while. And she often goes out." These are all the complaints caused by the dissatisfaction of both husband and wife caused by improper behavior and psychological changes.

Marriage requires a lifetime of management and care, although the elderly couple have been married for decades, but they still need to face the problem of marriage adaptation after entering their old age. The marriage and family life of the elderly needs more understanding between each other. Because after both husband and wife retire, it virtually increases their chances of getting along at home, and whether this is good or not depends on the situation of the elderly couple. Some can get along day and night and are happy to enjoy life together, while others can't stand being together every day, exposing the difficulties of getting along with husband and wife. Moreover, due to the differences in life attitudes and methods between the elderly husband and wife, it is easy to produce family conflicts if they are not handled well. For example, how to distribute property and which one to take care of children may lead to the outbreak of potential problems in the family. Therefore, in addition to enjoying "two-person world", elderly couples should also be ready to deal with all kinds of potential crises.

Related links

Holding hands for 73 years without a quarrel, centenarians in Gongjiadao perform a happy marriage

There is a very famous old couple in Gongjiadao, Zhifu District, Yantai City. When they are mentioned, there is no one who does not envy them.

The couple of Ning Hongshun and Liu Weijuan have been holding hands for 73 years and have never quarreled, and now they have lived together with three generations. Liu Weijuan has a strong body and a clear mind, and can take care of herself. Ning Hongshun, a centenarian, is hard of hearing and slow to respond. He no longer knows anyone except his wife.

They grew up together and became husband and wife when they grew up. But the husband Ning Hongshun worked away from home all the year round, while his wife Liu Weijuan took care of young and old at home, so she missed him very much. After marriage, they went through hard times, and gave birth to a total of 10 children, but five of them died one after another, which brought great pain to them, but they had fun in their bitterness and supported each other.

Nowadays, the husband is old and frail, but the wife takes good care of him and never gives up. The first thing Liu Weijuan does when she gets up every morning is to boil a pot of water and let her husband drink a glass of hot water. Then she washes his face and wipes his face with warm towels. Every night before going to bed, she would help him to wash his feet in front of the bed at first, and then wash her own.

Now Ning Hongshun doesn't know his children or grandchildren, but he has never mistaken his wife.

Their children said, "Now my father only knows my mother, and he has become like a child. He is more and more attached to my mother. He must have my mother with him all day."

According to the recollection of their children, they never had fight. When he was young, the husband had a bad temper, but the husband lost his temper only to yell at the children, but never spoke loudly to his wife. And the wife is famous for her good temper in the village. The neighbors also said that the family was in harmony.

They might never say"I love you" to each other, but they used 73 years to interpret the great love in the world! "Hold your hand, till death do we part" is the witness of the love between the two old people. Over the past 73 years, they have respected and loved each other and never had a quarrel. Although everyone has shortcomings, they only remember each other's goodness in their hearts. Now Liu Weijuan is still very satisfied when she talks about her husband, "Although he has a bad temper, he never gets angry with me."

3 Basic principles for resolving marital and family conflicts among the elderly

Anyone who wants to have a happy family should actively face the new challenges brought by social changes and play their own family role in a creative way, and so should the elderly. Whether it is the first marriage family or the remarriage family, there may be contradictions. To some extent, this is inevitable. The most important thing is that the elderly should make find out their own role and make efforts. They should learn to analyze the causes of family conflicts and solutions. Caregivers should care for and respect the elderly from the bottom of their heart, analyze their psychology through their marriage and family status, and comfort and encourage them to face it positively.

In the process of solving the contradictions between the elderly couple, the elderly should be guided to follow the following basic principles.

(1) Adhere to the principle of mutual respect

Whether it is the old couple who have been together for decades, or the couple who just come together, when encountering contradictions, they should think more about each other's advantages, and respect each other's opinions, no matter important or unimportant things. Anyone shouldn't be stubborn. Only in this way can the relationship between husband and wife be harmonious. If they do not pay attention to respecting each other, many disputes will arise.

(2) Adhere to the principle of tolerance and understanding

When old people are old, they can't be as sharp and energetic as they were when they were young. Especially after entering the old age, men become prone to insomnia, forgetfulness and anger, while women become irritable, emotionally unstable, anxious, melancholy and skeptical. This requires mutual consideration and understanding between the two sides. In particular, the healthier side should be patient and considerate with the other side, and the other side should also control themselves and not chatter about trifles.

(3) Adhere to the principle of continuous cultivation of love

A common mistake made by elderly couples in relationship cultivation is that they are too realistic and lack imagination. They are overwhelmed by trivialities every day, too simple and lack of interest, and often suffocated by rigidity and boredom. Of course, the relationship between old couples is different from that of young couples, but it is wrong to deny the importance of the relationship between the old couples. Old couples should keep on cultivating their relationship. When there are conditions, the old couples can go out to travel and breathe some fresh air, which is not only good for the body, but also can eliminate the depression in the mind, suddenly enlighten the mood. It is conducive to the cultivation of feelings, so that the old couples have less chance of conflict.

(4) Adhere to the principle of self-criticism

Every old couple should cherish the love they developed when they were young. People who are impatient and stubborn should pay attention to overcoming their own problems. When they want to get angry, they should think about the harm that their stubbornness and irritability may bring to their partner, think about the situation when they and their partner are in love, and think about each other's care to them in the past. There is no fundamental conflict of interest between the old couple, so it's unnecessary to find out who is right and who is wrong. It is meaningless to tell who wins and who loses. Therefore, neither side should haggle over everything. They should take the initiative to compromise and make concessions in the conflict magnanimously and tolerantly. In fact, once one side shows magnanimity, the other side will not be entangled, so the tension between the old couple will dissipate.

4 Psychological care of the widowed elderly

"Growing old together" is only people's good wish, and one of the old couple will always die first. For the elderly, the most painful and influential event is the death of their partner. Bereavement is an extremely heavy blow to the elderly. If it can not be properly handled and adjusted, it will bring varying degrees of psychological shadow. In serious cases, it will also lead to mental illness and normal life. This is because elderly couples have deep feelings and have a high degree of mutual need. Elderly couples have a long-term experience of living together, and their life patterns adapt to each other, especially the support of illness and the vicissitudes of life, which can not be replaced by others.

(1) Stage of psychological change after the loss of the partner

Psychologists have studied the general law of the psychological activities of the elderly after being widowed, and believe that the psychological activities after bereavement will roughly go through the following stages.

① Shock and numbness

At the initial stage of bereavement, the elderly are still in shock, and they often do not have a strong emotional reaction, but appear numb and confused, as if they do not care about everything and are not interested in anything. For example, when an old lady learned that her dependent husband died, her eyes glazed over and she was so dazed that she could not shed a single tear. In fact, it is not that she is not sad, but she has not yet recovered from the shock of her husband's death.

② Miss and sadness

After the initial numbness, the widowed elderly will turn to be fully immersed in the thoughts of their dead partner. And they are often in agony. They will be despaired, pessimistic and bored, and have no interest in anyone. They will be stuck in memories all day. For example, an old man wept in front of his wife's photo albums every day since the death of her. He thought every table, chair, plant and tree at home contained his wife.

③ Anger and vigilance

In order to vent their yearning for their dead partner, some elderly people often vent their anger on others. For example, they resent the medical staff involved in treating their partner for not doing their best, complaining that their children did not send their partner to a better hospital or adopting better treatment methods, blaming their relatives and friends for not being good enough to their partner, and so on. In a word, the widowed elderly at this stage will be angry and hostile to many related people around them, and be on guard against the persuasion and proximity of others.

④ Disorder

Although the grief has been vented to some extent after the first days of bereavement, the life of the widowed elderly is still chaotic and disorderly. A year after the death of their partner, many widowed elderly people are still unable to heal their wounds and return to a normal life. Inspired by someone or something, they begin to try to recover from despair and begin to rearrange their life. On the surface, the mood seems to have basically returned to normal, but deep in the heart, the sad mood still exists. It can actively suppress or transfer the sadness.

The above stages vary from person to person and vary in length. In order to overcome the grief of bereavement, during this period, the comfort of children, relatives and friends is of course important, but it is more important to rely on the elderly to carry out psychological adjustment. Caregivers should try their best to help the elderly to shorten the time of these stages and spend this period smoothly.

(2) Psychological adjustment of the elderly with bereavement

Bereavement is a great psychological trauma to the elderly, especially the loss of a wife is a greater blow to the male elderly. Some people quickly decline physically and mentally after the death of their partner, and even fail to recover. Relevant research shows that the number of elderly people who die due to the psychological imbalance caused by the loss of the partner is 7 times higher than that of the general elderly. Psychologists believe that bereavement is one of the most serious life events faced by the elderly, and how to shorten the period of depression as soon as possible is a problem that the widowed elderly and their families must solve.

① Cultivate the psychology of self-comfort

In old age, it is heartbreaking to lose the partner who shares weal and woe, but since it is irreparable, it is better to face it calmly. Even if the elderly are reluctant to give up, they should learn to accept the fact that their partner has passed away and move on with their life. Birth, aging, sickness and death are natural laws. Where there is life, there is death, and everyone has to go to death. This is a natural law that no one can escape.

② Avoid self-remorse

Some old people often live in remorse after the death of their partner, blaming themselves for being sorry to their dead partner. They will regret to treat him/her properly while their partner was alive, or they did some wrong things before, quarreled and scolded, failed to meet some of their partner's wishes, and so on. In fact, this kind of self-remorse is unnecessary. "No one is perfect. " What's more, people can't be prophetic. The elderly should not blame themselves, but carry forward their partner's career and spirit, fulfill their partner's unfulfilled wishes, and take more careful care of their partner's relatives.

③ Avoid seeing things and thinking about others

Seeing the belongings of the partner will constantly strengthen the widowed old people's feelings of missing, which is not good for the normal life of the widowed elderly. Therefore, the elderly should try their best to eliminate the inducement of nostalgia and collect the relics of their partner, especially those that can evoke painful memories. It's also helpful to stay with children for a while and calm down. Turning the attention to the present and future life is useful.

④ Establish a new attachment relationship

People are always attached to harmonious and intimate interpersonal relationships and feel the joy of life. For adults, the most intimate attachment relationship is generally husband-wife relationship. Once widowed, this intimate attachment is mercilessly destroyed. If a new type of compensatory attachment relationship can be established with parents, children, relatives and friends, it can effectively alleviate grief.

Finding a partner when the conditions are right is also an important way to establish a new attachment relationship. Children and younger generations should get rid of the old ideas that bind the elderly. They should not only prevent the elders from remarrying, but also take the initiative to find a new partner for them. No matter how well the children take care of the widowed elderly, it is better to find a suitable partner for the elderly so that they can depend on each other. Because the children are busy at work and the elderly have to spend most of their time alone, finding a suitable partner when the conditions are right is the greatest comfort to the widowed elderly.

⑤ Improve the ability to take care of themselves

The study found that, in general, when the husband dies first, the wife is more adaptable. While the wife dies first, the husband's adaptability is poor. This is because women always have endless housework and feel less lonely with things to do. If they have grandchildren, it is easier for widowed women to overcome their sadness and have fun in caring for their grandchildren. For widowed male elderly, because most of their daily life is taken care of by their wives, they couldn't adapt to the life once they lose their wives. Therefore, men should learn to do some housework as soon as possible, at least be able to take care of themselves, so that after the loss of their wives, they will not be too sad, and can also get rid of loneliness in housework.

⑥ Pursue a positive lifestyle

After the death of the partner, the role of the widowed elderly has changed a lot. Many things that used to be the main components of their life no longer exist, and the sense of emptiness and loneliness fills their heart. Therefore, the widowed elderly should be guided to find a new and active way of life, or to devote themselves to study, interest and housework, or to take care of their offspring wholeheartedly. In particular, the Chinese elderly, who are deeply influenced by Confucian culture, are very concerned about their descendants. Looking at the innocent smiles of their grandchildren, their mood will be better.

In short, the widowed elderly should seriously seek spiritual sustenance, develop an optimistic attitude and establish a positive way of life.

5 Divorce psychology of the elderly and the coping method

Sociologists have found that around the world, more and more elderly people find it difficult to grow old together. With the development of society and the change of the concept of the elderly, the divorce rate of the elderly in China has also continued to rise in recent years. Many old couples have lived through ups and downs all their lives, but they strongly demand to leave their partner when they are old. In addition, we often see news reports such as "Married for 50 years and an 80-year-old man determined to divorce" in the newspaper.

(1) Reasons for the divorce of elderly couples

Why do old people divorce when they support each other for most of their lives and are most in need of company?

① Discordant marriage

Some elderly people have a poor foundation of marriage and belong to parents' arranged marriages. They have no common hobbies and words. The problem leads to unsatisfactory marital life. In the past, it was for the children or because public opinion has been making do with it, but now that the children have grown up and got married, the social tolerance for divorce has also increased, and people are no longer subject to the old traditional ideas. In order to live more freely in their old age, they choose not to endure unnecessary quarrels and give each other freedom.

② Long-term separation

For some reasons, many elderly people have the situation that when they are young, the man works hard for a long time and the woman takes care of her parents-in-law and children at home. The long-term separation has resulted in few opportunities for communication between the two sides, coupled with differences in living habits, experiences and concepts. After retirement, they suddenly get together and are not used to each other's lifestyle. They finally choose to divorce.

③ Influence of menopause

People in menopause will have very special temper. They are unhappy to talk about others. As their nearest persons, their partner and children have to suffer the most grievances. At first, their partner and children may be patient and ignore it, but over a long period of time, conflicts, cold wars or quarrels will inevitably arise. At this time, if there is no persuasion and psychological counseling from relatives and friends, most elderly people with strong personalities will end with "divorce".

④ Frequent extramarital affairs and divorce

Extramarital affairs or the intervention of a third party is also one of the main reasons for divorce of elderly couples. In addition, there is another situation of divorce, which is involving multiple divorces in a short period of time. Among the divorce cases of the elderly, 60% have experienced divorce-remarriage-divorce. The reasons for this kind of high-frequency knot and divorce is the poor foundation of marriage, short communication time and flat feelings. These reasons often make the elderly do not have the patience to run-in, so another divorce is also quick.

⑤ Pursue of "sexual" happiness

Due to the improvement of living standards, the physical condition of the elderly has been greatly improved than before. There are still different degrees of sexual needs in old age, but due to different concepts or differences in physical conditions between husband and wife, sexual needs can not be met for a long time, which can easily lead to estrangement between elderly couples, and even lead to infidelity and divorce.

(2) Method coping with the divorce psychology of the elderly

The divorce of the elderly may be out of the psychology of relief, loneliness or hatred, and the elderly have the right to decide the direction of their own marriage. No matter what the reason for divorce, they should deal with the matters related to divorce, and not hurt each other. For the problem of divorce of the elderly, the following measures can be taken.

① Strengthen the principle of giving priority to mediation

For the divorce of the elderly, it's necessary to deal with it according to the actual situation. If there are problems such as domestic violence, the victims need to be protected and supported. If both parties are divorced peacefully after careful consideration, the choice of the elderly should be respected. If it is an impulsive divorce caused by a temporary contradiction, it is necessary to help the elderly calm their emotions and carry out marriage counseling to make them understand that divorce does not mean complete liberation. Negative psychology problems such as depression, anger, discontent, etc. might be solved by divorce. Caregivers should actively use a variety of means to promote reconciliation among the elderly.

② Strengthen moral guidance

No matter what causes the divorce of the elderly couple, caregivers should guide the elderly to achieve a peaceful divorce as far as possible. Tell the elderly not to attack each other. The relevant departments and institutions should do a good job in the prevention of marital contradictions among the elderly. They should provide psychological counseling to the elderly couples who have marital crisis, and reconcile the contradictions between husband and wife.

③ Ensuring the life quality of the elderly after divorce

If the vulnerable party does not have the ability to live independently and has no support at the time of divorce, the basic livelihood of the vulnerable party should be guaranteed, and they can seek help from their relatives and friends, communities, civil affairs departments, etc.

Task implementation

Working procedure	Content
Prepare	Communicate with Grandpa Zhang's relatives, understand the basic situation of Grandpa Zhang, and determine the outline of the interview
Interview	According to the methods of interview and observation, compared with the mental health standard of the elderly, evaluate the mental health status of Grandpa Zhang
Establish records	According to the information collected from the communication with Grandpa Zhang's relatives and the interview with Grandpa Zhang, set up the file form of the service object
Make a plan	According to the interview information, work with Grandpa Zhang and his family to develop a nursing plan to meet Grandpa Zhang's needs

Task assessment

Working procedure	Evaluation criterion	Score	Self-rating score
Prepare	(a) Whether the collection of previous data is comprehensive (b) Whether to formulate a reasonable outline of the interview according to the situation of the clients	20	
Interview	(a) Whether to establish a good professional relationship with the service object (b) Whether or not to use reasonable interview skills	30	
Establish records	(a) Whether the information record of the service object is comprehensive and accurate (b) Whether to have a preliminary understanding of the main needs of the clients	20	
Make a plan	(a) Whether a reasonable plan can be made according to the initial evaluation of the clients (b) Whether the plan includes multiple solutions	30	

Consolidation exercise

Recall the key points involved in this task and write them down in the box.

NO. 1	Significance of marriage to the elderly
Content	
NO. 2	Potential crisis in the marriage of the elderly
Content	
NO. 3	Psychology of the widowed elderly and its countermeasures
Content	
NO. 4	Psychology of the divorced elderly and its countermeasures
Content	

Task expansion

Case situation

Grandma Wu is 71 years old. Her son died of an accident a few years ago. Her husband died of illness last year. Her daughter-in-law married and has a new family of her own. Grandma Wu now lives with her grandson. Grandma Wu's grandson, 19, is currently looking for a job and the two have a good relationship. Grandma Wu suffers from high blood pressure and diabetes and is not in good health. She is not very good at housework. When her husband was alive, all the housework was undertaken by her husband, who meticulously took care of Grandma Wu. After the death of her husband, Grandma Wu began to learn daily chores such as washing and cooking, which sometimes felt a little difficult. Grandma Wu could not hide her grief over the death of her husband and often sighed.

Exercise

a. Find out the difficulties Grandma Wu faces in the case.

b. Put forward a feasible response plan according to the situation of Grandma Wu.

Task 2 Psychological care for the elderly with intergenerational relations problems

Task context

Grandma Wang, 62, was originally farming in the countryside with her husband. She usually grows melons, fruits and vegetables and is basically self-sufficient. Grandma Wang's son settled in the city after graduating from college. Grandma Wang's son and daughter-in-law are usually busy at work. After the birth of her granddaughter, Grandma Wang went to the city to help take care of her granddaughter. On the one hand, Grandma Wang feels very happy for the family living together and taking care of each other. She takes care of the children for her son and daughter-in-law, which makes her feel very valuable. On the other hand, Grandma Wang finds that there are great differences between her and her son and daughter-in-law on their living habits and the concept of taking care of children, so Grandma Wang and her son and daughter-in-law often disagree over trivial matters in life. She feels that since she has been able to raise her son successfully, she has her own experience in taking care of children. But her own experience is not recognized by her son and daughter-in-law, and she is often criticized for the wrong way to raise children. This makes Grandma Wang feel aggrieved.

Task objectives

Knowledge objectives

Be able to understand the impact of intergenerational relations on the elderly.

Skill objectives

Master the ways to deal with the problems of intergenerational relations among the elderly.

Quality objectives

Cultivate the quality of acceptance, tolerance and care for the elderly.

Knowledge

As the most important support system for the elderly, the family has an important impact on the physical and mental health of the elderly. Intergenerational relationship mainly refers to the relationship between different generations in the family. The more harmonious the intergenerational relationship is, the more family support the elderly can get. In China, especially in the past 20 years, with the economic development and the deepening of the aging population, the family structure and scale are constantly changing, and the family intergenerational relationship has become an important factor affecting the mental health of the elderly, which has attracted more and more attention from the society.

1 Concept of intergenerational relations

Intergenerational relationship usually refers to the relationship between different generations in the family, such as the relationship between parents and children, grandparents and grandchildren. In China, family members are the main force to take care of the elderly. The better the family intergenerational relationship is, the more able to provide support for the elderly is, the more conducive to improving the adaptability of the elderly is.

2 Changes of intergenerational relations

Chinese traditional culture attaches great importance to and emphasizes the harmonious, interdependent and closely connected family relationship, and the family bears the main responsibility of taking care of the elderly. However, with the social changes and the change of people's ideas, the traditional customs such as three generations living together and children eating and living with their parents have changed.

① Increase of vertical intergenerational relationship

The decline in the birth rate and the extension of life expectancy increase the vertical intergenerational relationship within the family. In China, after retirement, because of the termination of their work role and the needs of their children, more elderly people put their focus back on the family and assume the role of taking care of their grandchildren. Due to differences in intergenerational growth experience, values and lifestyle, intergenerational contradictions and estrangement are easy to occur, which increases the complexity of family relations.

② Weakening of traditional concept of filial piety

Due to the influence of modernization, democratization, urbanization, industrialization and diversification, the concept of filial piety in Chinese society has changed significantly, resulting in the weakening of the role of the family in the healthy aging of the elderly.

③ Weakening of family intergenerational support

In the current society, great changes have taken place in the traditional form of family life, and modern families generally show the characteristics of miniaturization, cores and simplification of intergenerational relations. The proportion of three generations living together is gradually declining, while the proportion of living only with partner is gradually increasing. Due to the change of family living style, the intergenerational support for the elderly has been weakened.

3 Influence of intergenerational relationship on the mental health of the elderly

(1) Intergenerational relationship and quality of life of the elderly

Although the traditional family role is weakening, the intergenerational support of children based on traditional filial piety is still the most important support resource for the elderly. Intergenerational relationship is mainly the relationship between two generations, which generally refers to the relationship between the elderly and the young, such as parents or grandparents in the family and their children and grandchildren. The better the intergenerational relationship is, the healthier the family relationship is, the more united the family is, the more conducive to the physical and mental health of the elderly is. Research shows that intergenerational support can meet the social emotional needs of the elderly, help the elderly to maintain a positive attitude, and help to improve the physical and mental health of the elderly. In other words, the higher the quality of financial support, mental support and life care is provided by children, the older the elderly are.

(2) Intergenerational relationship and life satisfaction of the elderly

Life satisfaction is the degree of satisfaction of the elderly with their own life. Studies have shown that the better the intergenerational relationship is, the more timely and adequate intergenerational support children can provide, which helps the elderly feel supported in daily life and can prevent the elderly from feeling helpless. The more supportive behaviors the elderly receive, the more able they are to solve the problems encountered in life, which is conducive to improving their self-esteem. The process of children's intergenerational support can also increase the intimacy experience of the elderly and reduce the experience of loneliness. Therefore, a good intergenerational relationship plays an important role in improving the life satisfaction of the elderly.

4 Dealing with the problem of intergenerational relations

(1) Master the method of intergenerational communication

Parent-child communication and coordination is an effective way to establish a harmonious parent-child relationship. It is necessary to establish the communication concept of equality, mutual respect and understanding between generations, establish a communication mechanism of sincerity and mutual trust, and establish a communication method of tolerance and mutual acceptance between generations. There are great differences in attitudes and values between different generations, and there are also differences in thinking angles and behavioral tendencies to the same problem. Children should consider problems from the perspective and position of the elderly and pay more attention to the psychological feelings of their parents. They should understand the mental health knowledge of the elderly, understand the changes and corresponding feelings of parents who feel the decline, and use family affection to make up for the sense of loss and loneliness of the elderly.

They should use care and understanding to eliminate the intergenerational gap, achieve intergenerational harmony, and improve the happiness of the elderly. The elderly have rich experience and strong ability to deal with the problems. Children can actively consult the elderly, learn life experience and wisdom from them, and enhance their sense of value, self-esteem and self-confidence. The elderly can also ask their adult children to introduce new ideas and new knowledge to them, which can help them keep up with the times, realize "cultural feedback" and establish harmonious intergenerational relations.

(2) Strengthen the traditional concept of filial piety

Chinese traditional family culture emphasizes filial piety as the core, and the inheritance of filial piety requires people to settle the elderly and make them in a superior position of social respect, love and care, which plays a positive role in maintaining family harmony and stability. Filial piety should be established on the basis of equality and mutual respect, and children should consciously establish a sense of responsibility for providing for the aged, respecting and loving the elderly, take the initiative to fulfill the obligation of "back-feeding" to the elderly, and achieve a balance between upbringing and support. They should not only pay attention to material support for the elderly, but also pay attention to spiritual support for the elderly, give spiritual comfort to the elderly, and improve happiness, quality of life and satisfaction of the elderly.

(3) Enhance the ability of self-adjustment

When the elderly encounter the problem of intergenerational conflict, psychological nurses should help the elderly to change their cognition, make adjustments and improve their ability to deal with intergenerational problems. For the elderly who live apart from their offspring, they should be encouraged to develop their own interests and hobbies, expand their interpersonal relationships, enrich their lives, and at the same time maintain appropriate contact with future generations and establish a harmonious relationship. For the elderly who live with relatives, they should be encouraged to change their ideas, maintain necessary boundaries and relatively independent space with relatives, do a good job in family division of labor, and understand the differences in intergenerational concepts and life habits. In addition, the elderly can be taught some methods of self-regulation and mental health care.

(4) Carry out the work of "prevention first"

Carry out various activities and lectures for the elderly to enhance the mental health awareness of the elderly, help them establish a good way of life, and change discrimination against the elderly and their negative attitudes towards their own aging. The elderly should be encouraged to participate in various activities and exercises to enrich their life and improve their mental health. The elderly should also be encouraged to establish a positive image, enhance self-esteem and self-confidence, participate in social activities, to reduce worries of the family. The elderly deserve living happily in their old age.

Task implementation

Working procedure	Content
Interview	Conduct an initial interview with Grandma Wang and her son and daughter-in-law to understand the basic situation of their family and the interaction of their daily life
Evaluate the intergenerational relations	Through the information collected from the initial interview, analyze the intergenerational relationship in Grandma Wang's family, and draw a preliminary conclusion
Develop an intervention plan	According to Grandma Wang's family intergenerational relations, formulate an intervention plan
Provide specific services	According to the basic principles of dealing with intergenerational relations, carry out intergenerational relations counseling services, enhance intergenerational mutual understanding, formulate intergenerational division of labor tables, and explore intergenerational communication methods
Evaluate	Evaluate the process and results of the service

Task assessment

Working procedure	Evaluation criterion	Score	Self-rating score
Interview	(a) Whether a good professional relationship has been established with the family (b) Whether a reasonable initial interview outline has been made (c) Whether the data collection is comprehensive	10	
Evaluate of intergenerational relations	(a) Whether the assessment of intergenerational relations is accurate (b) Whether the analysis of the causes of intergenerational relations is accurate	20	
Develop an intervention plan	Whether the intervention plan is scientific and feasible	20	
Provide specific services	(a) Whether appropriate professional methods have been used in the process of intervention (b) Whether to implement specific services in accordance with the intervention plan	40	
Evaluate	(a) Whether the goal of intervention has been achieved (b) Whether to improve intergenerational relations among clients	10	

Consolidation exercise

Recall the key points involved in this task and write them down in the box.

NO. 1	Concept of intergenerational relations and the characteristics of the changes of intergenerational relations
Content	
NO. 2	Influence of intergenerational relationship on the mental health of the elderly
Content	
NO. 3	Handling methods of the problem of intergenerational relations
Content	

Task expansion

Case situation

Grandma Li is 60 years old. Her husband died nearly 20 years ago. When she was young, in order to bring up several children, Grandma Li played both the role of father and mother. Now the children are married and their jobs are good, but they are far away from home. Later, Grandma Li met Grandpa Zhang while dancing in the square, and the two got along better and decided to remarry. However, Grandma Li's decision to remarry is strongly opposed by her children. They believe that Grandpa Zhang is old and wants to take advantage of Grandma Li. Grandma Li feels very sad and feels that her children do not understand her. The family relationship is very bad.

Exercise

a. Make a preliminary assessment of the intergenerational relations in Grandma Li's family.

b. Design an intervention plan for the intergenerational problems of Grandma Li's family.

Task 3 Psychological care for empty nesters

Task context

Ms. Li is 65 years old. Since her divorce in middle age, Ms. Li has been living with her children. For taking care of the children, She has no time for entertainment and leisure. She devotes almost all energies to raising her daughter. Mother-daughter relationship is particularly good, and even excessive entanglement exists. For example, when Ms. Li is sad, she cries in front of her daughter and complains to her daughter about her dissatisfaction. The daughter sympathizes with her mother very much and often comforts her mother. Later, Ms. Li's daughter was admitted to a non-local university, and later worked and settled out of town. In recent years, as her daughter gets busier and busier at work and goes home less often, Ms. Li becomes more and more depressed and often complains that her daughter doesn't care about her. While her daughter lived with her, she said she was not used to it because of the different schedule. As a result, Ms. Li often felt upset and suffered from chest tightness and shortness of breath. She asked her daughter to come to see her on the grounds that she was not feeling well. Ms. Li took the medicine after going to the hospital for examination, but the effect was not very good.

Task objectives

Knowledge objectives

a. Understand the challenges faced by empty nesters.

b. Understand the causes of empty nest syndrome.

c. Understand the basic knowledge of supportive psychotherapy.

Skill objectives

a. Make a feasible psychological care plan according to the psychological status of the empty nesters by using the psychotherapy techniques we have learned.

b. Be able to skillfully use supportive psychotherapy to carry out psychological care for the empty nesters.

Quality objectives

a. Cultivate the good ability of observation and consideration for others, so as to pay attention to the mental health of empty nesters.

b. Cultivate transfer ability, flexibly deal with the psychological problems of the empty nesters and do a good job to solve psychological problems.

Knowledge

1 Definition and current situation of empty nesters

Empty nesters generally refer to the middle-aged and elderly people whose children leave home because of work, study, marriage and other reasons. They may be elderly people living alone or living together. With the deepening of aging, the change of social concept and the change of family living style, the number of empty nesters is increasing. Although empty nesters face certain challenges in life and psychological aspects, not all empty nesters will have empty nest syndrome. The key to the occurrence of empty nest syndrome lies in whether the empty nesters can make adjustments to adapt to the empty-nest life. Empty nesters who adapt well can focus their lives more on themselves and their partner, develop their own interests and participate in certain social activities. The elderly with poor adaptation to empty-nest life may have the following characteristics.

(1) Feeling there is nothing to do

Before their children leave home, parents not only are busy with their own work, but also take care of their children in many aspects, such as life, education and so on. When the children leave home because of work, study, marriage and other reasons, the life style of the empty nesters will change greatly. The originally busy family suddenly becomes deserted, and the originally busy life suddenly becomes idle. If it is unable to make adjustments, they are easy to be psychologically lost and have nothing to do.

(2) Lack of support and nowhere to talk

If the empty nesters have a complete marriage structure, a good relationship between husband and wife and a good experience of living together, they will be able to better resist the psychological impact of their children leaving the nest and adapt to the empty-nest life more quickly. On the contrary, for empty nesters who live alone, have a long-term bad relationship between husband and wife, suffer from a variety of chronic diseases, and have mental or physical dysfunction, if their interpersonal relationship is poor, lack of peer support, and lack of channels to confide, it is easy to have negative emotions and it is difficult to get reasonable catharsis, and they may become reticent and unhappy.

(3) Bad relationship and excessive stress

Empty nesters with poor family relationship, on the one hand, get less care and support from the family. On the other hand, they will have greater psychological pressure for the bad family relationship, such as depression, anxiety, disappointment, anger and so on. The longer the negative emotion lasts, the deeper the impact on mental health is. It may also lead to a variety of psychological disorders.

2 Practical challenges and psychological crises faced by the empty nesters

(1) Practical challenges

With the increase of age, the decline of physical function and the inability of their children to be around for various reasons, empty nesters may encounter the following problems.

① Daily care

Generally speaking, for the empty nesters who can take care of themselves, there is no big problem in daily life, but for the empty nesters who remain the same. The problem of daily care is the biggest problem they face. The quality of daily life care has a great influence on the quality of life of the empty nesters in their later years. Although takeout and other services are more convenient and home care services are better than before, on the whole, the current staff engaged in pension services are far from meeting the actual demand, and there are still many inconveniences for these empty nesters in eating, bathing, household cleaning, and so on.

② Economic security

For empty nesters with a higher level of pension protection, there is less economic pressure. For empty nesters with lower pensions or in rural areas, they can no longer generate income, and they are more likely to get sick in their old age, and the cost of seeking medical treatment is higher. If they can not get the support of their families, the elderly often face financial difficulties.

③ Security issues

When the elderly live alone, lack of children and relatives often come to the door, which will give lawbreakers an opportunity and face certain risks in terms of life safety and property safety. In terms of life safety, the elderly are prone to physical damage due to falls, bumps, burns and other reasons, and may also be lack of help because of sudden onset. In terms of property security, in recent years, theft, fraud, burglary and other violations against empty nesters have occurred from time to time. Therefore, it is necessary to strengthen the safety guarantee for the empty nesters.

(2) Psychological crisis

① Sense of loss

The sense of loss is often an emotional experience composed of a variety of negative emotions. The sense of loss of the empty nesters is mainly caused by the loss of life goals. Some of the elderly put most of their energy on their children. Once the children leave, the originally busy and fulfilling law of life is broken. It is easy for them to have a sense of loss.

② Loneliness

Loneliness is an emotional experience of isolation and helplessness. After the children leave home, if the empty nesters can not make corresponding adjustments to adapt to the empty-nest life, it is easy to feel lonely. Severe loneliness can also lead to feelings of frustration and mania, which has a bad impact on the physical and mental health of empty nesters.

③ Sense of uselessness

The sense of uselessness refers to the psychology that a person thinks that his/her life has no future or hope. Research points out that the sense of uselessness can seriously harm physical and mental health. The sense of uselessness of empty nest elderly is mainly accompanied by the increase of their age, the decline of physical function and the change of social role. Many elderly people are strong when they are young, and have a strong sense of control over life and the problems they face, but they may feel "willing but powerless" in their old age, resulting in a sense of frustration and uselessness. For example, when the old man goes shopping, he falls down because he is in a hurry. He might think, "Because I'm old and useless, I fall down. What else can I do?"This is a typical manifestation of the sense of uselessness.

④ Senility

The sense of aging refers to the psychological feeling that the physical strength and energy are declining rapidly and the work is inadequate. After entering old age, the various organs and functions of the body will gradually decline with the increase of age, such as poor legs and feet, visual and hearing loss, memory loss, tooth loss, hair graying, wrinkles and so on. Aging is a progressive and irreversible change, but compared with physical aging, psychological aging has a more far-reaching impact on empty nesters. The sense of aging is a subjective feeling, which is based on the subjective judgment of the elderly that they are old. Many empty nesters will feel that they have grown old because their children get married and the third generation is born, or because of retiring, being called grandpa or grandma.

⑤ Depression

Depression is an emotional experience of excessive sadness, which is generally manifested as depression, pessimism, slow thinking, slow action and so on. Depression is one of the most common mental diseases in the elderly, and the prevalence rate of depression in empty nesters is significantly higher than that in non-empty nesters. Senile depression is also one of the main reasons for the suicide of the elderly.

⑥ **Anxiety**

Anxiety refers to an unpleasant emotional experience that occurs when a person predicts that there will be some adverse consequences or vague threats, which is usually intertwined by feelings of tension, unease, worry, etc. Anxiety is always associated with mental shock and upcoming stimuli that may cause harm, and serious ones can develop into anxiety disorders.

3 Meaning, manifestation, causes and countermeasures of empty nest syndrome

(1) Meaning and manifestation of empty nest syndrome

After the children leave home, the elderly in the empty nest state are easy to feel neglected, disliked or abandoned, and thus have a series of psychological disorders, such as loneliness, emptiness, sadness, depression and so on. These negative emotional states and their corresponding cognition and behavior are often called empty nest syndrome. Empty nest syndrome is a psychological problem dominated by social psychological factors, which seriously affects the physical and mental health of the elderly and the quality of life in their later years.

So, how to tell whether an elderly person is suffering from empty nest syndrome? What are the specific manifestations of empty nest syndrome? Generally speaking, the symptoms of empty nest syndrome are mainly manifested in three aspects: emotion, cognition and behavior.

In terms of emotion, empty nesters often feel depressed, lonely, desolate, depressed and sad, and sometimes have complex emotions intertwined with a sense of loss and achievement, such as restlessness, lack of suitability, and so on.

In terms of cognition, most empty nesters tend to blame themselves after their children leave home, thinking that they have not done enough in the past, that they have not cared for or loved their children enough, and have not fully fulfilled their responsibilities and duties as parents. Sometimes they have a tendency to complain about their children, feeling that their concern is not enough.

In terms of behavior, the main performance is sullen, sad, often sighing, and even crying, often accompanied by loss of appetite, insomnia and other physical symptoms.

(2) Causes of empty nest syndrome

Generally speaking, there are two main causes of the psychological problems of the empty nesters, especially the empty nest syndrome.

① **Aging of psychology**

With the increase of age, the physical and mental function of the elderly gradually weakens, self-survival ability and sense of self-worth may continue to decline, worried that the world is changing too fast, they can not keep up with the trend of the times, unable to adapt to social changes, there is a sense of panic of being surpassed, the loss of advantages, fear of being abandoned, eliminated, and gradually reduced to the weak of the society.

② Loss of role

Many parents regard raising their children as the whole content of their lives, and their children are an important source of their sense of self-worth. Once the children leave home to study, obtain employment or get married, their parents' role will be weakened, causing some psychological pressure on them and affecting their normal life. If you can find new roles from work, social interaction and other activities, you can often better adapt to empty nest life.

(3) Coping methods for empty nest syndrome

① Establish a flexible parent-child relationship and avoid being too entangled with your children

Under the influence of traditional culture, it is common in China that the relationship between parents and children is too entangled and lack of boundaries. Many parents focus all their attention on their children, take good care of their children, and pin their hopes on their children. This relationship of high attachment and high expectation will lead to too close relationship between parents and children. When children grow up to study and work away from home, it will be difficult for parents to adapt to the new relationship model and relationship model. Therefore, parents should maintain their proper boundaries with their children, and the parent-child relationship should be more flexible.

② Enrich life and look for alternative roles after children "leave the nest"

Parents should be psychologically prepared for their children to leave home, adjust their focus of life in time, develop their own interests and hobbies, carry out social exchanges, etc. , and enrich the content of life. Find a new alternative role as soon as possible.

4 Supportive psychotherapy

Supportive psychotherapy is a special method of psychotherapy based on support. It is characterized by the use of good relationship and positive influence with visitors, and the active use of all methods such as authority, knowledge, care, etc. , to help visitors analyze and understand the problems they face, maintain or improve their self-esteem, and reduce recurrent symptoms as much as possible. Maximize their adaptability, make them through psychological crisis and avoid mental breakdown. The core of supportive psychotherapy is support.

(1) Theoretical basis of supportive psychotherapy

Tension occurs when people suffer setbacks or accept the severe pressure or disaster imposed by the environment. This is a special psychological and physiological state, which can not only show psychological changes such as anxiety, tension and hypersensitivity, but also produce a series of physiological manifestations, such as frequent urination, headache, dizziness, hand tremor, loss of appetite, increased blood pressure, irregular menstruation and so on. In the state of psychological tension, people often take a series of ways to get rid of it through the psychological balance regulation system. Some of these methods are correct, and some may be pathological and incorrect. Sometimes the state of psychological tension is particularly severe, beyond the ability of the psychological balance regulation system to regulate, it will produce disease.

After the emergence of the disease, there is no exception for the patient to be anxious, worried and afraid on the one hand, and hope that the disease can be cured soon on the other. At this time, by providing support for visitors, strengthening the function of their psychological balance regulation system, enhancing their tolerance to psychological tension, and supporting them to take correct methods to get rid of psychological tension, in order to overcome pathological and incorrect ideas or behavior. Support its demand for rapid cure of the disease of the psychology, guide them to overcome those pessimism, anxiety, fear, disappointment, in order to achieve a better effect. This is the theoretical basis of supportive psychotherapy.

(2) Basic principles of supportive psychotherapy

Supportive psychotherapy is dual therapy. That is, on the one hand, directly improve symptoms. On the other hand, maintain and rebuild self-esteem or improve self-confidence, self-function and adaptive skills. In order to achieve the goal, it is necessary to examine the visitors' real interpersonal relationship and their past and present emotions and behavior patterns, and then observe their psychological defense mechanism to help them reduce their anxiety and enhance their social adaptability. In the concrete implementation, the following principles should be followed.

① Principle of providing appropriate support

When visitors are psychologically frustrated, what they need most is comfort, sympathy and concern. The first principle of supportive psychotherapy is to provide the psychological support that visitors need, including praise, assurance, encouragement, sympathy, thoughtfulness, care, comfort, etc., and to provide visitors with ways and tips to deal with problems in order to help them tide over their difficulties and deal with problems.

It should be noted that the use of supportive psychotherapy to help visitors is not to love them wholeheartedly and wholeheartedly, but to provide "support" appropriately and selectively. This is just like healthy and mature parents should not blindly love or protect their children, but should provide appropriate protection and teaching according to their age, the situation they encounter and the nature of the problems, so that their children can use their own ability to solve problems and overcome difficulties, otherwise, children will never grow up if they are blindly spoiled by their parents. Similarly, when the elderly need help, counselors should provide appropriate support according to the seriousness of the psychological setbacks faced by the visitors, the personality of the elderly, their self-maturity, the way they adapt to the problems and the experience of dealing with difficulties.

In short, support should be moderate and selective, and everything should not be arranged. Especially for beginners, the support for visitors should learn to stop and try to avoid the dependence of visitors due to excessive concern. Sometimes, counselors have their own psychological needs, to help others to meet their own psychological shortcomings, such people tend to care too much and help others, we should try our best to avoid this kind of phenomenon.

② Principle of helping them to improve their ability to withstand setbacks

Setbacks are unavoidable for everyone. When people reach old age, they are more likely to experience setbacks due to physical and psychological changes. Another key point of supportive psychotherapy is to help visitors correct their views on difficulties or setbacks, improve their ability to withstand setbacks, and then improve their situation. Through rationalization, reconstruction, suggestions, predictive guidance and other ways to expand the visitors' ideas and perspectives, reduce and prevent anxiety, so that they can use appropriate ways to face setbacks and get out of the predicament. In short, reviewing your views on problems or difficulties and adjusting your feelings of frustration can often change your attitude towards difficulties and then deal with them in a more appropriate way, that is, the principles of cognitive therapy play a role in supportive psychotherapy. Strictly speaking, cognitive therapy is also a technique of supportive therapy.

(3) Commonly used techniques of supportive psychotherapy

In supportive psychotherapy, the following six techniques are commonly used.

① Support and encouragement

The core of supportive psychotherapy is support, and the most commonly used techniques are support and encouragement. The so-called support is to make the visiting elderly feel the care from doctors, family members and society, and feel that someone is helping him and working with him to deal with the difficulties. Encouragement is the healer's appreciation of the visiting elderly, revealing his own strengths, strengths and advantages that he has not discovered. For example, there is an empty nest old man who seldom goes out for physical reasons and thinks that he is lonely and uncared for, so he becomes depressed and negative. To help this old man, first of all, we should make him feel the concern from his family, friends and pension service staff, and make him realize that he has not been abandoned by society. With the company and support of others, he can enhance his confidence in overcoming difficulties. Secondly, we should encourage him, praise him, help him discover his strengths, and encourage him to get out of the house as much as possible and get in touch with others as much as possible. But when using support and encouragement technologies, be careful what you say.

② Listening and active attention

Listening is a very important technique in supportive psychotherapy, and "listening" is even more important than "speaking". But listening is not simply "the visitor says, the healer listens". Its basic requirement is that the therapist can listen on the basis of compassion. Listening needs to understand the facts, ideas and emotions of the other party. In the face of experienced old people, perhaps they say a lot of things, young pension service staff have not experienced or heard of, but should also really listen and respond in a timely manner. In the process of listening, you can take appropriate ways to ask questions and encourage the elderly.

③ Explanation and guidance

Explanation means that the therapist explains the problems related to the visitor. Guidance means that the therapist puts forward suggestions for action to the visitor in order to take appropriate measures to solve the problem. Explanation and guidance are commonly used techniques in supportive psychotherapy. The elderly are generally very concerned about their own health, sensitive and paranoid, so they should take the initiative to explain the related problems, and communicate and explain their questions in a timely manner, so as not to worry them. When conducting behavior guidance, we should not only pay attention to authority and science, but also pay attention to the way of speaking, tone, etc., and always show respect for the elderly. Heavy, concern for their physical and mental health, do not intimidate or force the elderly.

④ Control and training

Control and training is mainly aimed at the behavior problems of visitors, it can be a kind of self-restraint, mainly for teenagers with weak self-control ability, or coercive restraint. It is mainly used for patients with obvious behavioral problems. When using this technology on the elderly, explain the meaning and specific content to them in advance. Request, progress, etc., with the consent of the elderly. Once carried out, the elderly should be encouraged to persevere.

⑤ Improving your attitude

The negative emotions of many empty nesters come from their personality characteristics and consistent attitude. The purpose of this technology is to help visiting elderly people understand their own personality characteristics and establish correct values and attitudes towards themselves, others and society. For example, there is an old lady who says that she is "always reasonable". She often criticizes and criticizes others, even if she has done something wrong, she can "stir up three points without reason", so she often has conflicts with others. Psychological caregivers should help her change her original unreasonable attitude after figuring out the whole story.

⑥ Changing the external environment

In fact, changing the external environment is not only the place of activities, but also the interpersonal environment faced by visitors, that is, the degree of harmony of interpersonal relations. This is very important for the elderly to establish an active social support system. Therefore, we should help the elderly to explore their own available social resources, improve their interpersonal environment and help them improve their self-confidence.

Task implementation

Working procedure	Content
Prepare	(a) Establish a preliminary relationship with the empty nesters (b) Collect the basic situation of the empty nesters through the interview (c) Make a preliminary assessment of the problem of the empty nesters
Interview	Make a service plan based on the interview information
Establish records	(a) Carry out psychological counseling for the elderly (b) Help the elderly to develop their interests and hobbies, expand social relations and enrich the lives (c) Assist the elderly to communicate with their children and reach an agreed mode of getting along with each other
Make a plan	(a) Improve the psychological mood of the empty nesters (b) Improve the life adaptability of empty nesters

Task assessment

Working procedure	Evaluation criterion	Score	Self-rating score
Prepare	(a) Whether to establish a good professional relationship with the elderly (b) Whether the collection of relevant data on the elderly is perfect	20	

(Continued)

Working procedure	Evaluation criterion	Score	Self-rating score
Interview	(a) Whether the plan is detailed and scientific (b) Whether the project has the participation of clients (c) Whether the scheme is fully recognized by the clients	20	
Establish records	(a) Whether to choose the appropriate method to carry out emotional counseling for the elderly (b) Whether the elderly build a better lifestyle to adapt to the empty nest period	40	
Make a plan	(a) Whether the mood of the clients has been improved (b) Whether the behavior of the clients has been improved	20	

Consolidation exercise

Recall the key points involved in this task and write them down in the box.

NO. 1	Realistic challenge and psychological crisis faced by empty nesters
Content	
NO. 2	Meaning, manifestation, causes and countermeasures of empty nesters
Content	
NO. 3	Supportive psychotherapy
Content	

Task expansion

Case situation

Ms. Wang, 58, lives with her husband without her children. Ms. Wang used to be a middle-level leader, has achieved good results in her work and has been recognized by the people around her. After her retirement, her life changed so dramatically that she didn't know what to do for a while, and her life seemed to lose its meaning. As a result, Ms. Wang became depressed, unable to eat during the day and unable to sleep at night. Gradually, she lost a lot of weight and became oddly tempered. After observing Ms. Wang, the psychological caregivers found that she is depressed and anxious, and has poor interpersonal relationship, so they evaluate her psychologically and give her psychological intervention. Psychological caregivers ask Ms. Wang to have a heart-to-heart talk with her children to make them understand their mother's situation and difficulties and improve the relationship between Ms. Wang and her children. At the same time, it is suggested that children should call Ms. Wang more often, enhance communication, reduce Ms. Wang's sense of loneliness, create a harmonious family atmosphere, influence her with the warmth of the family, and gradually change Ms. Wang's negative view of existence. Psychological caregivers also carry out activities for the elderly in the community to promote Ms. Wang to make friends with the community at the same age. Psychological caregivers advise Ms. Wang to go out of the house more, participate in various cultural and sports activities and social activities, cultivate interests and hobbies, fill the gaps in life through dancing, singing and planting flowers, and give sustenance to her own spirit.

Exercise

a. Find out what is the psychological problem of Ms. Wang.

b. Design a complete psychological nursing plan for Ms. Wang.

References

[1] HE Z P, JIANG M. Art pedagogy[M]. Beijing: People's Publishing House, 2001.

[2] ZHOU W M. Formation and development of music therapy along the historical track[J]. Chinese music, 2006(3): 66-72.

[3] SHEN J. Review of music therapy and its related psychological research[J]. Journal of psychological science, 2003, 26(1): 176-177.

[4] GAO T. An introduction to music therapy [M]. Beijing: Military Medical Science Press, 2006.

[5] CHEN C R, GAO Y H. Mirror of the mind: Mandala painting therapy[M]. Guangzhou: Jinan University Press, 2014.

[6] CAI Y J, CHEN B G. Application and effect of Mandala painting therapy in new criminal league auxiliary [J]. Journal of Henan Judicial Police Vocational College, 2018, 16(3): 34.

[7] YANG X, ZHOU M S, HE J, et al. Design and application of horticultural therapy in elderly care community: a case study of a nursing home in Nanning[J]. Journal of green science and technology, 2020 (17): 5-7.

[8] GENG Y D. The application of narrative therapy in the elderly social work [D]. Jinan: Shandong University, 2014.

[9] GUO M Y. Study on the narrative therapy intervening in the depression of the community empty nest disabled elderly: based on case work of L in Shenzhen[D]. Wuhan: Huazhong University of Science and Technology, 2019.

Project 8
Psychological care about death-related problems

Project introduction

Life and death are two important events in life. In Chinese culture, people are taboo to talk about death. Things related to death are often considered unlucky, and topics related to "death" often give people a sense of heaviness and fear. However, not talking about it does not mean it does not exist. Taboo death will lead to more hidden fear, fear and pessimistic emotional reactions. In fact, death is an objective natural phenomenon, facing death squarely and facing death can lead a better life, which is very helpful for the widowed elderly to better deal with grief and adapt to life.

The purpose of this project is to introduce the influence of death anxiety, trigger factors, coping strategies, the characteristics of the dying elderly and the psychological care of the dying elderly, so that students can master the psychological nursing methods related to the death of the elderly and practice.

Project objectives

Knowledge objectives

a. Understand what is death anxiety, the influence and trigger factors of death anxiety, and the psychological nursing strategies of death anxiety in the elderly.

b. Understand the characteristics and psychological care methods of the dying elderly.

Ability objectives

a. Be able to use professional methods to carry out psychological nursing for the elderly with death anxiety.

b. Be able to use professional methods to carry out psychological nursing for the dying elderly.

Quality objectives.

Pay attention to the attitude of the elderly in the face of death, form a correct concept of life and death, and develop the consciousness of actively guiding the elderly to carry out psychological nursing.

Task 1 Psychological care about death anxiety

Task context

Aunt Li, 65, was a teacher before she retired. She has been suffering from hepatitis B for two years, seeking medical treatment everywhere, seeing western medicine and traditional Chinese medicine, and taking all kinds of Chinese and western medicine, but to no avail, and her condition has never improved. So Aunt Li began to suspect that she had liver cancer and was worried all day that cancer would take her own life. At night, she often dreams of her husband, who died of illness two years ago, restless, often complaining and losing her temper for no reason. Aunt Li's daughter specially came to ask for help from Xiao Wang, a community-based nursing worker for the aged.

Task objectives

Knowledge objectives

a. Learn about common personality assessment tools for the elderly.

b. Understand what is death anxiety, the influence of death anxiety, the trigger factors of death anxiety, and the methods to alleviate death anxiety.

Skill objectives

Be able to master the methods of psychological nursing for the elderly with death anxiety.

Quality objectives

Establish a correct view of life and death and treat death correctly.

Knowledge

In Chinese culture, people try to avoid topics related to death. Things related to death are often considered unlucky. Topics related to death often give people a sense of heaviness and fear, and talking about death often becomes a taboo. In fact, death is an objective natural phenomenon. Facing death squarely and facing death squarely can better deal with the anxiety and fear caused by death.

1 Concept of death anxiety

The main manifestation of death anxiety is abnormal fear of death, worry about death, thinking over and over again, and even thinking about how painful it should be when facing death every day, resulting in problems such as flutter, hand shaking, irritability and so on. Especially the mood is not stable every day. From the perspective of psychoanalysis, everyone may have the problem of life instinct and death instinct; especially the problem of death instinct, everyone will face.

There are two kinds of death anxiety: explicit death anxiety and implicit death anxiety. Explicit death anxiety refers to the bad mood caused by simply worrying about the death of yourself or others. Implicit death anxiety refers to anxiety hidden in other thoughts, such as paranoia about controlling a child's life and stubbornness to pass on the incense of future generations.

2 Influence of death anxiety

It is a survival instinct to continue the life and genes of the race. Driven by this primitive instinct, people naturally fear death and yearn for longevity. Compared with other creatures, humans think more, have more social identities, and want to control more. Death means not only the disappearance of life, but also all other achievements established in life will be in vain. This inevitable loss and the uncontrollable outcome of life aggravate the pain of death.

Excessive death anxiety may make people lose the motivation of life, and the defensive response to death may make people lose their expectations of life. It is often manifested as desperately clinging to what you once had, refusing to give up, or being afraid to try anything else that is risky, clinging to the city, or trying to control the lives of your children as a way to continue the meaning of their own lives. it may also develop into world-weariness and depression.

Of course, death anxiety is not necessarily completely negative, but may also have a positive impact. After understanding the limitations of human beings, it is necessary to explore the possibilities in life. Fear of death encourages people to reflect in order to live a more meaningful and valuable life.

3 Triggers of death anxiety

In the process of individual growth, any clues about death, such as major setbacks in work or study, failure to realize important goals, heartbreak experience in interpersonal communication, may lead to the emergence of death anxiety. Not only that, people also tend to associate the end of a certain period with death, and thus suffer emotional pain, sadness and so on.

First, when they suffer from illness or find that their bodies are not feeling well, they will constantly worry and worry that they will suffer from serious diseases, especially in today's era of rising prevalence of terminal diseases, which is essentially anxiety about death. With the increasing age, the physical function of the elderly decreases, the risk of disease is higher, and it is more likely to cause anxiety about death.

The second is to learn about the illness and misfortune of others, such as accidents, illness, aging, and the death of others and so on, will also destroy their own sense of security, cause concerns about their own health and safety, and thus arouse death anxiety. Old people often have to face the death of their peers, partners and other relatives and friends, these things are also easy to trigger the death anxiety of the elderly.

Third, things that make individuals aware of the passage of time, such as birthdays, festivals and other special occasions, may awaken the subconscious fear of being repressed when they are aware of death for the first time in childhood.

4 Ways to alleviate the death anxiety of the elderly

(1) Care for company

Guide family members to visit the elderly more when they are in good health, communicate more with the elderly, and accompany them more. When the elderly have death anxiety, they can return to the familiar environment and let them have more sense of security.

(2) Talk about death

The more you avoid the topic of death, the more difficult it is to face the fear and anxiety that death brings. Therefore, we can talk about death with the elderly in an appropriate situation, so that they can better face and face death. Due to cultural taboos and secrecy about the topic of death, death-related issues can be sandwiched when discussing other issues with the elderly, so as to reduce the sensitivity of the elderly to the topic of death. You can ask the elderly, if you have the ability to predict the end of your life, suppose you can control how old, in what way, and where you want to face your death.

(3) Comb through the list

First let the elderly talk about their life experiences and evoke their beautiful responses through audio recordings, videos, photos, etc. Recall, let them realize that their lives are valuable and meaningful. Then, by discussing with the elderly, sort out a list of unfinished things for the elderly, and choose what can be done in the old age, so as to help the elderly find the direction of life.

(4) Assume the role

On the one hand, the elderly can regain part of the role in the family and undertake some family tasks as far as they can. Such as taking grandchildren to and from school, buying food and cooking, etc. , to enrich their own life. On the other hand, it can help the elderly regain their social role, promote their function, improve their quality of life and enhance their sense of self-worth. In contemporary society, after retirement, many elderly people are still active in all sectors of the society and contribute to the society.

Task implementation

Working procedure	Content
Conduct an interview	Conduct interviews with the elderly and their families to understand the manifestations of death anxiety and the triggers of death anxiety
Assess the degree of death anxiety	Evaluate the severity of death anxiety in the elderly from three aspects: cognition, emotion and behavior
Carry out death anxiety counseling	Discuss with the elderly and their families specific ways to alleviate death anxiety, and guide the elderly and their families to implement
Evaluate	Assess whether the death anxiety of the elderly has been alleviated

Task assessment

Working procedure	Evaluation criterion	Score	Self-rating score
Conduct an interview	(a) Whether to establish a good professional relationship with the elderly (b) Whether the collection of data on the performance and trigger factors of death anxiety is comprehensive	20	
Assess the degree of death anxiety	(a) Whether the severity of death anxiety of the elderly is fully assessed from the cognitive aspect (b) Whether the severity of death anxiety of the elderly is fully assessed from the emotional aspect (c) Whether the severity of death anxiety of the elderly is fully assessed in terms of behavior	20	
Carry out death anxiety counseling	(a) Whether good tutoring skills have been used (b) Whether specific methods are provided to alleviate death anxiety	40	
Evaluate	Whether the death anxiety of the elderly has been alleviated	20	

Consolidation exercise

Recall the key points involved in this task and write them down in the box.

NO. 1	Concept and influence of death anxiety
Content	
NO. 2	Triggers of death anxiety
Content	
NO. 3	Methods of alleviating death anxiety of the elderly
Content	

Task expansion

Case situation

Grandpa Li is 72 years old, suffering from a chronic disease and in poor health. Grandpa Li was hit by the sudden death of Grandpa Wang, Grandpa Li's good friend, last month. He often said to his children, "Lao Wang is in much better health than I am. As a result, he said that he died, and my days are probably numbered. " And Grandpa Li began to suspect that his illness was getting worse and worse, and often asked his children to bring their own to the hospital for examination. Although the examination results showed that Grandpa Li's physical condition was relatively stable, Grandpa Li was still worried and sighed every day.

Exercise

a. Find out what is Grandpa Li's psychological problem.

b. Carry out psychological nursing method for Grandpa Li.

Task 2 Psychological care in hospice care

Task context

Grandpa Zhang, who is nearly 70 years old, began to feel unbearable pain all over his body and could not live a normal life since March this year. When his family learned of the situation, they immediately sent him to the hospital for examination. After diagnosis, Grandpa Zhang was found to be in the advanced stage of cancer and is expected to survive for only 2 to 3 months. After learning about his illness, Grandpa Zhang washed his face with tears all day, sat restlessly, and refused to accept any treatment. His children could not bear to see Grandpa Zhang in such pain and sent him to a special rehabilitation care institution. At the time before Grandpa Zhang died, how should the nursing staff give psychological care to Grandpa Zhang?

Task objectives

Knowledge objectives

Understand the meaning of hospice care and hospice care, the common psychological characteristics of dying elderly, and the psychological care of dying elderly.

Skill objectives

Be able to provide hospice care for the elderly.

Quality objectives

Establish a correct concept of life and death, treat death correctly, and care for the elderly.

Knowledge

1 Concept of hospice care

Hospice care, also known as hospice service, is a special health care service, which refers to a hospice care team composed of multi-disciplinary and multi-faceted professionals, which provides comprehensive medical care for dying patients and their families, so as to improve the quality of life of dying patients and to spend the last journey of life comfortably, painless and dignified.

Hospice care is a discipline that focuses on the physical and psychological development of dying patients and the practical law of providing comprehensive care for dying patients and their families. It involves clinical medicine, nursing, geriatrics, psychology, ethics, sociology, management and other disciplines.

At the present stage, the meaning of hospice care is to formulate an organized medical care plan, relieve pain for hopeless patients cured in modern medicine, maintain their dignity as human beings, and improve their ability to adapt to the physical and psychological state of dying. To help dying patients calmly complete the final course of life, and

2 Common psychological characteristics of the dying elderly

Most of the dying people have to go through complex psychological changes, such as denial, anger, agreement, melancholy, acceptance and so on. In addition to the above psychological experience, but also has the psychological characteristics of personality.

(1) Large mood swings

Mood swings include apathy, irritability, laziness, fragility, increased dependence, poor self-regulation and control. They are extremely sensitive, suspicious, too concerned about their own illness, and do not care about other things. They tend to sulk and lose their temper when they encounter unpleasant things. They become more and more passive, emotionally fragile, and even childish; when they enter the final stage, their body and mind. With increasing exhaustion, suffering both mentally and physically, and feeling unable to survive and die, the mind is characterized by melancholy and despair.

(2) Thinking about the future and missing their relatives and friends

Most elderly people tend to think about death personally, and they are more concerned about whether the body after death is buried or cremated, whether it is used for autopsy and organ donation and transplantation, consider family arrangements, property distribution, and worry about the life of their partners and the work and studies of their children and grandchildren.

3 Psychological care of the dying elderly

Psychological care is the focus of deathbed care for the elderly. in order to make the dying elderly in a comfortable and peaceful state, we must fully understand and care for the elderly and give them psychological support and spiritual comfort.

(1) Companionship and comfort

The dying elderly will inevitably feel lonely and uneasy in the process of the last journey of life, and they especially need someone to accompany them. even if the companion does not speak, they can give the elderly great comfort and support.

Therefore, family members and caregivers should spend more time with the elderly.

Touch comfort is also a method of communication that most dying elderly people are willing to accept.

In the process of care, caregivers can gently touch the hands, upper arms, forehead, chest, abdomen and back of the dying elderly according to different conditions.

By touching the elderly, we can gain their trust, reduce their loneliness and fear, and make them feel sense of security and warm.

(2) Listening patiently and talking sincerely

Caregivers should encourage the elderly to pour out and express their negative emotions such as anger, fear, sadness and despair, and listen carefully and carefully to make them feel cared for, understood and supported. For the elderly who are weak and unable to communicate with each other, they should be good at using body language, express understanding and love through facial expressions, eyes and gestures, and gain the trust and cooperation of the elderly with skilled care techniques. Through conversation, we can keep abreast of the true thoughts and dying wishes of the elderly, take care of their self-esteem as much as possible, respect their rights, meet their needs, and alleviate their anxiety, depression and fear, so that they can die without regret.

(3) Helping the elderly maintain social ties

Encourage relatives, friends and colleagues of the elderly to visit and accompany them, not to isolate the elderly, so as to reflect their survival value and reduce their feelings of loneliness and sadness.

(4) Moderating death education timely

Respect the national habits and religious beliefs of the elderly, and according to their different occupations, psychological reactions, personalities and social and cultural backgrounds, we should carefully discuss the meaning of life and death with the elderly and their families at an appropriate time. Willing to determine the life of the elderly, targeted spiritual comfort and psychological counseling, to help the elderly correctly understand and deal with life and diseases. Free from the fear and uneasiness of death and face the coming death calmly.

(5) Attaching importance to spiritual communication

Carlton Fort Benton, an American scholar, has conducted a study on the spiritual life of the dying elderly. The results show that the mental and intellectual state of people who are close to death are not all confused. 49% of the elderly are awake until they die, 22% of them are conscious, 20% are between wakefulness and confusion, and the last sense of disappearance is hearing. Therefore, it is very important and meaningful to continue to speak to the dying or unconscious elderly. Caregivers should encourage family members to express positive, clear and warm respect and care for the elderly, so that the dying can die peacefully in the care of their relatives.

The psychological changes of the dying elderly go through different stages, and each stage contains the hope of "survival". Various psychological changes in the dying stage will lead to their mental collapse, the aggravation of physical symptoms, and even the deterioration of the disease. What they really need is to get rid of pain and fear and gain spiritual comfort and relaxation. Therefore, the key to deathbed psychological care is for caregivers to timely understand the psychological state of the dying elderly, to meet their physical and mental needs, and to make them bid farewell to life in a quiet and comfortable environment.

Task implementation

Working procedure	Content
Psychological nursing evaluation	Through interview, observation and other methods, evaluate Grandpa Zhang from three aspects—physiology, psychology and society
Psychological nursing diagnosis	According to Grandpa Zhang's evaluation, find out Grandpa Zhang's current emotional stage
Psychological nursing plans	Make a psychological nursing plan according to Grandpa Zhang's condition
Psychological nursing implementation	Care for Grandpa Zhang through touching nursing, music therapy, meaning therapy, etc.
Psychological nursing evaluation	Improve Grandpa Zhang's psychological mood

Task assessment

Working procedure	Evaluation criterion	Score	Self-rating score
Psychological nursing evaluation	(a) Whether the evaluation method is correct (b) Whether the evaluation process is standardized (c) Whether the data collection is comprehensive	10	
Psychological nursing diagnosis	Whether to accurately diagnose which cardiology stage Grandpa Zhang is currently in	20	
Psychological nursing plans	(a) Whether the plan is scientific (b) Whether the plan is feasible	20	
Psychological nursing implementation	(a) Whether the method adopted is suitable for Grandpa Zhang (b) Whether Grandpa Zhang cooperates in the process of implementation	30	
Psychological nursing evaluation	Whether Grandpa Zhang faces death more calmly	20	

Consolidation exercise

Recall the key points involved in this task and write them down in the box.

NO. 1	Meaning of hospice care
Content	
NO. 2	Common psychological characteristics of the dying elderly
Content	
NO. 3	Psychological care of the dying elderly
Content	

Task expansion

Case situation

Grandma Zhang, 75, has advanced cancer. The cancer cells have metastasized to other tissues of her body. The situation is not optimistic. Grandma Zhang is in poor health after long-term treatment. After the recent deterioration of her condition, Grandma Zhang insists that her family not send her to the hospital and wants to leave the world peacefully. If you are a psychological care worker, how will you serve Grandma Zhang?

Exercise

a. Find out what is the problem Grandma Zhang faces.

b. How do you do to carry out psychological nursing for Grandma Zhang?

References

[1] WEI Z Z. Psychological service and care for the elderly [M]. Beijing: Xiyuan Publishing House, 2021.

[2] Teaching Materials Office of the Ministry of Human Resources and Social Security of the People's Republic of China, School of Social Development of East China University of Political Science and Law. Practical skills of psychological care for the elderly [M]. Beijing: China Labor and Social Security Press, 2018.

[3] MEI-CHEN Y C, QI Y, XU Y D. Gerontological social work [M]. Shanghai: Gezhi Publishing House, 2017.

[4] GAO H M, LI L M. Psychology of aging [M]. Beijing: Scientific and Technical Documentation Press, 2017.

[5] ZHANG Z J, WANG M W. Psychology of aging [M]. Chongqing: Chongqing Normal University Press, 2015.

Project 9
Psychological health care activities for the elderly

Project introduction

The activity theory believes that there is a positive relationship between life satisfaction and activities of the elderly. People who successfully adapt to elderly life are those who can maintain vitality and strive not to withdraw from social life. If the elderly can maintain activities as much as possible, they can adapt well to their later years, and feel satisfied with their later years. Elderly people can find alternative activities to work and replace old friends with people from new environments. Therefore, it is advocated that the elderly should improve their depression caused by the interruption of social roles through new participation and new roles. They should replace the roles lost due to widowhood or retirement with new roles, and recognize themselves in social participation, so as to minimize the distance between themselves and society. Social activities are the foundation of individual life, and people also need activities until they reach old age. The basic principle of adapting to aging is to actively maintain contact with society, continue various previous activities, establish a positive self-image, and gain a sense of fulfillment and happiness through activities.

This project aims to introduce how to use music, painting, gardening, and narrative methods and techniques to carry out mental health activities for the elderly.

Project objectives

Knowledge objectives

a. Master the definition, functions and methods of music mental health care activities for the elderly.

b. Master the definition, functions and methods of gardening mental health activities for the elderly.

c. Master the definition, functions and methods of painting mental health activities for the elderly.

d. Master the definition, function and methods of narrative mental health activities for the elderly.

Ability objectives

a. Be able to design a mental health activity plan for the elderly based on the principles of mental health activity design.

b. Be able to design targeted mental health activity plans for the elderly based on their individual needs.

Quality objectives

a. Respect and pay attention to the elderly.

b. Cultivate innovative thinking and cultivate an enterprising spirit of seeking truth, practicality and excellence.

Task 1 Music mental health activities for the elderly

Task context

Grandma Wang, 80 years old, a retired worker, has had no appetite for the past six months and is unhappy. She has recently moved into a nursing home and then often stays alone in the room. She does not like to communicate with others and has poor sleep quality. When Grandma Wang was young, she preferred singing, dancing and listening to music. She has no other physical illnesses.

Task objectives

Knowledge objectives

Master the principles and methods of music therapy in elderly mental health care.

Skill objectives

a. Evaluate Grandma Wang's health status and dementia level.

b. Utilize music therapy and combine it with Grandma Wang's physiological, psychological and behavioral status to develop music therapy goals and plans.

Quality objectives

Respect, pay attention to the elderly, and understand the needs of the elderly.

Knowledge

1 Definition of music therapy

Music therapy is a young applied discipline that involves a wide range of disciplines with diverse fields of application and rich schools of thought. Therefore, in terms of the development status of music therapy, there is no unified disciplinary definition. This is because music therapy is a relatively young discipline, and because music therapists from different countries are influenced by various factors such as culture, history, economy, politics and medical conditions. In addition, experts from different countries have different treatment methods for music therapy, resulting in inconsistent definitions. In short, music therapy is the use of various forms of music activities, including listening, singing, playing, rhythmic movements and other means to stimulate and hypnotize people, and stimulate body reactions through sound, achieving the goal of promoting health.

This book defines music therapy as a method of treating diseases and promoting physical and mental health based on the practical functions of music, using music or music related experiences as a means according to a systematic treatment program.

2 Functions of music therapy

The functions of music therapy are multifaceted. They mainly include three aspects: psychological, physiological, and emotional functions.

(1) Psychological function

Music can directly affect people's emotions. Music therapy is not simply achieved through appreciation. It is achieved as an activity to achieve therapeutic effects. Music are composed of various notes with a certain regular beat, and have operable performance forms. Therefore, in order to participate in music therapy activities, it is necessary to learn and pay attention to the overall picture of the music from beginning to end. In this way, it is necessary to concentrate and make certain efforts, which is to call people's concentration through music activities. At the same time, music activities can also cultivate people's ability to master or recover new skills, such as mastering the melody, pitch, rhythm, and coordination of various music pieces through singing, or mastering the performance methods and mutual cooperation ability of various instruments through instrument performance. This can increase people's enjoyment of life and understand the meaning of life, thereby enhancing patients' initiative and confidence in life, which is beneficial for physical and mental health.

(2) Physiological function

Music can affect the physiological functions of the human body through the use of sound. Music acts on the systems within the human body, causing beneficial resonance and harmonizing the rhythms of various organs. This coordination is an important factor affecting physical and mental health. In foreign countries, the use of music to replace anaesthetic for Caesarean section and tooth extraction operations does not simply rely on diverting patients' attention or suggestive effect. It has physiological and biochemical effects like acupuncture. Therefore, the differences in rhythm, melody, speed, etc. of a piece of music can exhibit different effects such as sedative, analgesic, antihypertensive and emotional regulation.

(3) Emotional function

A large amount of data proves that human health and emotional state are closely related. The different tunes, rhythms and melodies of music can have varying degrees of impact on the human body and resonate with cells, massaging them and making people feel refreshed and refreshed. Clinical evidence has also demonstrated the therapeutic effect of music: classical music can help patients alleviate pain; continuous listening to "Song of Spring" can alleviate the symptoms of insomnia patients; allowing parturient to listen to music can relieve their restlessness and facilitate childbirth. Music plays a multifaceted role in regulating and suppressing emotions through its unique performance, thus achieving the goals of health care and treatment.

3 Forms of music therapy

(1) Individual music therapy

Individual music therapy refers to a one-on-one treatment model, a form of individual therapy between a therapist and a client. Therapists establish equal and cooperative relationships with clients through empathy, understanding and support. This form of treatment is highly individualized and can be carried out in depth based on individual characteristics. Visitors can gain a sense of security in a relatively private environment, allowing them to open up and expose their individual emotions. This form of treatment is suitable for all populations in need of treatment, especially for those with low sense of security and social function or those with autism. In terms of the purpose of individual music therapy, it is more suitable for deeper psychological analysis and treatment, providing patients with an open and safe environment to expose their deep emotions and even privacy.

(2) Group music therapy

Group music therapy, also known as group music therapy, refers to a music therapy activity where a leader (led by a therapist) leads the entire group. Group therapy forms multi-level interactive relationships between members and therapists through music activities, and benefits group members by exploring and improving socialization and communication skills.

Visitors can study how they interact with others and how others interact with them to improve their negative psychological state. The threat of group music therapy is lower than that of individual music therapy, and the treated person is the entire group. Many people feel comforted by this and enjoy participating in activities and sharing ideas and concepts with others. The goal of treatment is oriented towards socialization, emotional expression, problem-solving and conflict resolution.

4 Methods of music therapy

There are many methods of music therapy, which can be roughly divided into three types: reception, recreation and improvisation.

(1) Reception

This kind of music therapy is a passive treatment method and the most widely used music therapy method today. It emphasizes listening to music and the various physiological and psychological experiences it brings. The methods of reception include song discussion, music recall, music imagination and progressive relaxation music training for muscle. This part introduces song discussion and music muscle gradual relaxation training.

① Song discussion

Song discussion is one of the most commonly used methods, often used in group music therapy. Therapists and visitors listen to music together, and then communicate and explore the content and emotions conveyed by the music. Songs can be chosen by the visitor or by the therapist. Songs can become a projection of the visitor's emotions towards those who actually exist in reality, or a projection of important emotional needs that are missing in real life. Depending on the treatment objectives, one-on-one individual therapy or group therapy can be used.

The song discussion method can be divided into three levels based on the depth of intervention: song discussion at the support level, song discussion at the cognitive behavioral level, and song discussion at the experience and subconscious level.

a. Song discussion at the support level.

The characteristic of song discussion at this level is to talk about music and not involve any content beyond music, such as life experiences, emotions or subconscious content. This level of song discussion has important clinical therapeutic value for visitors with obvious mental or psychological disorders. This level of song discussion is applicable to patients with severe emotional instability, victims with severe psychological trauma, and patients with difficulties in cognitive function and language expression (such as schizophrenics, people with intellectual developmental disorder and autistic patients).

The clinical treatment goals of song discussion at the support level include: (a) reducing social withdrawal and autism and promoting interpersonal communication; (b) maintaining a sense of reality and awareness of "here and now"; (c) mastering social skills to share with others; (d) promoting nonverbal communication; (e) relieving the monotony and dryness brought by the environment; (f) relieving tension and anxiety; (g) transfering the attention to neurosis or obsessive-compulsive symptoms; (h) controlling impulsive behavior; (i) properly and successfully participating in collective activities; (j) enhancing group cohesiveness and placing individuals in groups.

The words used by a therapist are as follows: (a) "Where does this song sound good?" (b) "I also love this singer's song, especially...How do you feel?" (c) "I'm sorry I'm not familiar with this song. Can you tell me the characteristics of this music?" (d) "What does this song make you feel in your heart?" (e) "After listening to this song, how does your body feel?" (f) "I just listened to the song you brought, and I feel very comfortable and relaxed in my heart...How do you feel?"

b. Song discussion at the cognitive behavioral level.

Song discussion at the cognitive behavioral level is to use the discussion of the lyrics of the song to stimulate visitors' thinking and expression of ideas, concepts, beliefs, values, and outlooks on life. Songs have become a quick and effective tool for therapists to enter the visitor's mindset. It can be used in both individual therapy and group therapy.

The goals of song discussions at the cognitive behavioral level are: (a) promoting the ability to express ideas and emotions through language; (b) promoting ideological exchange and interaction between groups; (c) sharing and clarifying values and beliefs, and promoting cognitive change and enhancement; (d) solving the current problems faced; (e) making visitors aware of their behavior; (f) promoting behavioral change.

The words used by a therapist are as follows: (a) "Which lyrics of this song do you like? Why?" (b) "Do you agree with the concepts and ideas expressed by the lyrics of this song? Can you explain your thoughts?" (c) "Can you explain to us what the lyrics of this song mean?" (d) "If you were to adapt the lyrics of this song, how would you write them?" (e) "Which lyrics moved you so much?" (f) "What does this song remind you of?"

c. Song discussion at the experience and subconscious level.

Freud first proposed a theory about the subconscious, believing that certain memories and desires of a person cannot be accepted by the superego, leading to anxiety. In order to alleviate these anxieties, these memories and desires are suppressed to a place where even the ego cannot perceive them, becoming subconscious. Although the subconscious is not self aware, it has a huge impact on people's emotions and behavior. Music is a form of expression in which the human uses sound as a medium subconsciously. Song discussion at the experience and subconscious level is the activity that therapists use to guide visitors to showcase their deep heart and subconscious through music.

The goals of song discussion at the experience and subconscious level are: (a) promoting understanding and exploration of one's own personality; (b) promoting the experience of deep emotions within oneself; (c) exploring the activities and content of the subconscious; (d) promoting the expression and venting of suppressed emotions; (e) exploring the contradiction between internal emotions and needs; (f) promoting the resolution of internal conflicts and the improvement of personality; (g) promoting deep mutual understanding and support among group members.

The steps and skills for treatment are as follows.

(a) Ask the visitor to describe as much as possible their feelings and experiences about the song, for example, "How does this song make you feel?" "What makes you like about this song?"

(b) Therapists should help visitors connect their experience of music with past experience and important relationships with people, for example, "What does this feeling remind you of?" "Besides music, have you ever experienced this feeling in your life?" "When has this feeling been felt? Was it in childhood or adulthood?" "Who in your life can give you this feeling?" "Which experience in your life has brought you this feeling?"

(c) Therapists should help visitors connect their experience of music with their current life, for example, "Do you think the feeling this song brings is what you crave?" "Is the feeling this song brings important to you?" "Do you think the feeling this song brings is related to your real life?" "Do you think the person this song reminds you of has any impact on your life today?"

② Progressive relaxation music training for muscles

Research shows that when people listen to music, their heart rate will slow down, blood pressure will decrease, muscle tension and skin potential will decrease, skin resistance will increase, blood volume will increase, adrenaline will decrease, gastrointestinal activity will increase, and endorphins content in blood will increase. These physiological changes are all manifestations of the body entering a relaxed state.

Progressive relaxation music training for muscle is a method of receptive music therapy, commonly used to help visitors relax their bodies, alleviate tension and anxiety, and help improve sleep. Progressive relaxation music training for muscle is divided into active training and passive training.

a. Active training.

Active training is different from passive training. Firstly, the visitor is required to lie down in a quiet environment or maintain a comfortable sitting position, and then the following instructions are given:

"Grasp your fists...hold on, 1, 2, 3, 4, relax, try to relax...carefully experience the feeling of your hands relaxing. "Repeat it.

"Make your arms bend hard...hold on, 1, 2, 3, 4, relax, try to relax...carefully experience the feeling of arm relaxation. "Repeat it.

"Lower your head and approach your chest (chin touching your chest)...hold on, 1, 2, 3, 4, relax, try to relax...carefully experience the feeling of neck relaxation. "Repeat it.

"Lift your shoulders forward with force...hold on, 1, 2, 3, 4, relax, try to relax...carefully experience the feeling of shoulder relaxation. "Repeat it.

"Lift your shoulders up forcefully... hold on, 1, 2, 3, 4, relax, try to relax... carefully experience the feeling of chest relaxation." Repeat it.

"Lift the upper body slightly (tighten the abdominal muscles) ... hold on, 1, 2, 3, 4, relax, try to relax...carefully experience the feeling of abdominal relaxation." Repeat it.

"Kick your legs down hard...hold on, 1, 2, 3, 4, relax, try to relax...carefully experience the feeling of your legs relaxing." Repeat it.

"Bend your toes inward with force (grasping the ground with force)...hold on, 1, 2, 3, 4, relax, try to relax...carefully experience the feeling of your feet relaxing." Repeat it.

b. Passive training.

Passive training is a commonly used relaxation technique by music therapists. Firstly, it is important to make the visitor feel comfortable, either lying flat or maintaining a sitting position. If it is conducted in a group activity with a large number of people and there is no condition for lying flat, it is more convenient to adopt a sitting position.

After lying or sitting down, the therapist begins language introduction: "Please adjust your posture to feel as relaxed and comfortable as possible, then close your eyes and take deep breaths. Imagine that when you inhale, you gather all the fatigue, tension and all the unpleasant thoughts and troubles in your mind; and when you exhale, you exhale all these fatigue, tension and unpleasant thoughts." The therapist should carefully observe the visitors' breathing, saying "gather..." when the visitors inhale, and saying "exhale..." when the visitors exhales. Let the visitors take 3-5 breaths and say, "As you breathe, your body becomes more and more relaxed..."

After language introduction, the therapist begins to play relaxing music and provides relaxation language guidance to the client, with the following guidelines:

"Please focus all your attention on your feet. Your feet are relaxed ... relaxed ... increasingly relaxed..." Pause for 10 seconds.

"The feeling of relaxation makes your feet start to slightly heat up... heat up... heat up..." Pause for 10 seconds.

"Carefully experience the feeling of feet relaxing and heating." Pause for 10 seconds.

"Please focus all your attention on your calves. Your calves are relaxed... relaxed... getting more relaxed..." Pause for 10 seconds.

"The feeling of relaxation makes your calves slightly feverish... feverish... feverish..." Pause for 10 seconds.

"Carefully experience the feeling of calf relaxation and fever." Pause for 10 seconds.

Continue guiding according to the above mode:

"Please focus your attention on your thighs..."

"Please focus your attention on your buttocks..."

"Please focus your attention on your abdomen..."

"Please focus your attention on your waist..."

"Please focus your attention on your back..."

"Please focus your attention on your chest..."

"Please focus your attention on your hands..."

"Please focus your attention on your forearm..."

"Please focus your attention on your big arm..."

"Please focus your attention on your shoulders..."

"Please focus your attention on your neck..."

"Please focus your attention on your face..."

"Please focus your attention on your head..."

"Please focus your attention on your whole body, it's all relaxed...it's all relaxed...it's even more relaxed..."Pause for 10 seconds.

"Carefully experience the feeling of relaxation and fever throughout the body..."

When doing physical relaxation training, it is important to focus the visitor's attention on various bodily sensations as much as possible. The more focused the attention, the faster the relaxation, and the better the effect. At the end of relaxation training, the therapist should not let the visitor suddenly wake up or open their eyes. Instead, they need to use export language to slowly and gradually awaken the visitor. The guidance is as follows:

"Okay, that's all for today's relaxation exercise. Please feel the bed, mat or sofa... breathe fresh air...move your hands...move your feet...okay, wake up...don't worry, wait until you feel comfortable before slowly opening your eyes. "

(2) Recreation

① Definition and characteristics of recreational music therapy

Recreational music therapy is an active and creative treatment technology, also known as the technology of reconstructing sound and melody, which requires the visitors to have a certain artistic accomplishment and be able to complete the music creation. It requires the treated person not only to listen, but also to participate in various music activities, mainly including singing, playing and learning music skills.

Creative behavior can help them relax. During the creative process, visitors are more able to adjust their attention to think about problems, concentrate on completing the tasks at hand, and avoid worrying or thinking about being noticed. This is a way to release themselves from the stress sources of life. When the melody is formed, the therapist needs to be able to identify the symbiotic pattern between the visitors' projected self life and their native environment, help them express themselves more deeply, help them find new ways to deal with anxiety, depression and fear, and achieve communication between the real and non real world. In creativity, therapists should be good at encouraging the creative thinking of visitors, because when a person can think creatively, they gain strength. Through creative thinking, visitors can take a look at life from different perspectives, better communicate with others, and more effectively establish relationships with family and friends.

② Classification of recreational music therapy activities

Recreational music therapy is divided into the following categories based on musical activities.

(a) Language. Add rhythm elements to songs, speeches, and ballads, accompanied by instrumental accompaniment. Simulate various animals and objects making sounds, forming a multi part ensemble.

(b) Voice. Use sounds from various parts of the body to match the rhythm, such as clapping hands and legs, stomping feet, etc.

(c) Instrument. Instrument solo and ensemble performances can be performed in groups or parts.

(d) Physical activity. It includes sports and dance, making various movements and postures when listening to certain sound commands or music, or following music and dancing.

(3) Improvisation

① Definition of improvisational music therapy

Improvisational music therapy is also an active and creative therapy technology, which requires clients to actively participate in music. Visitors can express their problems, feelings, fears and concerns in their own way through instrumental performance, percussion instrument performance and singing. The hidden subconscious content will be exposed during the music process.

This technique requires the therapist to possess the improvisation skills of a certain instrument and be able to adjust it at any time according to the visitor's expression. For example, if an anxious client plays a certain percussion instrument, the rhythm will be unstable to a certain extent, or there will be an abreactive irregular rhythm. At this time, the therapist will be required to empathize and accompany, and adjust timely with improvised music. The fluency of emotions and the fluency of music will form a certain corresponding relationship, and therapists should be able to find opportunities for treatment entry from these corresponding expressions. If impromptu group therapy is performed, such as musical psychodrama, it will combine musical instruments, percussion, singing, dancing, and other forms to enhance sensory stimulation and bring broader creative expression to visitors. Playing with storylines and characters allows visitors to delve deeper into internal emotions and external experiences, giving them the opportunity to project emotions, attention and ideas onto the characters they portray, potentially exhibiting suppressed issues.

② **Techniques for improvisational music therapy**

Most of the instruments used in improvisational music therapy are simple, rhythmic and melodic percussion instrument that can be played without learning and training, such as various types of drums, triangle iron, xylophone, etc. Therapists often participate in playing with the piano or guitar. The performance can be title based, such as my childhood, my mother, sadness, etc., or it can be non title based, asking the treated person to name the music they just played.

Whether it is a collective ensemble or individual performance, after the performance, the therapist should guide a discussion: "Why would I choose the instrument I am currently using?" "How do I use instruments during performance?" "What is the feeling of playing for oneself and others?" At present, the main modes of improvisation music therapy include free improvisation therapy, Orff improvisation therapy, music psychodrama therapy and vocal improvisation therapy.

Task implementation

Working procedure	Content
Prepare	Communicate with Grandma Wang and her relatives to understand their basic situation and sign a service agreement
Interview	Be able to use tables such as MMSE to comprehensively evaluate the physiological, psychological and social aspects of the service object
Establish records	Analyze service needs, and design music mental health service objectives and service programs, based on the evaluation results
Make a plan	Be able to evaluate the service effect by implementing tasks, using assessment scales and observation methods

Task assessment

Working procedure	Evaluation criterion	Score	Self-rating score
Prepare	(a) Whether the basic understanding is comprehensive (b) Whether the service agreement is signed according to the process	20	
Interview	(a) Whether appropriate scales are selected for evaluation (b) Whether to analyze the evaluation results	20	

(Continued)

Working procedure	Evaluation criterion	Score	Self-rating score
Establish records	(a) Whether the service objective is clear (b) Whether the scheme design is reasonable	30	
Make a plan	(a) Whether to develop a reasonable plan based on the initial evaluation of the service object (b) Whether the plan includes multiple solutions	20	

Consolidation exercise

Recall the key points involved in this task and write them down in the box.

NO. 1	Functions of music therapy
Content	
NO. 2	Methods of music therapy
Content	
NO. 3	How to use receptive music therapy methods to design music mental health activities
Content	
NO. 4	How to use recreational music therapy to design music mental health care
Content	

Task expansion

Case situation

There are many retired elderly people in a community. Before retirement, they were teachers in a university. They love singing and music and like to dance. However, they often disagree on the selection of songs and the kind of dance due to different opinions, resulting in emotional excitement, quarrels and unhappiness. If you are a social worker in the community, how can you solve this problem?

Exercise

a. Analyze the problems faced by the elderly in the community in the above case.

b. How to use music therapy methods to intervene in handling problems?

Task 2 Gardening mental health activities for the elderly

Task context

Grandpa Zhang, 76 years old, retired as a university teacher. Before retirement, he enjoyed growing vegetables and taking care of balcony gardens. In recent years, due to chronic diseases such as hypertension, he has been emotionally unstable and irritable. He has just moved in to a nursing home in Chongqing, but he is not familiar with the environment and do not like to go out and participate in entertainment activities.

Task objectives

Knowledge objectives

Master the principles and methods of horticultural therapy in elderly mental health care.

Skill objectives

a. Use a scale to evaluate Grandpa Zhang's health and emotional state.

b. Using Horticultural therapy, combining with Grandpa Zhang's physiological, psychological and behavioral status quo, formulate the goal and plan of horticultural therapy.

Quality objectives

Respect, accept and pay attention to the elderly, and understand the needs of the elderly, and maintain a neutral attitude.

Knowledge

1 Definition of gardening therapy

Horticultural therapy is a process of using plants or horticultural activities to enhance social interaction, adjust psychology and physiology, and promote physical and mental health. As a non drug therapy, Horticultural therapy has been proved to play a significant role in nursing care, health management, disease treatment and other aspects, and can play an active role in the physiological, psychological and social aspects of the elderly. At present, Horticultural therapy is applied to institutions in general education and Physical medicine and rehabilitation, such as psychiatric hospitals, correctional institutions, elderly and children's centers, medical institutions or communities.

2 Functions of gardening therapy

The functions of horticultural therapy are multifaceted, mainly reflected in three aspects: physical, mental, and social.

(1) Physical aspects

① Stimulate the senses

The color and shape of plants stimulate vision, fragrance stimulates smell, edible plants stimulate taste, and the texture of flowers, stems, and leaves (rough, smooth, and furry) stimulates touch. In addition, the natural sounds of insects, birds, water, wind, and the sound of rain hitting leaves also have a stimulating effect on hearing. The patients lying in bed or those who have been closed for a long time to bathe in the natural atmosphere outside, receive the visual stimulation of sunlight, and feel the stimulation of cold and warm on the skin, which can be called natural therapy, and is also one of the contents of Horticultural therapy. Gardening activities in the daytime, sunbathing, and going to bed at night after fatigue are conducive to developing normal living habits and maintaining the normal operation of the body's Circadian clock, which has a certain effect on insomnia patients.

② Strengthen motor function

If the mind and body of a person are not frequently used, their functions will decline. Local recession can lead to joint and muscle atrophy, while systemic recession can lead to decreased function of the heart and digestive organs, making it prone to fatigue, etc. Horticultural activities, from sitting activities such as sowing, cutting, potting, and planting configuration to standing activities such as land preparation, watering, and fertilization, involve the use of the eyes at all times, while exercising the head, fingers, hands, and feet. This means that it is a comprehensive body exercise. Disabled individuals, bedridden individuals, and elderly individuals are prone to mental and physical aging, and gardening activities are one of the best measures to prevent aging.

(2) Spiritual aspect

① Eliminate anxiety and impatience

Planting vegetation around nursing homes or community home-based elderly care service centers, where elderly people can take a walk or view through doors and windows, can calm their minds. Related studies have shown that working in places where flowers, plants, and trees can be seen not only reduces labor intensity, but also creates a sense of satisfaction for workers.

② Enhance vitality

Engaging in gardening activities can help elderly people forget their worries, feel tired, speed up their sleep, and have more energy after waking up.

③ Publicize the atmosphere

Generally speaking, flowers of different colors can create different atmospheres. Red flowers create excitement, yellow flowers create pleasure, and blue and white flowers create a sense of tranquility. Appreciating flowers and trees can help stimulate the brain and regulate emotions in elderly people.

④ Cultivate creative passion

Various horticultural activities such as potted flowers and trees, flower bed making, and garden flower planting involve arranging and processing plant materials with natural beauty according to one's own imagination, making them a work of art. This activity can stimulate the imagination and creative passion of the elderly.

⑤ Suppress impulses

Preparing land, digging pits, transporting flowers and trees, planting soil, and watering and fertilizing in the natural environment not only consumes physical energy, but also suppresses impulses, which over time helps elderly people form a good character.

⑥ Cultivate endurance and attention

The object of horticulture is living flowers and trees, and caution and sustainability are required when engaging in horticultural activities. For example, when pruning flowers and trees, they should be selectively cut off, and when sowing, they should cover different depths of soil according to the size of the seeds, all of which require caution and attention. If you do something else midway through planting flowers and trees, they may have withered when you think about replanting them again. Therefore, long-term gardening activities undoubtedly cultivate the endurance and attention of the elderly.

⑦ Enhance the planning of actions

When to sow, when to transplant, when to prune, when to fertilize...Different plant types and operation contents result in different times and seasons. Gardening activities must first be planned, either in writing or in mind, which varies from person to person. This job or hobby can enhance the relationship between elderly people and plants, allowing them to grasp the concept of time (morning, evening, seasonal changes, etc.).

⑧ Enhance sense of responsibility

Adopting a responsibility to person approach, elderly people must be aware of which potted flowers, flower beds, etc. they manage. Because flowers and trees are living things, if managed improperly or negligently, they will wither. This can enable older people to recognize which tasks they have to do, thereby generating and enhancing a sense of responsibility.

⑨ **Building confidence**

When the flowers and trees they cultivate bloom and bear fruit, they will receive praise from everyone, their hard work will be recognized, and elderly people will not only satisfy themselves but also enhance their confidence. This is more effective for elderly people who have lost confidence in their lives.

(3) Social aspects

① **Improve social skills**

Participating in collective Horticultural therapy activities with flowers and trees as the topic can make the elderly resonate and promote communication, so as to cultivate coordination with others and improve social skills.

② **Strengthen public moral concepts**

By beautifying and greening their living environment with flowers and trees, or by blooming beautiful flowers in their own pots and flower beds, while enhancing self-confidence, elderly people can also realize that they have done a beneficial thing for everyone. In addition, activities such as weeding flower beds, picking withered flowers, and sweeping away fallen leaves can cultivate the environmental beautification awareness and habits of the elderly, and enhance their public moral concepts.

3 Implementation modes of gardening therapy

(1) Horticultural therapy activities for the elderly

Horticultural therapy activities for the elderly mainly focus on the following aspects: participating in social activities with peers through forms such as participating in horticultural clubs, reducing loneliness, and improving emotions; Engage in moderate gardening activities, such as sowing, planting, watering, pruning, harvesting, etc. , for 10 to 30 minutes each time, to maintain and improve physical health, including physical strength, fine motor skills, and motor skills; Maintain the cognitive function level of the elderly through sensory and spiritual stimuli such as plant color, odor, and texture; Through gardening activities, such as picking in autumn, to improve the ability of elderly Dementia patients to perceive real life, so that they can find themselves; Stimulate and improve the Long-term memory ability of the elderly by planting traditional plants familiar to the elderly.

(2) Cases of Horticultural Therapy for the Elderly

① Group Phase Plan

Early stage of the group: This stage is a stage where members become familiar and understand each other. At this stage, there is no trust relationship formed between team members or between team members and social workers, so the initial goal of the group is for social workers and team members to familiarize themselves with each other, establish group agreements, and eliminate the sense of unfamiliarity among team members.

Group development period: At this stage, the unfamiliarity of group members is basically eliminated. The next goal is to enhance the sense of identification and belonging to the group, gradually enhance the cohesion of the group, make the relationships between the group members increasingly close, become familiar with each other, and promote the improvement of the social interaction ability of the group members. Group members can discuss experiences and challenges encountered during the gardening process.

Maturity period of the group: At this stage, the group has strong cohesion, but at the same time, the group members also have their own subjectivity. The relationships between the group members in the horticultural group and daily life are very close, and their interactions are becoming increasingly close. Trust has been fully established, and they have a strong sense of identification with the group

Late stage of the group: This stage is to consolidate the achievements that have been made, and the group is nearing its end. The members of the organization withdraw from the group. When group members leave the group, they already have a sense of achievement and their anxiety has eased, and their social networks have also shifted from the group to real life.

② Activity Design Outline

The group intervention is divided into 6 units, focusing on the group goals, developing an intervention plan based on the specific situation of the group members, arranging appropriate activity content, gradually promoting the development of the group, and gradually promoting positive changes in the group members. The intervention plan is shown in Table 9-1.

Table 9-1 Content of group intervention plan

Number	Title	Purpose	Effectiveness	Required materials
1	Being close to plants, Feel the power of nature	(a) Provide team members with a preliminary understanding of the group (b) Enable team members to have a preliminary understanding of the conduct of this group activity, what gardening is and what needs to be done, and stimulate their interest in participating	Psychological level	Graphic pen, attendance form

(Continued)

Number	Title	Purpose	Effectiveness	Required materials
2	Planting plants and outlining a vision	(a) Conduct a preliminary exploration of the inner situation of the team members at this time (b) Familiarize team members with each other and lay the foundation for continued work in the future	Physiological and social benefits	Kalanchoe blossfeldiana flower, Begonia flower and related planting tools
3	Transplantation and Plantation, Unity and Progress	Promote physical exercise and strengthen the body	Physiological and social aspects	Marker pen, planting related tools, fertilizer
4	Fertilization protection			
5	Talk to Plants	Lead the team members to collect the branches and leaves of the big tree in the community, feel the patterns of the branches and leaves and their weathered nature, and appreciate the meaning of life. Guiding team members to gradually grow from themselves and their trees, is not it true that they have been weathered by the wind and rain? Watching the plants they care for slowly grow up, understanding the meaning of life conveyed by them, and helping team members release negative emotions	Psychological level	Graphic pen, A4 paper, bag
6	Colorful Garden	Using colorful stones to arouse the elderly's hope for life, sharing the gains of this activity, promoting emotional expression, and making communication among team members increasingly close	Psychological level	Record book, carbon pen, colorful stone

Task implementation

Working procedure	Content
Prepare	Communicate with Grandpa Zhang and his relatives to understand their basic situation and sign a service agreement
Interview	Be able to use anxiety self-assessment scales and other forms to evaluate service recipients
Establish records	Be able to analyze service needs based on evaluation results and design goals and service plans for horticultural mental health services
Make a plan	Be able to evaluate service effectiveness by implementing tasks, using evaluation scales and observation methods

Task assessment

Working procedure	Evaluation criterion	Score	Self-rating score
Prepare	(a) Whether the basic understanding is comprehensive (b) Whether the service agreement is signed according to the process	20	
Interview	(a) Whether appropriate scales have been selected for evaluation (b) Whether to analyze the evaluation results carefully	20	
Establish records	(a) Whether the service objective is clear (b) Whether the scheme design is reasonable	30	
Make a plan	(a) Whether to develop a reasonable plan based on the initial evaluation of the service object (b) Whether the plan includes multiple solutions	20	

Consolidation exercise

Recall the key points involved in this task and write them down in the box.

NO. 1	Functions of horticultural therapy
Content	
NO. 2	How to design the elderly horticultural mental health care activities with the group work method
Content	
NO. 3	Personality and psychological characteristics of different elderly people
Content	

Task expansion

Case situation

There are many retired old people in a community. Before retirement, they were all teachers of a university. They like to grow vegetables and flowers, and they like to participate in the elderly flower art group. Some of the old people are empty nesters, with lonely emotions. If you are a social worker in the community, how would you combine the theory and method of horticultural therapy to plan the elderly flower art group activity?

Exercise

a. Analyze the needs of the elderly in the above cases.

b. How to use horticultural therapy mode and method to deal with the problems and needs in the case?

Task 3 Painting mental health activities for the elderly

Task context

Grandma Liu, 78 years old, retired from an architectural design company. Before retirement, she was an excellent architectural designer. She usually had no hobbies, was introverted, didn't like to make friends, had mild depression, and suffered from high blood pressure in recent years. Now she is living in a pension institution in Chongqing. Because she is not familiar with the environment, she doesn't like to participate in group activities

Task objectives

Knowledge objectives

Master the principles and methods of painting therapy in the mental health care of the elderly.

Skill objectives

a. The health status and emotional state of the elderly were evaluated by using the scale.

b. Using painting therapy, combined with the physiological, psychological and behavioral status of the elderly, formulate the goal and program of painting therapy.

Quality objectives

Respect, accept and pay attention to the elderly, and understand the needs of the elderly, and maintain a neutral attitude.

Knowledge

1 Definition of painting therapy

Painting therapy is an interdisciplinary psychotherapy combining art, psychology and medicine. It is mainly based on the theory of psychological projection and the theory of human brain hemispheric division of labor. The theory of psychological projection refers to that people unconsciously present their subconscious, desire, defects, emotions and other information in the picture. The theory of human brain hemispheric division of labor function refers to that the left and right hemispheres of human brain are respectively in charge of two parts of the work of rationality (including thinking, reasoning, language, etc.) and Sensibility (including pictures, emotions, imagination, etc.). Painting therapy focuses on sensibility, that is, using the right hemisphere of the brain to express and vent subconscious, psychological trauma, negative emotions and other information in the form of images. In short, painting therapy is a kind of therapy that takes painting as a carrier and is used to cure the mental illness of the painter. Painting therapy can make the painter vent his negative emotions through independent and free painting. It can also make the psychological workers find problems, diagnose problems and solve problems in the process of guiding the painter and interpreting and analyzing the painting works.

2 Functions of painting therapy

Human beings have pictures first and then words. Children also learn painting first and then words. A picture is better than a thousand words—because the information conveyed by a picture is more abundant than the language. Reading a picture is the simplest and most direct way to understand people's inner world. Any graffiti of the author, the size of the picture, the weight of the pen, the spatial configuration, the color, the composition and so on have a specific representative significance, all of which are conveying his personal information. As a non-verbal intervention method to evaluate mental health and cure psychosomatic diseases, painting therapy can have a positive impact on the physical and mental health of the elderly, mainly reflected in the following aspects.

(1) Painting therapy fits the physical and mental characteristics of the elderly

First, painting therapy is inclusive to the cognitive level, cultural background and religious belief of the elderly, and the implementation is simple. The painter only needs paper, pen and other tools to express himself.

Second, painting therapy is a static therapy that can take care of the vulnerable physical condition of the elderly. In painting creation, the creator's head, shoulders, hands, waist and other parts need to work together. In the creation of ideas, the thinking and creative ability of the elderly is exercised, and the heart tends to be peaceful. In the long run, it can achieve the effect of self-cultivation and auxiliary medical rehabilitation.

Third, the process of painting therapy is actually a process of revealing one's heart. When painting, it seems that there is no contact between a few careless strokes, but it is the intuitive expression of inner emotions, subconscious, defects and other information. The elderly, especially the urban empty nest elderly, may refuse to express their true feelings because they are so strong, have no intimate friends, are not understood or don't want to trouble their children. Painting therapy is a long-term conversation with the real self in the form of images, and the content of the conversation is a picture on paper.

(2) Painting therapy can cultivate people's spirit

First, painting therapy is a process of pursuing and creating beauty. Painting can help the elderly to vent their inner feelings and promote their communication with the outside world. It is also a process of pursuing and creating beauty. In the process of painting, the creator constantly finds the beautiful things in life and enjoys the moving brought by the beautiful things.

Second, painting therapy is a process of improving one's personality. In the process of painting creation, the consciousness and subconsciousness of the elderly will be integrated into the whole process from painting conception to painting expression, and through the pictures to express the beautiful yearning or bad emotions in the consciousness, and show the non-verbal information in the subconscious, so as to recognize themselves, reflect on themselves and reconstruct themselves.

Third, painting therapy is a process of promoting positive energy. The elderly have unique cultural literacy and rich life experience. Under the influence of the culture of the specific era, a complete set of aesthetic value system and aesthetic judgment standards has been formed. Most of them have distinct patriotic tradition and lofty revolutionary spirit, and their personality quality is usually plain, simple and generous, healthy and upward, beautiful and elegant. If these aesthetic elements can be integrated into daily life and painting creation, and the traditional Chinese virtues such as dedication, plain living, hard work, solidarity and courage can be delivered to the young generation with the power of images, then the elderly aesthetic education can also contribute a unique spiritual strength to the cultivation of qualified builders and reliable successors of socialism with Chinese characteristics.

3 Implementation of painting therapy

(1) Classification of painting therapy

Painting therapy can be divided into different types according to different classification standards, such as free graffiti without any requirements; Paintings with specified themes (such as self portraits, houses, trees, people, etc.); Group painting or Gestalt painting to supplement the unfinished painting (such as adding characters, painting relay, etc.). Among them, classic theme paintings include tree paintings, house paintings, figure paintings, house trees and people combination paintings, and non classic theme paintings include random paintings, landscape paintings, multi-dimensional added paintings, painting safety islands, etc.

(2) Painting treatment cases for the elderly

① At the beginning of the group: building trust between members

Social workers help group members to establish friendly relations, get familiar with each other, and guide members to say their hobbies, which is not only conducive to improving each other's intimacy, but also easy to remember each other's characteristics, and achieve the purpose of breaking the ice at the same time. Social workers introduced the role of life story growth picture books to the elderly, led the elderly to draw and record their important growth process in life, and completed the production of life course picture books.

a. Ice breaking group life growth picture book production. In order to provide a common communication and interaction platform for the elderly in the whole society, and establish an elderly peer support network, social workers should create a harmonious and good organizational atmosphere to reduce the elderly's doubts and create a group.

b. "Room, tree and human" is projected before painting. The main goal of the group activity is to let each elderly draw independently and complete a "house tree person" projection painting. At the beginning of the activity, social workers led the elderly to do a warm-up exercise. After the warm-up, they taught the elderly to draw a projection picture of "room, tree and people". In the projection painting, the position, size and color of the three parts of the house, tree and character can be used as a reflection of the old man's inner world. Among them, the house represents the family, the tree represents his growth experience, and the characters reflect self-awareness and cognition of themselves. First, the social workers talked about the composition of the picture of "houses, trees and people". Next, let the old man finish a work with the title of "houses, trees and people". In the process of painting, the old man doesn't have to consider the professionalism of painting, as long as he presents the picture of the house, tree and people in his mind. In the process of painting, social workers can advise the elderly to avoid voice or communication, so as not to affect other members. Social workers should leave enough time for the elderly to create, and all members should share after drawing, and social workers should randomly select works to express their feelings. The painting was saved as a pre-test sample of the "room tree man" projection painting.

② In the middle of the group: a review of the life course of group members

Through the group activity of "draw the image of life", guide the group members to realize the meaning of life, experience their uniqueness and find the value of life.

a. Draw "say" wishes. Group members think about the meaning of "wish" to life; Group members draw wish paintings on the picture book of life course, and express their most desired wishes and most urgent things or needs by painting. After the painting is completed, the painting content will be saved, and the painting works will be borrowed for communication to deepen the understanding between members.

b. Draw the image of life. The social workers led the group members to watch the series of videos of "human and nature" meaning of life, guide the group members to feel the value of life for animals, and think about the significance of life for people and animals; Before watching the film, the social workers put forward the question "what is life? What is the meaning of life?" so that the elderly can watch the film with their thoughts on life. Let the elderly share their understanding of "life", and draw "mood tree" on the life course picture book at any time.

c. Time travel, taste life. In the group activity of recalling childhood experience, social workers can lead the elderly to watch black and white film clips together, and after watching the film, let the group members draw the memorable experience or honor of childhood. The elderly can choose whether to use the way of Gongge sub regional painting or not. After recalling childhood, social workers can lead the group members to continue to recall the experience of adolescence, so that the group members can draw the ignorant experience or important memory of adolescence.

③ At the later stage of the group: achievements consolidation and case closure

The main goal of the later stage of the group is to let each elderly person independently draw a "room tree person" projection painting, and compare with the pre-test "room tree person" projection painting. After observation and comparison, the members are analyzed by social workers. In the "room tree person" projection painting, the position, size and color of the three houses, trees and characters can be used as a reflection of the old man's inner world. Social workers should reserve enough time for the elderly to create. After all members have finished painting, compare the pre-test works of the "room tree people" projection painting with the "room tree people" projection painting works.

The social workers evaluate the group satisfaction and group effect evaluation respectively. Through the data of the before and after scale and the group satisfaction feedback form, analyze the effectiveness of the group work, compare and analyze the old people's "house tree person" projection picture, and use the meaning of life scale to compare the intervention effect before and after, summarize the changes of the elderly, and compare the cognition, emotion and behavior of the elderly before and after the intervention, The intervention effect of the group was obtained.

Task implementation

Working procedure	Content
Prepare	Communicate with Grandma Liu and her relatives to understand their basic situation and sign a service agreement
Interview	Be able to use forms such as the Self-rating Depression Scale to evaluate service recipients
Establish records	Be able to analyze service needs based on evaluation results and design painting treatment goals and service plans
Make a plan	Be able to evaluate service effectiveness by implementing tasks, using evaluation scales and observation methods

Task assessment

Working procedure	Evaluation criterion	Score	Self-rating score
Prepare	(a) Whether the basic understanding is comprehensive (b) Whether the service agreement is signed according to the process	20	
Interview	(a) Whether appropriate scales have been selected for evaluation (b) Whether to analyze the evaluation results	20	
Establish records	(a) Whether the service objective is clear (b) Whether the scheme design is reasonable	30	
Make a plan	(a) Whether to develop a reasonable plan based on the initial evaluation of the service object (b) Whether the plan includes multiple solutions	20	

Consolidation exercise

Recall the key points involved in this task and write them down in the box.

NO. 1	Methods of painting therapy
Content	
NO. 2	Classifications of painting therapy
Content	
NO. 3	How to design elderly painting mental health activities by combining group work methods
Content	
NO. 4	How to design painting mental health care content based on the individual psychological characteristics of different elderly people
Content	

Task expansion

Case situation

There are many retired elderly people in a certain community who have a low sense of self-worth after retirement. They prefer to stay at home and watch TV, but do not like to participate in community activities. They often lament that life is meaningless. If you are a social worker in the community, how will you combine the theory and methods of painting therapy to enhance the sense of life value of the elderly in the community?

Exercise

a. Analyze the issues and needs of the elderly in the community in the above case.

b. How to use the modes and methods of painting therapy to intervene in handling the problems and needs in the case?

Task 4 Narrative mental health activities for the elderly

Task context

Grandma Zhou, 82 years old, a retired primary school teacher, has been living alone since her old companion passed away. Recently, she has moved into a nursing home and often laments with social workers that her life is full of regrets. She has many unfulfilled wishes and feels that she has failed, often sighing and feeling low.

Task objectives

Knowledge objectives

Master the principles and methods of narrative therapy in elderly mental health care.

Skill objectives

a. Evaluate the psychological and emotional state of elderly people using a scale.

b. Using narrative therapy, combined with the psychological and emotional states of the elderly, formulate goals and plans for narrative therapy.

Quality objectives

Respect, accept, pay attention to the elderly, and understand the needs of the elderly.

Knowledge

1 Definition of narrative therapy

Narration is the process in which the protagonist tells their own experiences, which is what we usually call storytelling. However, it is not only about telling stories, but also about allowing the storyteller to express their understanding of their own life. Compared with traditional social work methods, narrative therapy is not just a "tool" or "means" for treatment, but rather involves re narrating and deconstructing the story, allowing the parties and social workers to reflect on the meaning of life, adjust and clarify the direction of life, and thus rewrite the story of life.

Narrative therapy refers to the process of listening to a patient's story and using appropriate methods to help them identify missing segments, externalize problems, and guide patients to reconstruct positive stories to awaken their inner power for change. Narrative therapy can improve patients' negative emotions, enhance their compliance, help them rely on their own abilities to solve problems caused by unhealthy lifestyles, and actively participate in the treatment and control of diseases. This therapy mainly uses narrative methods to help visitors re understand life and explore the side stories of life, thus achieving the goal of deconstructing problems and constructing new self-identity.

2 Functions of narrative therapy

Many scholars and scientists have clearly stated that the main psychological function of narrative is integration and treatment. Stories can heal people's broken and injured hearts, help them cope with crises and release stress, and even promote people to mature and achieve self actualization. Narration itself has a healing effect. Compared to young people, elderly people have more profound and rich life experiences, and they will have a deeper experience of the value of life. They can gain strength from life narration, ignite life passion with their own life wisdom, understand the value of life, and self heal themselves.

(1) The narrative therapy model effectively alleviates the psychological dilemma of the patient

The essence of narrative therapy is to allow the protagonist to tell their own story, tell those stories that were originally suppressed or had problems, externalize them, and separate them from the protagonist. At the same time, it stimulates the individual's ability to respond and handle problems, seeks solutions to problems on their own, clarifies the scope of the problem, helps the case owner regain power, improves their perspective on the problem, and ultimately achieves the goal of repairing the case owner's psychological predicament.

(2) The narrative therapy model effectively promotes the patient's reintegration into society

The elderly population, especially the elderly who live alone for a long time and are disconnected from society, have very few or almost no people around them who can communicate and communicate with them. Therefore, most elderly people subconsciously store their suppressed emotions in their hearts, which can lead to psychological difficulties over time. The use of narrative therapy combined with one-on-one communication can make the case owner more open and proactive in revealing their problems, which is also more conducive to social workers' intervention and treatment. The psychological state of the elderly population is actually a desire for companionship and communication with others, but it cannot be achieved due to various reasons. During the treatment process, narrative therapy mode can to some extent help the patient forget the unpleasant moments in front of them, and by reviewing major events in life, sort out the patient's life, discover the beautiful moments that have occurred in life, and re experience the original beautiful experiences in life. The protagonist can also reconstruct their attitude towards life and new ideas in their narration, establish confidence in continuing to pursue a better life, overcome existing difficulties, and reintegrate into society.

3 Concept of narrative therapy

(1) The problem is the problem, people themselves are not the problem

The relationship between people and problems is a topic of great concern in narrative therapy, which is also the essence of narrative therapy. In life, people always build information learned from the outside into the existing Cognitive architecture of individuals. When individuals build unreasonable Cognitive architecture, problems will follow. When individuals view things and people around them with internalized and unreasonable values and outlooks on life, they often adopt negative interpretations of positive events, which can have a negative impact on the individual's self growth. There is a interdependent relationship between problems and their influence, and the influence of problems can be seen as the survival conditions of problems. Narrative therapy aims to separate people from problems. In practical counseling, it is not difficult to find that traditional psychotherapy often diagnoses visitors' own problems through established standards, and this diagnostic result often leads visitors to internalize the problem, label themselves as a problem, and give visitors the idea that they already have problems, which can easily make them feel exhausted and not conducive to problem-solving, this is also where narrative therapy criticizes traditional therapy.

(2) The problem arises from the conflict between the main narrative and important parts of life experience

Narrative therapy believes that each of us in life has our own controlled narrative, which is an important basis for interpreting the meaning of our lives and also an important "truth" guiding individual lifestyles. The important part of one's own life experience conflicts with the main narrative, and only then can one feel the problem. Dominant narrative arises from the interaction between individuals and society and is influenced by social history and culture. It is a story of individuals' deeply internalized self-identity, and it enjoys the power of dominant power in their life stories. Human life experience is very rich, and the dominant narrative selectively constructs some of the life experiences allowed by mainstream culture. In this process of construction, there are both initiative and passivity. However, when an individual's dominant narrative conflicts with an important part of their own life experience, psychological problems will arise.

(3) The relationship between workers and service recipients is cooperative therapy

Traditional psychological counseling often exhibits a characteristic that counselors are experts. The effectiveness of traditional psychotherapy is commendable, but this attitude of being an expert often leads to passive dependence among many visitors during the consultation process. We often see this situation in the consultation: visitors seem to have entrusted themselves entirely to the consultant, hoping that the consultant can help them solve all problems, because the consultant is an expert. However, this expert attitude can easily make visitors overly dependent on consultants and find it difficult to tap into their own energy. In the process of narrative therapy, the relationship established between the worker and the service object is more of a cooperative therapeutic relationship, and the visitor should be considered as the "expert", because no one can better understand the life story of the service object than the service object itself. Only the service object itself can truly help oneself open a new window, and the worker is the collaborator of the service object in this process.

4 Methods of narrative therapy

There are many methods of narrative therapy, and here are three main ones

(1) Arrangement and interpretation

Narrative therapy mainly involves the parties telling their own life stories as the main axis, and then enriching the story content through the therapist's rewriting. For ordinary people, telling a story is to convey a personal experience or something they have heard or read to others. However, psychologists believe that telling stories can change oneself. Because we can discover new perspectives, develop new attitudes, and generate new forces of reconstruction in the process of retelling our own stories or even those that are not our own. In short, a good story can highlight the already vague feelings and vitality, and be strongly recognized by oneself. Faced with the troubles, mediocrity, or boredom of daily life, rearranging one's life and history from different perspectives into a positive and personal story may change the mindset of blindness and depression.

The philosopher Sartre once said: Man has always been a storyteller, always living in his own and others' stories. He also always sees everything through these stories and lives as if constantly retelling them. It can be said that stories create a worldview and a value in life.

A good story can not only cure mental illness and mental distortion, but also give people confidence and a sense of identity from it. Through delightful and touching metaphorical stories, we can rediscover ways to face real-life troubles, face our past squarely, and find a deep motivation and strong motivation to continue working hard and develop towards the future.

The story of narrative therapy does not elicit closed conclusions, but rather open reflections. Sometimes it is necessary to add the role of "Significant other" in the story to find new meaning and direction, so that the parties can clearly see their own life process. For example, there is a person seeking help who feels frustrated, frustrated, and inferior due to feeling undervalued by others. When he told his life story, he felt that he was useless. But the counselor asked him to recall which person in his past life had treated him "well", and the person who had previously been blank in his mind reluctantly recalled the name of a primary school teacher. The therapist encouraged him to call the teacher, but he received an "unexpected surprise". Although the teacher had forgotten his name and appearance, he repeatedly thanked him and said that due to the phone call from the person involved, he felt that his existence was meaningful, and that he, who was already exhausted from teaching work, had regained motivation. The result of the phone call was that the person involved not only helped the teacher, but also realized that their life was so important.

(2) Externalization of problems

Another characteristic of narrative therapy is "externalization", which separates problems from people, restores labeled individuals, and makes problems problems and people human. If the problem is seen as integral to the person, it is quite difficult to change, and both the person who changes and the person who is being changed will feel quite tricky. After the problem is externalized, it separates from people, and the inner essence of people will be re seen and recognized, and they will have the ability and energy to solve their own problems.

(3) From thinness to thickness

Generally speaking, human experience has ups and downs. The experiences of the upper class are mostly successful experiences, forming a positive and positive self-identity; The experiences of the lower class are mostly experiences of setbacks, forming negative self-identity. If a student accumulates a significant amount of positive self-identity, is more confident in everything, and their thoughts and actions will be on track, without the need for teachers or parents to worry too much. On the contrary, if a student's negative self-identity far outweighs their positive self-identity, they will lose the power to support their upward movement, causing them to sink. The coaching method of narrative therapy is to search for positive self-identity hidden within negative self-identity. The strategy of narrative therapy is a bit like the ancient Taijitu in China: there is a white dot hidden in the black area, which cannot be seen without looking carefully. In fact, the white dot and the black face coexist. In a person's heart, if the white dot is expanded from a point to a surface, the entire situation will change from quantitative to qualitative. After finding the white spot, how to make it expand? Narrative therapy adopts a "thinness to thickness" strategy. Narrative therapy believes that the positive assets of the parties are sometimes compressed into thin slices or even ignored by themselves. If we restore the thin slices and deepen our awareness at the level of consciousness, then "from thinness to thickness" can have the positive influence.

5 Elderly narrative therapy psychological service cases

Social workers from a institution design and conduct a "Life Review" group activity for 10-13 elderly people who are willing to participate. The group activity has six sessions, each with specific theme and segment. Through the leadership of social workers and interaction and sharing among team members, it assists members in reviewing and narrating their own life stories.

Section 1: Life review—promote mutual understanding among team members and social workers, developing group contracts, and explaining group objectives. (Table 9-2)

Table 9-2 Life review

Time	Objective	Content	Required materials
5 mins	Be reality-oriented	Talk about the weather, date, week, etc.	
10 mins	Enable team members and social workers to get to know each other	(a) Introduce the purpose and process of the group in this section (b) Warm up with game of "Left and Right Hands": When social workers say their right hand, team members need to raise their left hand, and when social workers say their left hand, team members need to raise their right hand. If there is an error, team members will introduce themselves or perform a program, and so on	

(Continued)

Time	Objective	Content	Required materials
10 mins	Inform the group of the purpose and develop group rules	Inform the team members of the main purpose and significance of this group, and work with them to develop group rules	
30 mins	Learn about life review	Learn about the process and stages of life development through videos, understand the significance of life review, and discuss and share the life journey together	Computer
5 mins	Decide the next time of next session	End this session, and decide the time for the next session	

Section 2: Success in my eyes—by recalling and sharing the most successful or joyful things in one's life, team members can understand that success and happiness are in their own hands, enhance their sense of satisfaction and happiness, and enhance team cohesion. (Table 9-3)

Table 9-3 Success in my eyes

Time	Objective	Content	Required materials
5 mins	Be reality-oriented	Talk about the weather, date, week, etc.	
5 mins	Introduce the purpose and process of the group and warm up	(a) Introduce the purpose and process of the group in this section (b) Warm up with game "Drum Passing Flowers": Play music, and after the music starts, start passing small balls. When the music stops, the person with the ball in their hand should introduce themselves. After the introduction, continue playing music and passing the ball. When the music stops, the person with the ball in their hand will introduce themselves, and so on	
45 mins	Talk about the success	Guide team members to discuss and share the most successful or joyful thing in their life through pictures and text, review the past, and integrate positive energy	
5 mins	Decide the time of next session	End this session, and decide the time for the next session	

Section 3: Happy old age—learn how to make old age full of joy and anticipation. (Table 9-4)

Table 9-4 Happy old age

Time	Objective	Content	Required materials
5 mins	Be reality-oriented	Talk about the weather, date, week, etc.	
5 mins	Introduce the purpose and process of the group and warm up	(a) Introduce the purpose and process of the group in this section (b) Organize simple warm-up interactions among team members	
45 mins	Learn how to make old age full of joy and anticipation	Guide team members to integrate positive energy from past life experiences and improve their ability to cope with life challenges in their later years by learning and understanding the life characteristics, difficulties and challenges they face, and how to respond	
5 mins	Decide the time of next session	End this session, and decide the time for the next session	

Section 4: My life, my own choice—organize team members to review meaningful moments in life, regain positive energy, and look ahead to the future. (Table 9-5)

Table 9-5 My life, my own choice

Remarks	Objective	Content	Required materials
5 mins	Be reality-oriented	Understand the weather, date, week, etc.	
5 mins	Introduce the purpose and process of the group and warm up	(a) Introduce the purpose and process of the group in this section (b) Warm up with game "You Draw Me Guess": By drawing simple patterns, team members can guess the names and strengthen their relationships	
45 mins	Review life journey and regain positive energy	By watching the micro video "Glory", guide team members to review their past glory in life, regain confidence and positive energy, share each other's experiences, and look forward to the future together	Computer
5 mins	Decide the time of next session	End this session, and decide the time for the next session	

Section 5: Infinite sunset—summarize the past, enjoy the present, and look forward to the future. (Table 9-6)

Table 9-6　Infinite sunset

Time	Objective	Content	Required materials
5 mins	Be reality-oriented	Talk about the weather, date, week, etc.	
5 mins	Be reality-oriented	(a) Introduce the purpose and process of the group in this section (b) Relax and interact through strong wind games to liven up the atmosphere	
45 mins	Summarize life and look forward to the future	Let each team member select something that represents their own life experience, summarize and describe their past experiences, evaluate the remaining, and make predictions	
5 mins	Decide the time of next session	End this session, and decide the time for the next session	

Section 6: My memories—review the progress and consolidate the achievements. (Table 9-7)

Table 9-7　My memories

Time	Objective	Content	Required materials
5 mins	Be reality-oriented	Talk about the weather, date, week, etc.	
5 mins	Introduce the purpose and process of the group and warm up	(a) Inform the group of the purpose and process (b) Warm up and relax through simple exercise	
45 mins	Review the progress	Review the content learned by the group with team members, share gains and insights and collect suggestion	
5 mins	End the group	End the group on the basis of consensus among the group members	

Task implementation

Working procedure	Content
Prepare	Communicate with Grandma Zhou and her relatives to understand their basic situation and sign a service agreement
Interview	Be able to use elderly psychological assessment related scales to evaluate service recipients
Establish records	Be able to analyze service needs based on evaluation results and design narrative treatment goals and service plans
Make a plan	Be able to evaluate service effectiveness by implementing tasks, using evaluation scales and observation methods

Task assessment

Working procedure	Evaluation criterion	Score	Self-rating score
Prepare	(a) Whether the basic understanding is comprehensive (b) Whether the service agreement is signed according to the process	20	
Interview	(a) Whether appropriate scales are selected for evaluation (b) Whether to analyze the evaluation results carefully	20	
Establish records	(a) Whether the service objective is clear (b) Whether the scheme design is reasonable	30	
Make a plan	(a) Whether to develop a reasonable plan based on the initial evaluation of the service object. (b) Whether the plan includes multiple solutions	20	

Consolidation exercise

Recall the key points involved in this task and write them down in the box.

NO. 1	Definition of narrative therapy
Content	
NO. 2	Concepts of narrative therapy
content	
NO. 3	How to design narrative mental health activities for the elderly by combining group work methods
Content	
NO. 4	How to design narrative mental health care activities based on the individual psychological characteristics of different elderly people
Content	

Task expansion

Case situation

There are many retired elderly people in a certain community who often chat and take walks together after retirement. They often talk about their family background, lament that they are not as happy as others, and envy others' lives. If you are a social worker in the community, how will you combine the concepts and methods of narrative therapy to help these elderly people review their past and perceive the meaning of life?

Exercise

a. Analyze the issues and needs of the elderly in the community in the above case.

b. How can narrative therapy models and methods be used to intervene in addressing issues and needs in case studies?

References

[1] YU Y Y. Psychological care for the elderly[M]. Beijing: China Machine Press, 2022.

[2] Teaching Materials Office of the Ministry of Human Resources and Social Security of the People's Republic of China, School of Social Development of East China University of Political Science and Law. Practical skills of psychological care for the elderly [M]. Beijing: China Labor and Social Security Press, 2018.

[3] GAO Y P, HU J S, XIAO J. Psychology of aging[M]. Beijing: Peking University Press, 2013.

[4] HASEGAWA K, SANDEL F. Psychology of aging[M]. CHE W B, et al. Trans. Harbin: Heilongjiang People's Publishing House, 1997.